“救”在一瞬间

心肺复苏与创伤急救

主　编◎田建广　朱勤忠

编　委（以姓氏笔画为序）

王仕豪　方　利　田建广　丛龙雨　乔士平　朱铁成　朱菲菲
朱勤忠　孙春梅　孙燕军　杨中林　李　红　李明华　吴　锟
吴卫华　邱　勇　邹　云　张春芳　陆　峰　陈守畅　林全洪
郑小坚　姜　华　姜冠宇　徐中杰　徐耀伟　唐　哲　陶文全
龚雷兵　盛志青　盛继军　彭　潇　谭忠良　戴　臻

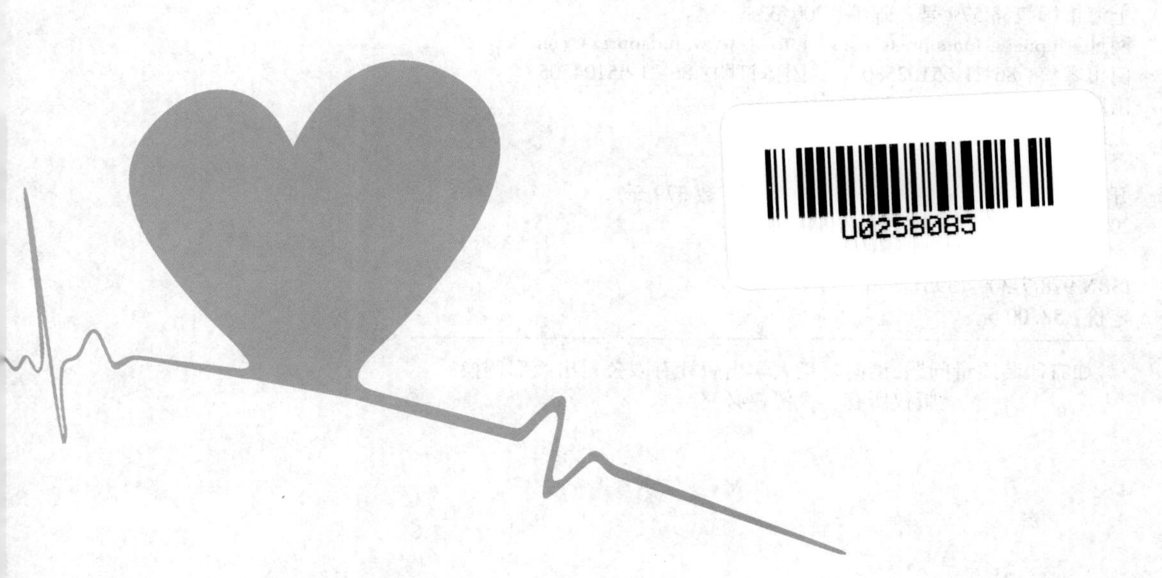

復旦大學出版社

图书在版编目(CIP)数据

“救”在一瞬间:心肺复苏与创伤急救/田建广,朱勤忠主编. —上海:复旦大学出版社,2018.11(2022.7 重印)
ISBN 978-7-309-13961-7

Ⅰ.①救… Ⅱ.①田…②朱… Ⅲ.①心肺复苏术②创伤-急救 Ⅳ.①R605.974②R641.059.7

中国版本图书馆 CIP 数据核字(2018)第 221794 号

“救”在一瞬间:心肺复苏与创伤急救
田建广 朱勤忠 主编
责任编辑/宫建平

复旦大学出版社有限公司出版发行
上海市国权路 579 号 邮编:200433
网址:fupnet@fudanpress.com http://www.fudanpress.com
门市零售:86-21-65102580 团体订购:86-21-65104505
出版部电话:86-21-65642845
上海四维数字图文有限公司

开本 787×1092 1/16 印张 18.75 字数 379 千
2022 年 7 月第 1 版第 3 次印刷

ISBN 978-7-309-13961-7/R·1705
定价:58.00 元

序　言

上海市医疗急救中心网络协调部田建广副部长写了《“救”在一瞬间：心肺复苏与创伤急救》一书。全书共分为6个章节，以图文并茂的形式、通俗易懂的语言介绍了急救常识、心肺复苏的技能与流程、内科急症及创伤的处置、意外事故和自然灾害的应急处置等内容。

2018年是汶川抗震救灾10周年，中国医学救援协会在四川成都举办了《中国·国际第十六届现代救援医学论坛暨汶川抗震救灾十周年》系列纪念活动。回顾10年前那场地动山摇的地震，缅怀瞬间被夺去生命的10万生灵，大家更加感到在中国普及急救知识和技能的重要意义。加强心肺复苏术（CPR）与自动体外心脏除颤仪（AED）在社会公众中的科学普及、联合应用，将有效提升公共场所心脏骤停的抢救效果。

2016年11月1日，上海市正式颁布《上海市急救医疗服务条例》，俗称“好人法”。这部地方法律首次将社会急救作为一个章节进行阐述，从而确立了社会急救、院外急救和院内急救的“大急救”理念。更为重要的是，首次将“自动体外心脏除颤仪”写入法律条款，并明确了“免责”条款。我们欣喜地看到，在上海的带动下，全国已有多个城市在有计划、有步骤地布设自动体外心脏除颤仪，并且已有多例由社会公众参与的成功救治案例。社会公众的意识已在提升，权益得到了保障，相信通过学习急救知识和技能，社会公众的参与程度将更为广泛和深入。

2018年8月12日，中国医学救援协会和中华护理学会联合发布了《现场心肺复苏和自动体外心脏除颤技术规范》团体标准，旨在构筑完善、有力、高效、协同的生命救治链，将公众自救互救、院外救治和专科救治有机结合为一体，从而改善危重急症尤其是心脏骤停的救治效果。

普及急救知识，提高社会公众自救互救素养，意义重大。在此，特向基层急救人员、企业专职救生人员、管理人员及社会公众推荐本书，希望能为大家学习和掌握急救知识技能发挥很好的作用。

中国医学救援协会会长 李宗浩 Lizonghao

2018 年 9 月

前言

2016年11月1日，上海市正式实施《上海市急救医疗服务条例》，其中第四十四条规定:市卫生计生行政部门、市红十字会应当组织编写急救知识和技能培训教材，组织各类急救知识和技能培训。受上海市卫计委委托，上海市院前急救质量控制中心组织有关专家编写了《“救”在一瞬间：心肺复苏与创伤急救》。编委会依据专业性与通俗性、规范性与趣味性、全面性与重点性相结合的原则，确定了内容板块和撰写体例，包括急救常识、心肺复苏、内科急症、创伤救治、意外事故和自然灾害6个章节。

授之以鱼，莫若授之以渔。专业急救体系的不断完善，为社会公众健康幸福的生活提供了有力的安全保障。但应对突发意外更多地还是要依赖于社会公众的及时自救与互救。本书区别于一般的科普读物，为了能使读者深入理解各种创伤的发生特征，每章设置了“基本知识”板块，旨在切实提升读者的急救素养和急救技能，使之知其然且知其所以然。在力求专业性的同时，文字叙述尽可能做到通俗易懂，便于读者举一反三，在突遇意外时采取科学、合理的应对措施。

经一事，长一智。在日常生活和工作中，我们自己或身边的亲人、同事大多都经历过一些创伤的威胁和伤害，为了能从自身和他人的经历中总结经验和教训，本书选择一些真实案例，并对事件发生的细节进行了描述。希望读者能对其中的错误做法引以为戒，对成功的救治经验吸取接纳。

凡事预则立，不预则废。我们强调学习和掌握急救知识及技能的重要性，在突发意外时，能及时、正确、合理地采取急救措施，从而挽救众多生命、减轻伤病的损害程度。当然，任何急救措施属于亡羊补牢，公众应树立“预防为主”的理念，急救也应强调预防。偶然意外事件的发生大多有其发生的必然性，有一定的预兆。慢性病急性发作、人为意外事故、自然灾害事件都有发生和发展规律，平时注意养成良好的生活习惯和行为方式，掌握必要的防范措施，规避各种诱发和危险因素，有助于防患于未然，减少不必要的伤害。

本书可供基层急救人员、企业专职救生人员、管理人员及社会公众学习参考，也可供培训机构作为培训教材。本书的编写得到诸多专家的指导和建议，在此一并予以感谢。由于编者水平所限，不足之处在所难免，恳请批评指正，以便今后修订完善。

编　者

2018 年 10 月

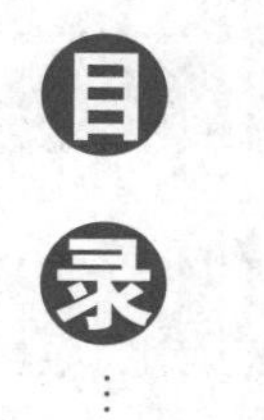

目录

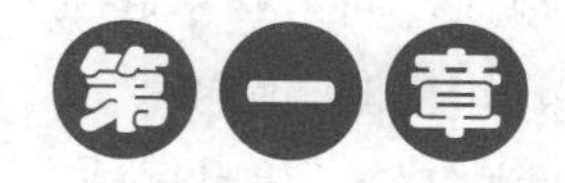

第一章 急救常识

天有不测风云，人有旦夕祸福。

现实生活中，无论是突发急症，还是意外伤害的发生，都会威胁到人的生命安全。紧急关头，如果您恰巧成为目击者，在道义上理应施以援手，主动承担第一救助者的职责；抑或自身不幸陷于危难境地，出于求生本能，更应积极实施自救措施。此时您的决策和行动将发挥重要作用。若您曾学习过相关急救知识，接受过基本的急救技能培训，则可在专业急救人员到达前，从容应对突发状况，及时开展自救互救，最大限度地降低伤残，挽救生命。

第一节 古代急救概述

在我国古代，早有急救论述:人遇暴症，急如风雨，延医不及，无不束手待毙。若口中有气，心头尚温者，急宜按方速治，免诸横妖，功莫大焉。

唐代孙思邈所撰写的《备急千金要方》中记载了急症五绝:“夫五绝者，一曰自缢，二曰墙壁压迮，三曰溺水，四曰魇寐，五曰产乳绝”。随着时代的变迁，急症五绝的内涵也在不断变化。至清代,《急救广生集》记载:“五绝者，缢死、溺死、冻死、魇死、压死也”。

缢死为古时急症五绝之首。我国历代医书典籍多有缢死时实施心肺复苏的记载和论述。东汉的医圣张仲景在其所著的《金匮要略》中有如下记述:“救自缢死……徐徐抱解，不得截绳，上下安被卧之。一人以脚踏其两肩，手少挽其发，常弦弦勿纵之;一人以手按据胸上，数动之;一人摩捋臂胫屈伸之，若已僵，但渐渐强屈之，并按其腹。如此一炊顷，气从口出，呼吸眼开，而犹引按莫置，亦勿苦劳之”。这是关于胸外按压等心肺复苏抢救最早的记载，时间比西方国家约早 1 000 多年。

至明代，口对口人工呼吸等复苏技术已得到广泛应用，并普及到民间。明代作家冯梦龙编写的《醒世恒言》中《张廷秀逃生救父》讲述了张廷秀的未婚妻王玉姐，因她父亲误听谗言胁逼解聘，玉姐不从，在绣阁上悬梁自尽。书中这样描写：老夫妻推门进去，徐氏望见女儿这个模样，叫道："妈妈莫要哭，还可救得！"便双手抱住，叫丫鬟拿起杌子上去解放。一面又叫烧些滚汤来。……王员外叫丫鬟寻柄刀来，将汗巾割断，抱向床上，轻轻解开喉间死结。叫徐氏嘴对嘴打气，接连打了十数口气，只见咽喉气转，手足展施。又灌了几口滚汤，见其渐渐苏醒，还呜呜而哭。可见当时的市井平民已经能熟练应用"口对口吹气"等复苏方法进行现场急救。

在西方国家，急救也早有记载，多与战争或战场救护有关。公元前500年，古希腊的陶器上就刻有用绷带包扎战伤的图案。罗马军队中配属有急救人员和装备（包括绷带包扎），类似于现在的战场医疗救护。19世纪70年代，一位普鲁士军医首先使用"急救"（first aid）这个词，并教授士兵使用制式绷带和夹板在战场上救护受伤的战友。同一时期，英国圣约翰修道院建立了首个救护车服务组织，开始使用轮式运载工具（又称圣约翰救护车），后来的圣约翰救护车协会开始培训民众救护伤病员。在美国，1903年开始有组织地开展公众急救培训，为那些经常面对危险情况、事故和死亡的企业工人提供急救指导。

第二节 现场急救基本知识

一、社会急救相关条例

2016年11月1日，上海市正式实施《上海市急救医疗服务条例》（以下简称《条例》），俗称"好人法"。《条例》中所指的社会急救，是指在突发急症或者意外受伤现场，社会组织和个人采用心肺复苏、止血包扎、固定搬运等基础操作，及时救护伤者，减少伤害的活动或者行为。

《条例》中明确规定，市民发现需要急救的患者，应当立即拨打120急救电话（全书简称120），可以在医疗急救指挥调度人员的指导下开展紧急救助，也可以根据现场情况开展紧急救助，为急救提供便利。鼓励具备急救技能的市民，对急危重患者实施紧急现场救护。在配置有自动体外除颤仪（AED）等急救器械的场所，经过培训的人员可以使用自动体外除颤仪等急救器械进行紧急现场救护。紧急现场救护行为受法律保护，对患者造成损害的，依法不承担法律责任。鼓励社会组织通过商业保险、奖励等形式，支持和引导市民参与紧急现场救护。

急救的目的在于维持生命、减缓痛苦、防止伤病情况恶化、促进康复。在任何情形下，任何人都可以开始急救，同时包括自救。在事发现场对伤病员进行救治的人员称为"现场施救人员”。由此可见，伤病员的命运在瞬间被掌握在现场施救人员的手中，如得到及时而恰当的急救可增加脱险的机会。

二、现场施救人员的素质

紧急状态下，懂得科学自救互救是每个公民应该具备的素质。正确的自救互救技巧，是提高脱险成功率的根本。现场施救人员应具备的素质包括:判断现场状况紧急程度的常识、尽力救人的意志、保持镇静的情绪、科学规范的急救技能。

急救是一种至关重要的技能，急救的范围很广，包括急救知识和生活常识。在遭遇突发意外时，首先应判断伤病员有无反应，有无呼吸和脉搏，是否出血、骨折。判明伤病员的危重程度，及时呼叫 120 急救电话。

紧急情况下，对陌生人施以援手，既是现代公民的一种责任，也是一种应尽的义务，更是现代城市文明的一种体现。应抛弃顾虑，尽其所能，而不应明哲保身，束手旁观，更不应事不关己，视而不见。在救治过程中，不应怀疑自己的救治能力，避免因一时未见救治效果而中途放弃抢救。

突发紧急情况时，通常场面陷入混乱。伤病员往往情绪失控，呻吟声不断，其紧张情绪会影响到周围人群。施救人员应尽快尽力保持镇静，可提高救助成功率。另外，仅有主观上的激情不足以与死神进行抗争，必须学习和掌握急救知识及技能，才能在危难时刻从容应对，不至于现场施救过程中出现手足无措，甚至歇斯底里，狂奔哭嚎。

当遭遇不测时，后果难以预知，若有他人相助，则犹如抓获“救命稻草”，信心和勇气倍增。

对于普通公众，即便无法为伤病员提供有效的救助措施，也可及时拨打 120 急救电话呼救，或用语言抚慰伤病员;同时注意保持伤病员气道通畅，均能获得积极的效果。

三、关键性急救措施

紧急时刻，只有采取直接、有效的措施，才能挽救伤病员的生命。心脏骤停是最危急的情况之一，心脏骤停发生后需要一整套协调实施的抢救措施。心肺复苏术是提高心脏骤停后生存机会的一系列急救操作。对现场施救人员而言，关键性急救措施包括以下几个方面。

1. 检查反应　如果伤病员处于昏迷状态或半清醒状态，则应大声呼叫:“你怎么了？能听到我说话吗？”并果断地拍打其双肩，以判断其是否丧失意识或即将丧失意识。

2. 呼救　若伤病员对您的呼叫和拍打没有作出任何反应，则应立即用固定电话或手机拨打 120 求救;同时，在家中可向邻居寻求帮助，在公共场所可向路人寻求帮助。孤军奋战，难以在短时间内有效完成诸多救治措施。多一人参与施救，则可多一分胜算机会。

3. 胸外按压　对于没有任何反应的伤病员，说明其心脏已经停止跳动，则应立即开始胸外按压，以人工方式维持血液循环，保证心脏和大脑等重要器官获得血液供应，使生命得以暂时延续，为专业医疗急救赢得宝贵时间。避免将宝贵的时间浪费在触摸脉搏上，即使有经验的医务人员也常因判断是否有脉搏而浪费大量的时间。

4. 人工呼吸　如果您曾接受过人工呼吸的技能培训，且愿意为发生心脏、呼吸骤停的伤病员进行人工呼吸，则可在 30 次胸外按压后为伤病员开放气道并进行人工呼吸。在 2 次人工呼吸后，继续胸外按压，如此反复。若有旁人在场，则可在约 2 分钟后，请他人替换您进行胸外按压和人工呼吸，直至专业急救人员到达现场。

5. 电除颤　是以一定能量的电流冲击心脏，使停止跳动的心脏恢复跳动的技术，是救治心脏、呼吸骤停的重要措施。AED 是精密可靠的智能化设备，借助语言和视觉提示指导公众进行安全的电除颤。AED 不仅是一种急救设备，更代表了一种急救理念。在公共场所布设 AED，使得公众在实施现场急救时能够获得强有力的技术支撑。上海市已开始在重要交通枢纽、人员密集场所、学校等处布设 AED，这是挽救心脏、呼吸骤停患者生命的关键性技术。若附近有 AED 设备，则应设法尽快获取并实施电除颤。

四、急救基本原则

细节决定成败。为了确保急救的有效性，必须遵循科学与规范的原则，包括以下内容。

1. 突发或突遇创伤时避免惊慌　现场施救人员应尽快冷静下来，识别、评估、判明需优先处置的急救环节，查找问题所在。对于伤病员而言，施救者的镇静能起到安慰作用。

2. 注意环境的安全　确保伤病员尽快脱离险境，避免遭受进一步的伤害，更应确保救助者自身免遭不必要的伤害。盲目冲动，以身试险，只会徒增伤亡人数，于人于已无益。

如周围有疑似危险品、易燃易爆品，应尽量远离，留待专业人员处置。遇有攻击性伤病员时，除呼叫 120 外，还应呼叫 110。

3. 注意个人防护　用清水或肥皂洗手，或用湿纸巾、酒精棉球擦拭，保持手部卫生。避免直接接触伤病员的血液或分泌物，佩带一次性口罩和手套。避免被玻璃碎片、刀片等尖锐物品刺伤。进行人工呼吸时，可使用隔离面罩。

4. 评估伤病员情况　采取冷静面对的态度，利用所掌握的急救知识和技能，就地取材，尽已所能，科学处置。

遇有出血，应给予止血；遇有骨盆或疑似脊柱损伤，不可盲目搬动，除非所处环境不安全；若受伤部位在颈部、背部、臀部或骨盆，则不应翻转其身体为侧卧位，应使其保持原位，避免造成进一步的损伤。如果不得已必须搬动伤病员时（如环境不安全），必须注意保护颈椎。若不知该如何应对，或事态超出自身救助能力时，则不要轻举妄动，应尽早拨打 120，启动急救反应系统，使专业急救人员尽快赶到现场。在等待专业急救人员到来的过程中，尽量使意识清醒的伤病员感到舒适。

5. 呼叫 120　在公共场所，常有他人聚集围观，这时可寻求旁观人员协助，如拨打 120 或 110，或帮助联系伤病员亲友，同时维持秩序或参与施救。

6. 收集信息及救助过程中　积极与意识清醒的伤病员进行语言交流，了解事发过程，收集相关信息。一方面可抚慰伤病员，消除其突遭意外后所产生的恐惧情绪，增强战胜伤病的信心；另一方面，若在后续的施救过程中伤病员发生昏迷，有助于专业急救人员开展针对性的救治。

7. 积极配合专业急救人员的施救　专业急救人员赶到现场后，应听从其指挥安排，积极予以协助。将伤病员的相关信息和已采用的自救互救措施及时告知急救人员。不可越俎代庖，妨碍专业急救人员的施救。

五、黄金抢救时间

在黄金抢救时间内，给予的救助措施越有效、越规范，伤病员的救治效果越好。

1. 心脏骤停，黄金抢救时间 4 分钟　心脏骤停 3 秒钟后，人就会因脑缺氧感到头晕；10~20 秒钟后，人会意识丧失而突然倒地；30~45 秒钟后，瞳孔会散大；1 分钟后呼吸停止，大小便失禁；4 分钟后脑细胞就可能出现不可逆转的损害。因此，心脏骤停的黄金抢救时间应在 4 分钟内（图 1–1）。心脏骤停 4 分钟内进行心肺复苏的救治成功率可达 50%，而超过这一时间，被救活的希望就会渺茫。

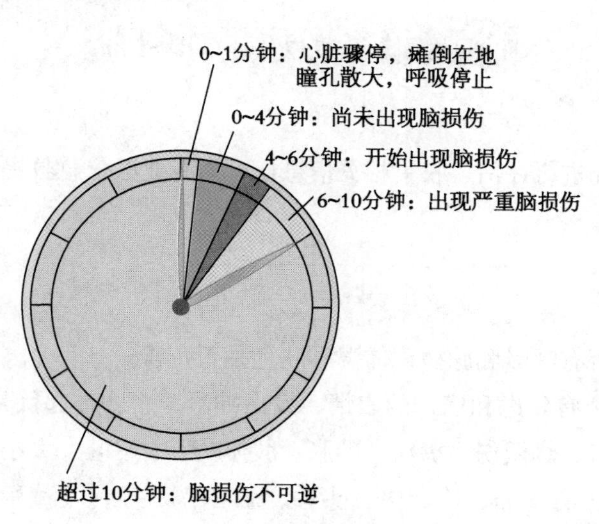

图 1–1　**黄金时间 4 分钟**

2. 严重创伤，黄金抢救时间 1 小时　遭受严重创伤后，有 3 个死亡峰值：第一峰值，是在伤后数秒至数分钟内，称即刻死亡，通常因伤及重要生命器官而无法实施抢救措施；第二峰值，是伤后数分钟至数小时内，称早期死亡，这是自救互救措施实施的关键时段，是控制死亡率高低的分水岭；第三峰值，是伤后数星期内，称后期死亡。

严重创伤患者在伤后1小时内得到有效救治，死亡率可控制在10%。若伤后8小时才得到有效救治，则死亡率可高达75%以上。因此提出创伤救治“黄金1小时”的概念，是指应在致伤后1小时内尽早尽快给予有效的急救措施。黄金1小时的前10分钟又称为“白金10分钟”，若能在第一时间控制严重出血、防止窒息、及时给予心肺复苏，则可进一步改善救治效果，降低死亡率。

3. 急性心肌梗死，黄金抢救时间2小时　对急性心肌梗死患者而言，时间是抢救的最关键因素。发生急性心肌梗死时，如果在1个小时内开通堵塞的动脉血管，死亡率只有3.5%；超过2小时则上升至5.6%；超过4个小时，则死亡率上升至10.3%。急性心肌梗死患者在12小时内虽有救治机会，但最佳抢救时间应控制在心肌梗死发生后6小时内。发生急性心肌梗死后，及时疏通堵塞的血管至关重要。

4. 急性脑卒中，黄金抢救时间4.5小时　脑卒中具有高发病率、高死亡率、高致残率，以及高复发率的特点。约75%的脑卒中为缺血性脑卒中，发病后越早接受溶栓或取栓治疗则疗效越好。大脑血管被堵塞后，每分钟会有190万神经细胞死亡。第一时间识别脑卒中，至关重要。患者或家属在发现疑似缺血性脑卒中的症状后应在第一时间呼叫120急救电话，不应抱有“再等等看”的侥幸心理，徒然错过黄金抢救时间，使神经细胞出现不可逆死亡。若能在发病后4.5小时内及时接受溶栓治疗，则可显著降低残疾的风险，挽救更多患者的生命。

第三节　伤病情况评估

对伤病员的情况进行评估、收集相关信息，可为专业医疗急救提供莫大的帮助。

一、症状和体征

观察伤病员是否有呼吸和脉搏，体温和肤色是否正常。

观察伤病员是否有焦虑和痛苦的表情，发出呻吟声，胸部起伏是否异常，以及是否有出汗、出血、强直、烧烫伤、擦伤、肿胀、肢体畸形、呕吐、大小便失禁等。

询问伤病员是否有疼痛、冷、热、头昏、恶心、无力或口渴等感觉，是否有刺痛、乏力或者记忆丧失。

留意是否闻及酒精、汽油、煤气泄漏或其他异味，是否有烟雾。

留意伤病员身边是否有使用过的药瓶或其他可能盛装有毒物品的器皿，若有不可随意丢弃。

二、询问病史

1. 亲切询问、认真聆听非常重要　注意询问的语气和态度，任何人都希望被当作朋友或家人一样对待。毋庸置疑，有些人因担心被歧视而讳疾忌医，不愿意透露自己疾病的真实情况。询问时，应坦诚以待，消除顾虑和隔阂。如果伤病员无法回答或语意含糊，则应向其亲属或旁人进行询问，尽量获得有价值的信息，这些信息对专业急救人员来说非常重要。

2. 询问伤病员的姓名和亲友联系方式　交流时呼唤伤病员的姓名会使伤病员感到亲切。伤病员开始失去意识时，呼唤其名字会更加有效。尽快联系到伤病员的亲友，有助于后续事态的处置。

3. 询问伤病发生过程　询问时可进行指引性提问。比如，有无头痛、头晕、四肢无力、刺痛、针刺感，是否丧失知觉和活动能力，有无咳嗽、胸闷气短、喘息、胸痛（尤其是在深呼吸时）、肢体水肿，有无呕吐、腹泻、胃痛、下腹痛等。对于意外创伤，应了解致伤因素、创伤部位和事故过程。

4. 询问既往病史　对于突发疾病，是否患有糖尿病、心血管疾病和脑卒中。近期服用药物情况，有无药物过敏史。

5. 询问最后一次进食时间　如果伤病员需要接受手术治疗，了解进食时间非常重要。如果是糖尿病患者，有助于判断是否存在低血糖。

上海已进入老龄化社会，老人独自外出时突发伤病较为多见，目击者尽可能多地提供伤病员的信息，对于专业急救人员推断发病原因、作出判断、及时给予针对性救治措施非常重要。

伤病员为孤身一人时，应留意其是否佩戴有助于识别其身份或相关疾病信息的腕带、卡片。独立生活的，尤其是智力开始退化的老人，应随身佩戴身份识别腕带或卡片，以备急用或防止走失。

第四节　为伤病员脱卸衣物

一般情况下，无需脱去伤病员的衣服。当脱去伤病员衣服，可能涉及暴露隐私，会使伤病员感到焦虑和难堪。在进行现场救治时，若衣物妨碍伤情检查、影响救治，则可脱卸伤病员的衣物，但需尽量取得伤病员的同意。脱除时动作宜轻柔，避免生拉硬拽。若用剪刀等锐器剪开衣服时，应避免伤及皮肤，最好沿衣物缝隙或破损处剪开。若不知如何脱除，或可能加重损伤，则避免脱除。

1. 上衣　上身受伤时，可能需要脱去上衣。若怀疑存在脊柱损伤，则不能勉强脱去上衣。应先将未受伤一侧肢体的袖子脱去，再将上衣卷至同侧肩部。然后将上衣掀过头部，再将受伤一侧的袖子缓慢脱除。

2. 鞋子　腿部或脚踝部受损伤时，最好在脚部发生肿胀前将鞋子脱掉，以免造成更多痛苦。完全松开鞋带，一手从后面托住脚踝，另一手轻柔地由脚后跟朝脚趾方向将鞋脱掉。

3. 袜子　具有弹性的袜子不容易脱去。如果脚踝没有肿胀或疼痛，可将袜子边卷边脱下；相反，若脚踝肿胀或疼痛，则应将袜子剪开，剪除时避免伤及皮肤。

4. 裤子　当腿部或脚受伤时，可将裤腿剪开，再轻柔地脱去。

5. 头盔　只有在不得已时，例如头盔妨碍伤病员的呼吸，才建议脱除头盔。脱除头盔需要两人协同完成，注意固定伤病员的头颈部，使头和脊柱保持在同一条直线上。对于全面式头盔，一人站立在伤病员一侧，一手承托头颈部，另一手固定下巴，保持头部稳定；另一人站立在伤病员头顶位置，双手握持头盔，手指扣住头盔的下缘，将头盔向后翻转露出下巴，再向前翻转露出头后部，然后轻轻将头盔退出。对于开面式头盔，最好也是两人协同脱卸。一人稳定伤病员的头颈部，另一人双手握持头盔，轻轻将头盔退出。

第五节　呼叫 120 急救电话

自救互救常因限于可资利用的物质条件和施救者的经验，绝无可能完全替代专业的医疗急救，因此在第一时间积极开展自救互救的同时，切记设法尽早启动急救反应系统，寻求专业急救人员的帮助，以免贻误稍纵即逝的“黄金抢救时间”。

公众常为是否应当拨打 120 而犹豫不决。知晓何时呼叫 120、如何呼叫 120 至关重要。决不可因救助伤病员而延误拨打 120。当急救现场只有一人时，可先处置伤病员的致命性威胁，如控制严重出血，然后再拨打 120。

一、何时呼叫 120

拨打 120 并非只是招呼救护车到达现场进行抢救，120 调度人员及救护车急救人员会根据伤病的严重程度及时启动院内急救资源，使相关的医疗机构做好人员和技术准备，一旦伤病员送达医院，可快速通过绿色通道获得有效的救治措施。因此，拨打 120 意味着启动急救反应系统，诸多急救资源均可被紧急启动。

出现如下情况时，应及时拨打120。

（1）突发急症：①突然倒地，呼吸和脉搏停止，或呼吸和脉搏不规则、很微弱；②昏迷，呼之不应；③持续痉挛或抽搐；④窒息，进食时异物进入气道；⑤呼吸困难、哮喘；⑥心慌、胸痛；⑦急性剧烈头痛；⑧头晕、眩晕；⑨肢体瘫痪；⑩血压急剧升高或降低；⑪急性腹痛，严重腹泻；⑫消化道出血、便血、尿血；⑬突然少尿、无尿或排尿困难；⑭严重的过敏反应；⑮体温超过39℃；⑯妇科急症，如阴道出血、急产等。

（2）创伤：大出血、骨折、严重烧伤、动物咬伤等。

（3）各种急性中毒：包括酒精中毒、煤气中毒、沼气中毒、农药中毒、食物中毒、化学中毒等。

（4）中暑、触电、雷击、溺水、自缢等。

（5）发病突然、症状明显，以及显著不适的其他各种紧急或严重的症状和体征。

（6）自然灾害、意外事故中遭遇不测。

在此提醒公众，拨打120应持审慎态度。非紧急状态不要拨打120。一方面会造成急救资源的浪费；另一方面可能会因有限急救资源被无效占用，而使真正需要急救的伤病员无法获得救治。

二、如何呼叫120

拨打120是获得专业医疗急救最简便快捷的方式。

1. 保持镇静　若拨打电话者出现情绪紧张、语无伦次，可进行深呼吸，尽量使情绪稳定。通话时做到吐字清晰、内容简练。根据120调度人员的问询进行针对性的回答是明智之举。

2. 告知事发地址　这是最关键的信息。若为固定电话，120调度指挥中心可自动读取呼叫电话的登记地址，并与您进行核实确认；若在户外使用手机呼叫，120调度指挥中心可大致确认您的呼叫方位，但仍需您提供更详细的地理位置信息，例如附近标志性建筑、醒目的招牌标志等。智能手机都具备全球定位系统（GPS）定位功能，及时开启GPS定位，有助于精确定位。

3. 告知联系方式　遵从120调度人员的问询要求，留下您的姓名和联系方式，并保持电话畅通。调度人员和救护车上的急救人员会根据情况需要拨打您的电话，和您确认相关信息。若您为路人，不应在拨打120呼救后离开事发现场。

4. 说明伤病情况　遵从120调度人员的问询，说明事发现场伤亡情况，如人数、性别、年龄，以及伤病员的一般情况，如反应和呼吸是否正常，以供120调度人员判断事态的严重情况、伤病危重程度，可及时调派急救资源。

5. 电话指导自救互救　如果伤病员病情危重、有致命和致残危险，120调度人员或救护车上的急救人员可能会希望您即刻采取自救互救措施，争取抢救时间。他们会在电话中对您进行指导，您应认真倾听指令，根据现场条件和自身能力采取自救互救措施。

6. 挂断电话　遵从120调度人员的指令，保持通话或挂断电话。

7. 耐心等待　救护车到达您身边需要一段时间，不少伤病员或家属在等待一段时间后改变初衷，选择自行就医。此时应主动与120调度指挥中心联系，说明情况，以便让已出动的救护车执行新的抢救任务。不过有些情况，例如急性心肌梗死、脑卒中、急性心力衰竭、严重哮喘等不宜自行就医，处置不当有可能加重病情。

三、救护车到达前的准备

在专业急救人员到达前，可请他人到门外接应救护车，为急救人员引路，或事先预留好电梯，以节省时间。若楼道内堆积杂物较多，影响担架进出，则应予以清理。如果在夜晚，最好事先打开室外的照明灯。准备相应的住院物品，如身份证、病历卡、医保卡、银行卡等，以便及时办理相关手续。

第六节　心理急救

突发疾病、意外伤害或灾害发生时，伤病员因缺乏足够的心理准备和应对经验，内心会产生巨大的心理压力，往往会感到手足无措，情绪失控，表现出各种强烈的情绪反应，如激动、惊慌，甚至歇斯底里；事发后会惊魂不定，甚至留下心理阴影。因此，对伤病员除实施“维持生命、减缓痛苦、防止伤病情恶化、促进康复”的急救措施外，实施心理急救也不容忽视。心理急救可提高事发当时及以后的安全感，有助于舒缓生理和情感的急剧波动，缓解伤病员的各种情绪反应，协助伤病员正确面对现实身体状况。

现场施救人员应了解伤病员的各种心理反应，对其给予支持、安慰；使其产生信任感、依赖感和安全感；尽己所知，运用应对心理应激反应的技巧，减轻其心理不适，提升其适应能力。

一、心理应激反应

心理应激反应是人们面对意外情况时所作出的正常反应，通常经过一段时间后（2~4周），会自然平复。心理应激反应的持续过程分为3个阶段。

1. 震惊期　通常持续数分钟至24小时。伤病员的身体反应包括呼吸急促、心跳加速、恶心呕吐、肢体颤抖、头晕头痛、流汗、大小便失禁等。在行为方面，表现为失控、举动异常、坐立不安、过度警觉、反应迟钝、瘫软在地等。在情绪方面，表现为激动、恐慌、愤怒、内疚、呆板等。在思想方面，表现为思维混乱、时间颠倒、分析判断能力降低、想法不合常理、否定已发生的意外状况等。

2. 修复期　通常持续数天至数周。在震惊期后，伤病员的情绪逐渐平复，开始接受意外事故造成的既定现实，进入修复期。伤病员的身体反应包括疲倦、身体不适如头痛、胃痛等。在行为方面，表现为失眠多梦，刻意躲避与意外事故相关的人、事或场所，自闭退缩、行为幼稚、酗酒、抽烟等。在情绪方面，表现为意外事故及逃生过程在脑海中重复显现而极度恐慌，因丧失亲友而悲痛，因个人疏忽或未尽到责任而内疚、愤怒等。在思想方面，表现为脑海中重复显现事件的片段，不自主地回忆事发过程，幻想意外事故没有发生等。

3. 重塑期　数周。随着时间的流逝，伤病员的心理压力逐渐解除，心理应激反应得以消退。虽仍会不时想起意外经历，但已能较好地控制情绪，恢复正常的生活和工作。走出心理阴霾，痛定思痛，总结经验和教训。但若心理应激反应持续存在，对生活和工作造成妨碍，则应寻求专业心理医生的帮助。

二、心理急救措施

心理急救除了技巧，态度也很重要。首先要有同理心。应设身处地、换位思考，顾及伤病员所遭受的心灵创伤和心理感受，以适当的行为和语言表达方式，使伤病员感知你在和他（或她）共同面对困境。其次要真诚，真心关怀、热心助人，让伤病员感受到有所依靠。

在心理应激反应的震惊期，可采取以下措施。

（1）面对六神无主的伤病员，可为其提供一些简单而有用的建议，如提议通知亲友，帮助其收拾整理随身物品。

（2）陪伴在伤病员身边，若其情绪激动，可轻拍其肩膀，或轻握其手，或给以拥抱，尝试使其冷静。每个人的心理安全距离或文化背景有所不同，不宜直接以过于亲密的方式进行抚慰。

（3）若伤病员主动谈论事发过程或提出要求，应耐心倾听，留意其行为动作，领会其所思所想。尽量不要打断伤病员的谈话，适当给予语言或动作回应，以示你明白他（或她）的处境。

（4）若伤病员情绪激动、哭泣、坐立不安，只要不会伤害到他人或自身，则让其释放不安、惊慌和愤怒的情绪，不必过分约束或与其争辩。可引领其离开现场，避开环境刺激，也可谈论其他话题，分散其注意力。另外，饮水可以帮助伤病员平复情绪。

（5）若伤病员神情呆滞，可与其进行交谈，助其恢复神智；若伤病员仅因惊恐而瘫软在地，可搀扶其离开事发现场，转到安全场所。

（6）若伤病员伴有恶心呕吐、颤抖等身体不适情况，可让其到安全地方躺下，用衣物覆盖其身体，使其休息。

（7）若伤病员有自杀、自残倾向，施救人员应平静地与其交谈；若其持有锐器，注意自身安全；尽快寻找其亲友进行劝解。

第七节　急救预防要点

预防意外的发生永远是最重要的。丰富、实用的生活常识可以帮助预防意外的发生，保持风险防范意识，事前主动采取防范措施，可在很大程度上减少意外的发生。居安思危，思则有备。未雨绸缪，有备无患。要想减少意外的发生，首先要了解生活或工作的环境中存在哪些危险因素。

一、家中安全

家，在感觉上应该是最安全、最舒服的地方，但并非不存在危险因素，尤其对儿童、老人而言，常因疏忽而发生意外。家居生活中应注意以下事项。

（1）不错穿拖鞋，不光脚在室内行走。穿脱裤子、鞋袜时应坐下来，尤其对于行动不便的老年人，站着穿脱容易因站立不稳而摔倒。

（2）保持环境整洁，及时收纳孩子的玩具，把过道上的拖鞋摆放整齐，把不平整的地毯铺平，防止摔倒。

（3）不在床上抽烟，及时更换破损的电源插座、插头，防止火灾或触电。

（4）对于家中的儿童，防止其将塑料袋套在头上；防止其将小圆珠、硬币等放入口中；防止其拉扯桌布玩耍。安装桌角保护套。使用安全插座。

二、驾车安全

酒后驾车、疲劳驾驶或分心走神常导致车祸发生。大多数事故是人为违章所造成，因而是可以预防的。酒精会影响人的驾驶能力，如平衡、协调、触觉、听力、视力和判断力等。驾车前应滴酒不沾，不要心存侥幸，试图将饮酒量控制在安全范围之内。安全范围的饮酒量对某些人来说根本不安全。

开车时不要打手机，不管是使用蓝牙耳机或是免提方式，那样做可能会使你分神而对突发状况无法作出及时反应。刚拿到驾照的新手更需要谨慎驾驶。

疲劳驾驶非常危险。长途驾驶时，应定时停车休息，警惕平时容易犯困的时间段，如午饭后或凌晨2:00~6:00。在高速公路上长时间驾车行驶很单调，缺乏变速，易使人疲劳走神。如果感到疲乏困顿，应果断停车休息或喝杯咖啡提神。

三、旅行安全

1. 做好充分准备　身处他乡异地，可能会因气候、饮食、时差等的改变而导致身体不适。在旅行前，应了解有关注意事项，做好应对不测的准备。

2. 预防传染病　前往热带地区旅游时可能因蚊虫叮咬而感染疟疾。提前准备好防蚊、驱蚊物品，备好抗疟药物。

3. 应对腹泻　水土不服、不注意饮食卫生常造成腹泻。防止腹泻脱水非常重要，简单有效的办法是口服补液盐。可常备止泻药如黄连素、诺氟沙星等。

4. 预防血栓　应注意防范长途飞行过程中发生血栓的危险。可饮用充足的非酒精饮料，穿着弹性长袜或弹力裤，每2小时站起来活动几分钟。服用阿司匹林（75~150 mg）。若对阿司匹林过敏，可改服氯吡格雷。

5. 应对晕动症　有晕车或晕船症状的，应提前准备好药物。有些简易的方法有助于抑制恶心，如注视远方地平线或某一固定物；躺下或将头部斜靠保持不动；选择坐在车辆的前排位置；坐在靠车窗位置，通风透气。

6. 防日光晒伤　可戴宽沿帽子、太阳镜，涂抹防晒霜来保护皮肤。

第八节　急救箱（包）的必备物品

无论是家中、车内或工作场所，配置一个轻便、坚固、物品齐全的急救箱，必能在关键时刻发挥作用。急救箱应保持整洁、干燥，放置在易于拿取的地方，但又不宜让儿童轻易拿到。

急救箱内除放置一些急救必需用品外，还可放置一些常用的药品（如速效救心丸、硝酸甘油、阿司匹林、解热镇痛药、抗过敏药、仁丹、风油精、止泻药等）。无论用于哪种用途的急救箱，一般包括以下必备物品。

（1）消毒药水：常用碘附、75%乙醇（酒精），也可配备免洗消毒液或湿纸巾。

（2）无菌棉签或脱脂棉球：用于消毒或清创。不可将棉球直接放置在伤口或创面上进行包扎，其绒毛会与伤口或创面发生粘连。

（3）医用手套和口罩：接触血液或开放性伤口前，必须配戴手套，确保不被污染或污染伤口。口罩用于隔离口鼻腔气体对创面的污染。

（4）医用剪刀：最好选配带有钝头的剪刀，在剪开敷料和衣服时可避免伤及皮肤，特别是在处理烧（烫）伤创面时。

（5）镊子：用于清除创面碎屑或污染物。

（6）无菌非黏性敷料或无菌纱布：通常为灭菌密封包装，方便使用。无菌非黏性敷料可直接覆盖在伤口或创面上，能够保护创面、减轻疼痛、消毒灭菌，更换敷料时不与创面发生粘连。无菌纱布垫可用于伤口止血。

（7）三角巾和绷带：三角巾用于悬吊手臂、固定肢体或包扎头部伤口。弹性绷带用于固定关节扭伤，或用于固定无菌非黏性敷料或纱布。

（8）安全别针：用于固定悬挂带或绷带。

（9）自黏性外用胶布或防水创可贴：用于较浅的伤口、较小的创面。手部伤口常需要用防水创可贴进行防水保护，但有些人可能对创可贴中的黏合剂过敏，应予以注意。

（10）止血带：用于控制肢体严重出血，应注明开始使用止血带的时间。

（11）人工呼吸隔离面罩：当进行口对口人工呼吸时，可保护施救者和伤病员。

（12）体温计：现多配置电子体温计。

（13）冰袋：可用于创伤部位的消肿化瘀，也可用于降低体温或冷却烧伤创面。

（14）紧急照明装备：如手电筒（备用电池）、应急灯、充电宝、蜡烛、防风打火机等。

（15）应急口哨或荧光棒：可用于发出呼救信号。

（16）笔记本和笔：用于记录相关信息。

（17）急救手册：了解基本急救和逃生知识。

（18）急救物品清单：记录使用情况，以便及时补充。

（19）其他：可根据需要，增配逃生绳、防磨手套、保温毯、防火毯、逃生面罩、反光衣、多功能工具刀、逃生锤、救生锹、压缩食品、饮用水等。

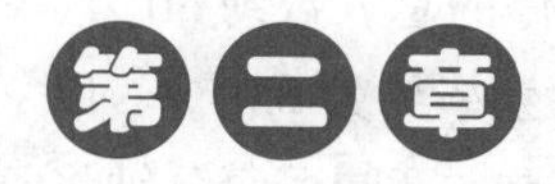

第二章 心肺复苏的技能与流程

心脏骤停，即心源性猝死，是指急性症状出现 1 小时内发生以意识丧失为特征、由心脏原因导致的自然死亡，死亡的时间与形式都在意料之外。心脏骤停是医学上最危急的情况之一，表现为心跳突然停止，患者对刺激无反应、无脉搏、无自主呼吸或仅有濒死喘息等，如不能得到及时有效救治常致即刻死亡。许多患者因未得到复苏抢救而丧失生命或过早离世。

我国心脏骤停急救的现状严峻而不容乐观，这不仅因每年心脏骤停总人数居世界之首，而且引发心脏骤停的多种因素未被有效控制并有加重趋势，包括人口老龄化、心血管疾病发病率逐年升高等。就心脏骤停预防而言，心脏骤停的危险因素如吸烟、高血压、肥胖、高血糖、高脂血症远未得到控制，心血管疾病的发病与发病后的管理效果不佳，心脏骤停的预防措施与国际水平的差距仍然很大。心脏骤停发生时，心肺复苏救治流程的普及与培训，以及公众知晓率还显著不够。自动体外心脏除颤仪（AED）在公众场所的配备虽已启动，但实际使用率仍很低。

心肺复苏术（CPR）是提高心脏骤停后生存机会的一系列急救措施。尽管施救人员、患者和可利用的急救资源等因素会影响最佳 CPR 的实施，但如何尽早施行有效的 CPR 这一基本问题依然存在。实施 CPR 的关键在于尽早识别心脏骤停患者，并迅速果断地采取行动。

第一节 心脏骤停的原因及表现

现代医学对心脏骤停的发生规律尚未完全掌握，因而无法准确预测哪些患者会发生心脏骤停。有冠心病（急性心肌梗死、不稳定型心绞痛）、严重心律失常、心功能下降等的患者为心脏骤停高危人群，其心脏骤停的发生率比一般人群高 5~10 倍。但仍有许多心脏骤停患者生前并无因身体不适而就医的记录，因此心脏骤停在世界范围内仍是一个严重的公众健康问题。

心脏骤停的发生率难以精确统计。资料显示，美国每年心脏骤停的总人数约 30 万，大部分发生在医院外。我国心脏骤停的年发生率为 41.84/10 万，发生率约为 0.04%。以 13 亿人口推算，每年心脏骤停总人数为 54.4 万人，位居全球各国之首，意味着每分钟将有 2 人发生心脏骤停。随着我国人口老龄化程度的加剧，慢性心血管疾病患者数的递增，发生心脏骤停的总人数还将进一步增高。

心脏骤停可发生于任何年龄，高发年龄为 60 岁以上老年人，男性多于女性，但婴儿和儿童也会发生心脏骤停。雌激素有生理性预防心脏骤停的保护作用，女性绝经前受雌激素的保护而不易患冠心病，故在青年与中年人群中，男性发生心脏骤停的概率是女性的 4~7 倍。绝经后女性发生心脏骤停的危险性逐渐与男性持平。

心脏骤停最常见的原因为心脏疾病，尤其是冠心病；其他包括创伤、淹溺、药物过量、窒息等非心脏性原因。儿童发生心脏骤停的主要原因为非心脏性的，包括呼吸系统疾病（如气道梗阻、烟雾吸入、溺水、感染）、中毒（包括药物过量）、神经系统疾病等。

心脏骤停不同于心脏病发作。心脏骤停时，异常心律导致心脏颤动，心脏不能将血液泵送到大脑、肺和其他器官。心脏病发作时，部分流向心肌的血流被血栓阻塞，使得阻塞区域的心肌发生坏死。大多数心脏病发作并不会导致心脏骤停，但心脏病发作是心脏骤停的常见原因。

许多患者在发生心脏骤停前有数天或数周，甚至数月可出现前驱症状，如心绞痛、气急或心悸加重、易于疲劳等。心脏骤停发生时可出现心血管功能急性改变，典型症状包括持续性心绞痛或急性胸痛、急性呼吸困难、突发心悸、持续心动过速、头晕目眩等。若心脏骤停瞬间发生，事前无预兆，则 95% 为心源性，伴有冠状动脉病变。

目击下发生的心脏骤停，患者的异常生命体征主要有以下表现：①意识突然丧失或伴有短暂抽搐，抽搐常为全身性，多发生于心脏骤停后 10 秒钟内，有时伴眼球偏斜；②大动脉（颈动脉或股动脉）搏动消失；③呼吸断续，呈叹息样呼吸，随即停止，多发生在心脏骤停后 20~30 秒钟内；④瞳孔散大。凭借①和②可基本确定心脏骤停的发生。瞳孔散大虽是心脏骤停的重要指征，但反应滞后且易受药物等因素的影响，所以不应等待瞳孔发生变化时才确定为心脏骤停。对心脏骤停患者生命体征的评估应迅速和准确。

院外发生的心脏骤停，以往救治成功率很低，近年来已有改善，这与公众场所 AED 的大量配置和使用、心肺复苏流程的推广有关，也与心肺复苏技能的公众普及有关。院外发生心脏骤停的患者，若能及时接受心肺复苏，生存率可提高 2~3 倍。

目前，我国院外心肺复苏成功率极低，仍停留在 1.2%~1.4%。由于急救资源配置的限制，专业急救人员从呼救至到达现场的时间平均在 10 分钟以上，往往错过了心脏骤停抢救的最佳“黄金时间”。如在 4~6 分钟内未给予心肺复苏，则预后很差。如在 8 分钟内未给予心肺复苏，除非在低温等特殊情况下，否则几乎无存活的可能。

及早救治，时间就是生命。心肺复苏流程中特别强调救治开始的黄金时间，即应在心脏骤停发生后4分钟内给予心肺复苏。研究表明，从心脏骤停发生到首次电击时间不超过4分钟，患者的生存率可高达60%~75%；而间隔较长时间才得到有效治疗者（电除颤及有效心肺复苏），救治的成功率仅为15%。实施除颤延迟时，及时、规范和有效的心肺复苏更为重要，这能部分缓解在心室颤动持续时心脏泵血停顿所造成的心脑缺血缺氧状态，使有效救治时间延长。

第二节　生存链的重要环节

心脏骤停发生后，一般在数分钟后开始进入死亡期，罕有自发逆转者，因此抢救必须争分夺秒，当机立断实施心肺复苏。另外，复苏成功需要一整套协调实施的抢救环节。

1988年，在美国心肺复苏会议上首次以大会标语的形式提出“生存链”的概念。1991年，Cummins等将生存链归纳为4个环节，即尽早接触、尽早CPR、尽早除颤、尽早高级生命支持。可见，生存链是指在心肺复苏中提高患者存活率的一系列措施（环节），特别强调时间对复苏成功的重要性。

1992年，美国心脏协会（AHA）引入了“生存链”的概念，包括对心脏骤停患者需要采取的4个紧急行动环节：①尽早对心脏骤停患者进行识别并启动急救反应系统；②尽早招呼旁观者参与心肺复苏救助；③尽早给予电击除颤救治；④尽早进行高级生命支持。生存链的4个紧急环节，环环相扣，相互联系。前3个环节应尽早实施，可以由旁观者或急救人员共同进行，形成社会公众和专业急救相结合的新理念，是心肺复苏的一次飞跃。

（1）即刻识别心脏骤停并启动急救反应系统；	AHA（2010年）生存链5个环节
（2）尽早实施CPR，强调胸外按压的重要性；	
（3）尽快除颤；	
（4）有效的高级生命支持；	
（5）心脏骤停后的综合治疗。	

前3个环节属于基础生命支持，是心脏骤停患者能否抢救成功的关键环节。对于院外心脏骤停患者，通常由旁观者启动和实施。要尽早实施生存链的前3个环节并提高质量水平，则必须大力普及心肺复苏知识，让尽可能多的社会公众了解心肺复苏的基本知识并掌握正确的操作方法，才可能提高院外心脏骤停患者的存活率。生存链的后2个环节由专业医护人员实施，专业医护人员的知识、技能和设备水平也决定了心脏骤停患者

的存活率。因此，旁观者、急救人员和专业医护人员在心肺复苏过程中都具有重要作用，能够有效地完成这些环节的急救体系，可使目击下发生的表现为心室颤动的心脏骤停患者的存活率达到50%。生存链的任何一个环节薄弱或被忽视都将严重影响患者的最终结局。

2015年，AHA考虑到院外和院内心脏骤停救治的差别，对生存链的概念进一步作了区分说明。对于院外心脏骤停，强调社会公众的参与至关重要，非专业施救人员必须识别心脏骤停的发生、拨打电话呼救、开始心肺复苏和尽早实施电除颤，直至专业急救团队接手并将其转送入急诊室或心导管室，进而在重症监护室（ICU）进行心脏骤停后的救护（图2–1）。理想的情况下，院外心脏骤停患者及时接受旁观者心肺复苏和除颤，患者的生存机会将显著提升。

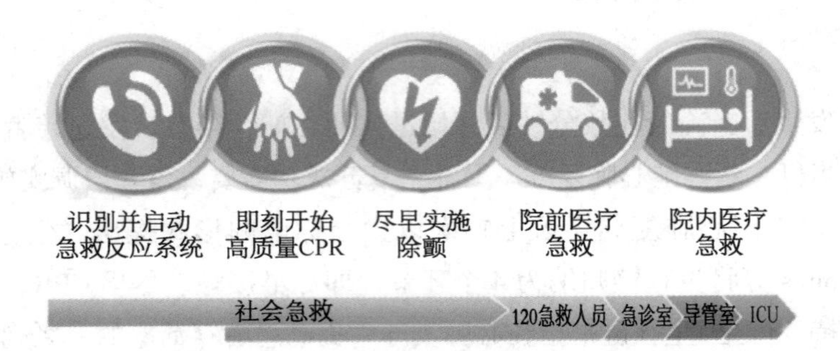

图2–1　AHA生存链（2015年）

研究发现，1岁至青春期的儿童生存链与成人生存链有所不同，包括预防、及早心肺复苏、迅速启动急救反应系统、快速给予儿科高级生命支持，以及心脏骤停后的综合治疗（图2–2）。婴儿死亡的主要原因包括先天性畸形、早产并发症。创伤是1岁以上儿童死亡的主要原因。创伤性心脏骤停存活的机会很小，因此，为了减少死亡，应强调创伤预防的重要性。机动车事故是造成儿童致命性损伤的常见原因，使用儿童安全防护座椅可降低儿童死亡风险。

图2–2　儿童生存链

心肺复苏术在国际上已被广泛认可并得以普及。发达国家特别重视对“第一目击者”的公众培训。美国政府要求公民在18周岁前必须掌握基本的健康与卫生知识，小学阶段主要普及拨打急救电话、简单的包扎术，从初三开始至高中阶段重点普及心肺复苏术。在荷兰，10岁儿童开始接受急救知识的教育。20世纪末，美国接受过心肺复苏培训者已达7 000万人，相当于全美总人口的1/3。法国的急救培训普及率为40%，德国为80%，新加坡每8人中有1人接受过急救培训。悉尼每20人中有1人接受过急救知识的培训，几乎一个家庭就有一人可以完成自救和互救。这种普及与培训，可使心脏骤停现场的第一目击者及时进行有效的心肺复苏。

我国心脏骤停的急救面临严峻形势，尤其是院外心脏骤停存活率极低。心肺复苏的普及率处于极低水平，普通公众，甚至经过急救知识专业培训过的人员因担心招惹是非采取袖手旁观的态度，从而使心肺复苏被延迟、被自动放弃。纵观以上问题，我们应借鉴国外经验，利用现代化媒体、互联网等技术开展心肺复苏的全民教育，在心脏骤停发生可能性相对较高的公共区域配置自动体外除颤器，才可能改善生存链的前 3 个环节，提高院外心脏骤停患者的存活率。

研究发现，13~14 岁的儿童能够完成标准的心脏按压，9~10 岁的儿童能正确运用按压手法和按压频率。利用情景剧、动画片等通俗易懂的方式进行心肺复苏的技能培训，11 岁以下的儿童就能接受和掌握这些基础知识。学校是普及急救知识和提高公众素质最好、最有效的途径，且教育成本低、效果好。学生处于少年或青年阶段，智力、心理等趋于成熟，接受新鲜事物能力强。中学生和大学生则有足够的能力接受心肺复苏培训。因此，建议中、小学生增加急救知识与技能的专门课程。

第三节 心肺复苏的关键技能与流程

时至 2017 年，现代 CPR 已有 58 年。即刻识别、及时呼救、尽早心肺复苏、尽早电除颤、尽早实施专业医疗救护等理念已被广泛接受和应用，每年挽救了成千上万名心脏骤停患者的生命。

随着研究的深入，心肺复苏理论逐渐趋于成熟，其技能的细节和流程更趋于合理，然而要将 CPR 的潜能充分发挥出来，还面临诸多挑战。由于经济、社会、文化的差异，世界各地所获得的心脏骤停患者的存活率存在很大差异，提示 CPR 并未得到充分合理的应用，社会公众的施救意愿和能力依然是心脏骤停患者在早期能否获得有效救治的决定性因素。因此，不断提高社会公众的急救意识和能力是应该着重解决的问题。

一、心肺复苏实施层级

传统上的心肺复苏包括胸外按压和人工呼吸，目的是形成有效的血液循环和氧合作用。

胸外按压是心肺复苏的基础。每个人都可能成为心脏骤停患者的施救人员，无论是否接受过专业培训，均应对心脏骤停患者进行胸外按压。若能力允许，施救人员还应在胸外按压后给予通气。经过专业训练的施救人员可以协同施救，作为一个团队实施胸外按压和通气（图 2–3）。

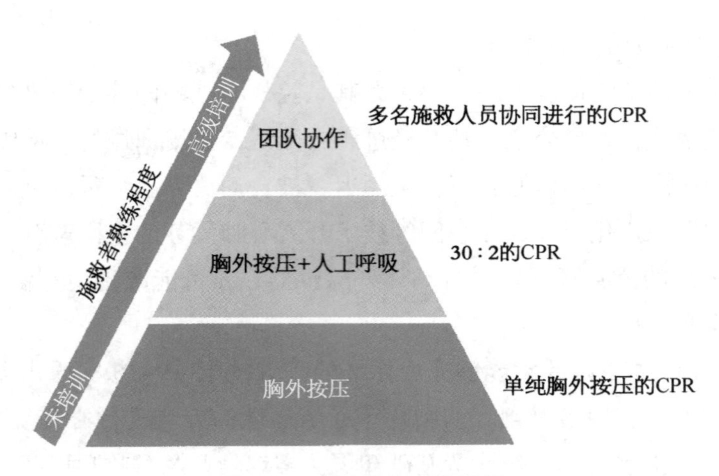

图 2-3 **心肺复苏实施层级**

多数成人心脏骤停为突发性，属于心源性，因而通过胸外按压维持血液循环至关重要。相反，儿童心脏骤停多为窒息引起，通气和胸外按压都不可少。与成人相比，人工呼吸对儿童心脏骤停患者更为重要。

心肺复苏的实施取决于施救人员的培训、经验和自信心。施救人员在培训、经验和技能方面具有很大的差异。心脏骤停患者的状况及其对心肺复苏的反应，如同心脏骤停发生的情形，千差万别。施救人员和患者特征可能影响心肺复苏的最佳实施。考虑到施救人员、患者及可用资源的多样性，如何鼓励旁观者尽可能多地对心脏骤停患者尽早提供有效的心肺复苏依然是需要解决的问题。

二、心肺复苏的关键技能与流程

实践证明，心脏骤停发生后开始心肺复苏的时间与生存率呈负相关。开始实施心肺复苏的时间少于 4 分钟的生存率为 43%~53%；8 分钟才开始心肺复苏的存活率仅为 10%；>10 分钟时基本无生还的可能。谨记，尽早实施心肺复苏是关键所在。

当一名旁观者遇到一位突发心脏骤停的成人患者时，应根据患者的基本生命体征，判断无反应和无正常呼吸，在第一时间内识别患者发生了心脏骤停。然后，施救人员应立即启动急救反应系统，如有可能应获取 AED，并开始心肺复苏的胸外按压。如果附近没有 AED，施救人员应直接开始心肺复苏。如果有其他人员在场，第一名施救人员应指导其他人员启动急救反应系统并获取 AED，第一名施救人员应立即开始心肺复苏。AED 到达后，在不影响胸外按压的情况下，开启 AED 并贴上电极片。AED 可分析心律并指导施救人员给予电击（即除颤）或继续心肺复苏。如果没有 AED，则不间断地进行心肺复苏，直至有经验的专业急救人员接手救治（图 2-4）。

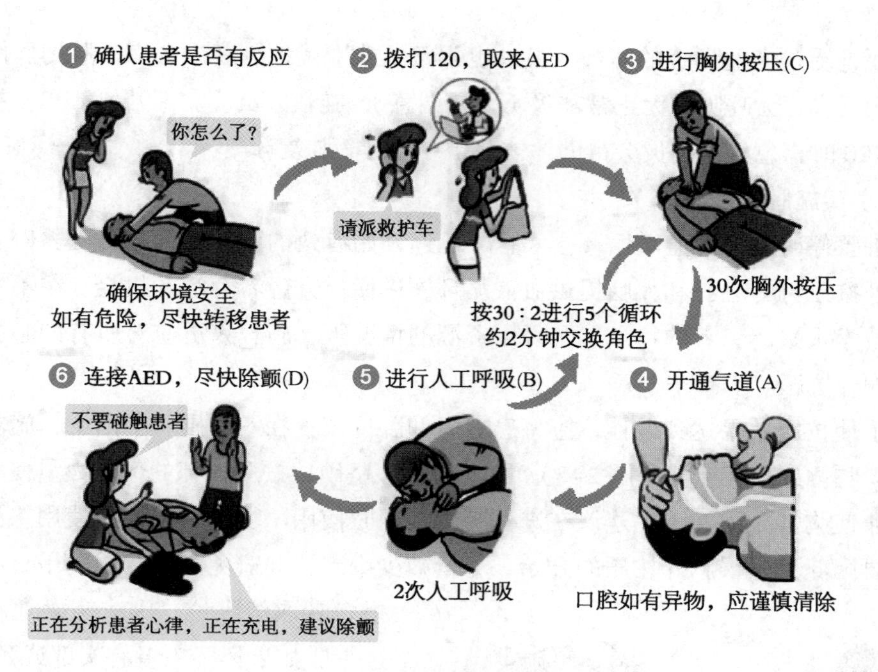

图 2-4 **心肺复苏流程**

（一）识别并启动急救反应系统

救治心脏骤停时首先要做的就是即时识别。心脏骤停患者可表现为无反应、无呼吸或者呼吸异常。旁观者可能看到患者突然倒地或发现某人没有生命迹象。此时应迅速判断患者有无反应，如拍打患者的肩膀并大声呼叫"你怎么啦？"对于婴儿，可轻拍其足底判断有无反应（图 2-5）。如果患者有反应，其会作出应答、出现肢体活动或呻吟；如果没有反应，应立即启动急救反应系统。

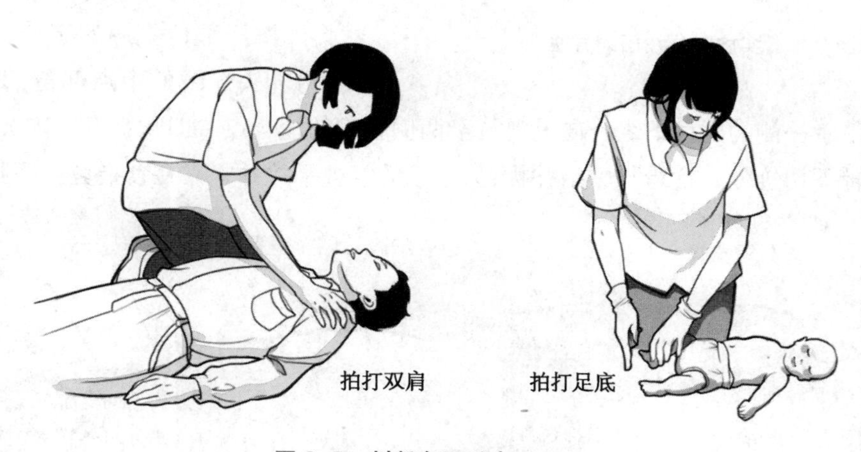

图 2-5 **判断有无反应**

突发心脏骤停后的早期可常见濒死喘息，这可能与正常呼吸混淆。偶尔的喘息并不能实现充分的换气，应将有偶尔喘息的患者视为无呼吸。患者的口可能是张开的，下颌、头或颈部可能随着濒死喘息而移动。濒死喘息可能表现为有力或微弱的呼吸，通常频率缓慢，并间隔一段时间。

即便是受过专业训练的施救人员，也常常不能准确地判断患者有无脉搏。因此，如果患者无反应、无呼吸或无正常呼吸（只是喘息），施救人员应立即开始 CPR。社会公众在呼叫 120 时，急救调度员会帮助评估并指导进行心肺复苏。

（二）实施胸外按压

心脏骤停时全身的血液循环会停止，迅速开始有效的胸外按压是心脏骤停复苏的基础。胸外按压可为心脏和大脑提供血液循环，进而提升患者存活的机会。在不考虑施救人员的技术水平、患者的特点以及可用资源的情况下，施救人员应对所有的心脏骤停患者进行胸外按压。

为了使按压效果达到最佳，应将患者以仰卧位放置在一个硬质平面上，施救人员或跪在患者胸侧或站在床侧（图 2–6）。由于床不够坚硬，按压胸部的部分力量使床垫产生移动而非使胸部压缩。因此建议在进行胸外按压时使用一块垫板。如果使用垫板，则要注意不要因此而延误胸外按压的开始，尽量减少中断，并避免患者身体的平行移位。如果患者取俯卧位，则应轻柔地将其翻转过来。如果怀疑患者有头部或颈部损伤，在翻转患者时应尽量使其头部、颈部和躯干保持在一条直线上。

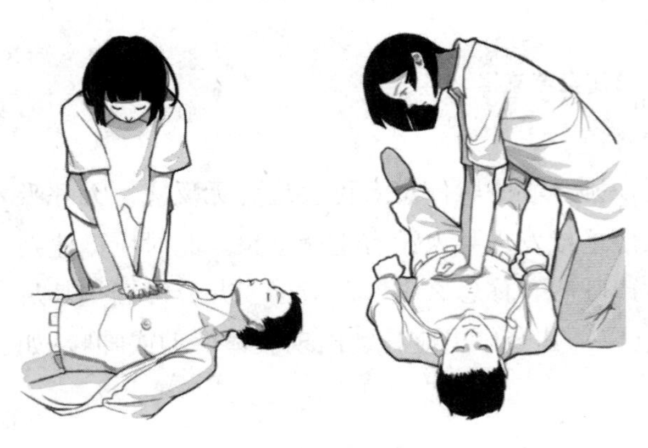

图 2–6　**实施胸外按压的方法**

1. 胸外按压时手的位置　不同的胸外按压位置会改变其力学性质，进而可能影响按压质量和效果。对成人心脏骤停患者，胸外按压手的位置应为胸骨下 1/3。

胸外按压部位常用的定位方法有两种：①两乳头连线的中点部位；②沿患者的靠近抢救者一侧的肋弓下缘，向上滑行至两侧肋弓的汇合点（即胸骨下切迹），将中指定位于胸骨下切迹处，食指与中指并拢；另一手的掌根平放并紧靠在食指旁，即胸骨的中 1/3 与下 1/3 段交界处（图 2–7）。

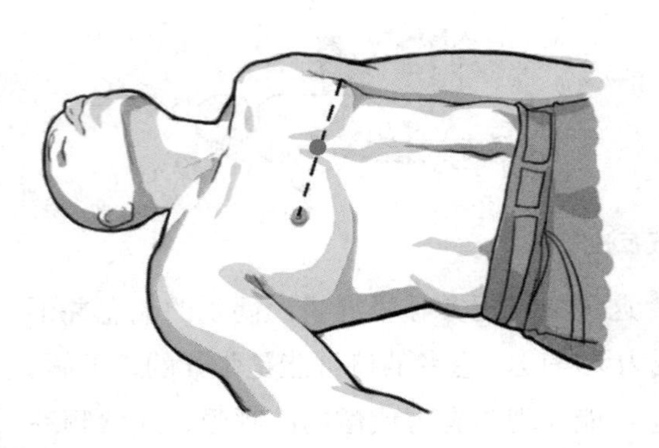

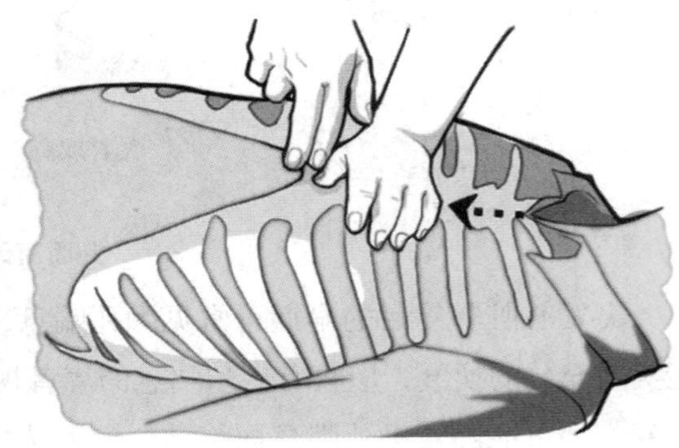

图 2–7　**胸外按压的定位方法**

施救人员将一只手的掌根放在患者胸部中央（胸骨中下半部），然后将另一只手的掌根叠放在第一只手上，两手平行叠扣。肘关节伸直，凭借体重、肩、臂之力垂直向患者脊柱方向按压。按压时手指不可触及胸壁，避免压力传至肋骨引起骨折。对于儿童患者，应按压其胸骨的下半段，根据需要可单手或双手。无论用哪种方式，均应确保每次按压的深度足够并能充分回弹。对于婴儿，单人复苏时应将两指放在两乳头连线的下方，按压胸骨。不要按压剑突或肋骨。两人复苏时，可使用双手环绕拇指按压法，双手环抱婴儿的胸部，手指张开，两拇指放在胸骨的下1/3处，拇指有力按压胸骨（图2-8）。双手环抱拇指按压法优于双指按压，因为其可产生更高的冠状动脉灌注压力，按压深度和力度更一致，可产生更高的收缩压和舒张压。若无法环抱婴儿的胸部，则用双指按压胸部。

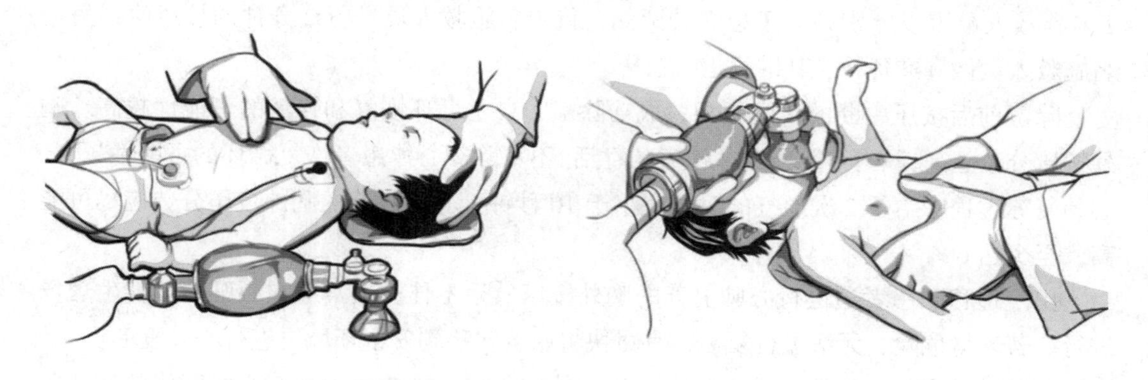

图2-8　婴儿双指胸外按压法（单人）和婴儿双手环抱拇指按压法（双人）

2. 胸外按压速率　胸外按压的速率是指连续按压时的实际速率。这一速率区别于单位时间内施予的按压次数，因为按压过程中有中断。人工胸外按压速率有一个理想区间，100~120次/分，可以改善患者的存活率。人工胸外按压的速率和深度相互依赖，速率大于120次/分钟时深度会递减。例如，按压速率在100~119次/分时，深度不足38 mm的按压约为35%；120~139次/分时增至50%；超过140次/分时增至70%。

3. 胸外按压深度　胸外按压深度影响胸内压的升高，进而影响血流从心脏和大血管进入循环系统。按压深度不少于5 cm，但应设置上限值，超过此值反而会影响效果。有研究认为，有助于改善存活率的最佳按压深度为41~55 mm。在人工心肺复苏过程中，相比于5~6 cm，超过6 cm更容易造成伤害。婴儿和儿童为胸廓前后径的1/3，儿童约5 cm，婴儿约4 cm。

4. 观察胸壁回弹　可产生相对的胸内负压，促进静脉回流和心肺血液流动。胸部按压和回弹/放松时间应大致相等。每次按压后容许胸壁完全回弹。胸壁充分回弹是指在心肺复苏按压放松阶段，胸骨回复至自然位置。研究表明，胸壁不能完全回弹的现象非常普遍，尤其是当施救人员筋疲力尽时。在实施按压时操作者的手倚靠在胸壁上会阻止胸壁的充分回弹。胸壁回弹不充分可增加胸内压，减少静脉回流、冠状动脉灌注压和心肌血流量，从而影响心肺复苏的效果。

5. 尽量减少胸外按压的中断时间　停止胸外按压时，心脏和大脑的血流量会显著减少。恢复按压后，需要按压数次才能将心脏和大脑的血流量提升至中断前的水平。因此，频繁中断胸外按压、中断时间越长，心脏和大脑获得的血液供应越少。

每分钟按压次数取决于胸外按压速率，以及开放气道、人工呼吸和 AED 检查的次数和时间。胸外按压分数是指心脏骤停过程中胸外按压所占时间的比例。尽量减少胸外按压的中断可提高胸外按压分数。

施救人员应尽量减少心肺复苏过程中因检查脉搏、分析节律，或其他操作造成的胸外按压中断，尤其是减少除颤前后的中断时间。在进行任何干预措施时的按压轮换属于胸外按压的正当中断（如使用 AED 进行除颤）。努力争取在 5 秒钟内完成按压角色的交换。2 名施救人员可以分别站立于患者的两侧，待 1 名施救人员进行 2 分钟的按压时，另一名施救人员做好准备替换其继续进行按压。

除颤前后按压中断的时间越短，成功除颤、自主循环恢复和存活的可能性越高。胸外按压分数越高，具有可除颤心律患者的存活、不可除颤心律患者恢复循环的可能性越大。心肺复苏过程中给予 2 次通气的时间应小于 10 秒钟。心肺复苏的胸外按压分数应尽可能高，至少达 60%。

由于边移动患者边进行心肺复苏的胸外按压效果不佳，通常应在心脏骤停发生现场进行。若环境危险，无法进行复苏，宜尽快将患者转移到安全环境再进行心肺复苏。

心脏骤停在初始阶段，人工呼吸不如胸外按压那么重要，因为在心脏骤停的前几分钟内血液里含有的氧气含量尚能满足机体功能的需求，很多心脏骤停患者仍有喘息，另外气体交换也提供了部分氧气并将二氧化碳排出。在气道处于开放的情况下，在胸外按压的放松阶段也有部分气体交换。旁观者只做胸外按压，心肺复苏的效果并不低于传统的心肺复苏（胸外按压 + 人工呼吸）。

（三）开放气道与通气

开放气道给予人工呼吸可以改善氧合作用和通气。然而，这些操作具有一定的技术难度且会中断胸外按压，尤其是对未经专业培训的单个施救人员。因此，未经培训的施救人员可以只做胸外按压（即只按压，不通气），而有能力的单个施救人员应开放气道，给予人工呼吸。如果患者极有可能是由窒息引起（如婴儿、儿童或溺水者），则应给予通气。

1. 开放气道　是有效心肺复苏的重要环节，只有使气道开放才能保证有效地吸入氧气和排出二氧化碳。当患者意识丧失后，舌根后坠导致气道阻塞，因此施救人员应将患者仰卧于坚硬平面上，如桌面、楼板、地面，采取适当方法使舌根离开咽后壁，保持气道通畅。

（1）仰头提颏法：接受过培训的非专业人员如果能够同时进行胸外按压和通气，则可以采用仰头提颏法开放气道。仰头提颏法的操作要点：施救人员将一手放在患者前额，手掌用力向后推额头；另一手的食指和中指置于下颏将下颌骨上提，使头部后仰，以使下颌角与耳垂的连线和地面垂直为宜（图 2–9）。操作时，手指不要压颏下软组织，以免阻塞气道。不要使患者的嘴巴完全封闭。如果双唇紧闭，可用拇指推开下唇，使嘴巴张开。对于创伤和非创伤的患者，均推荐使用该方法开放气道。

（2）推举下颌法：对于疑似颈椎损伤的患者，施救者首先应人工限制脊柱移位（例如在患者脸侧各用一手进行固定），而不是使用固定设备，因为旁观者使用固定设备有可能造成伤害。颈椎固定设备有可能影响患者气道的开放，在转运过程可以使用设备以保证颈椎对齐。如果怀疑有颈椎损伤，则可在不拉伸头部的情况下使用推举下颌法开放气道。

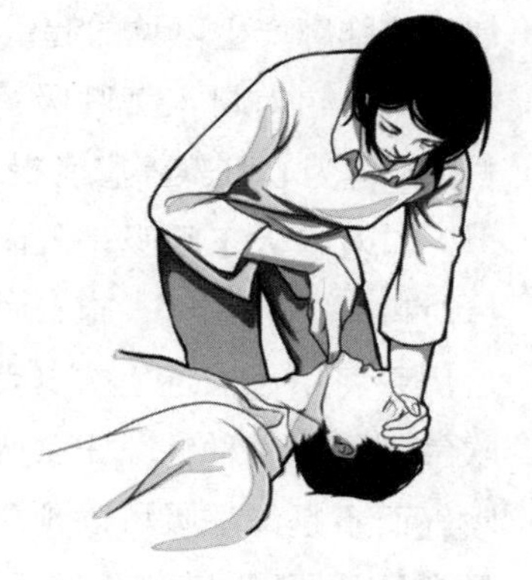

图 2-9　**仰头提颏法开放气道**

推举下颌法操作要点：施救人员将肘部支撑在患者所处的平面上，双手放置在患者头部两侧并握紧下颌角，同时用力向上托起下颌（图 2-10）。由于在心肺复苏中维持气道畅通和给予充分的通气非常重要，若推举下颌法不能充分地开放气道，则仍应采取仰头提颏法。

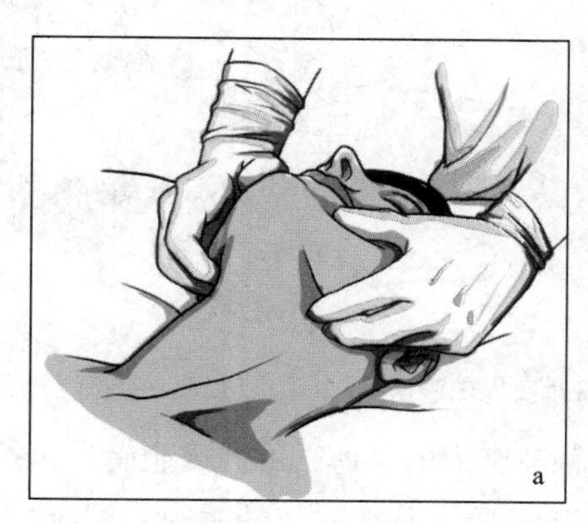

a

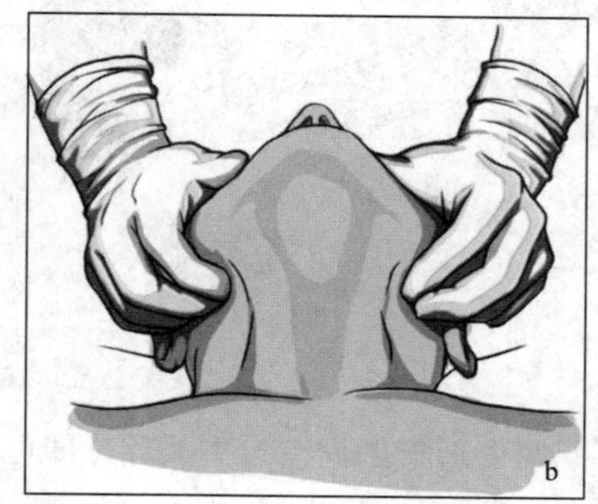

b

图 2-10　**推举下颌法开放气道**

在检查口腔内有无异物时，采用眼睛观察，不要盲目地将手指探入患者口腔内摸索，以避免被意外咬伤或刺激咽喉部引起呕吐反射。如果口腔内有液态呕吐物，可将患者头部歪向一侧，使其流出。

2. 人工呼吸　又被称为“生命之吻”。心脏骤停时间较长时，通气和胸外按压同样重要，因为血液和肺内的氧气都被消耗殆尽（尽管精确的时间长度尚不清楚）。对于窒息性心脏骤停患者如儿童和溺水者，通气和胸外按压变得同样重要，因为他们在发生心脏骤停时已经处于低血氧状态。

心肺复苏期间，心输出量为正常的 25%~33%，肺部摄取氧和排出二氧化碳也减少。因此，能使胸廓产生可见起伏的通气就能维持有效的氧合，满足机体需要。

不可过度通气，以免产生胃胀气及其带来的反流和误吸等并发症。如果吹气速度过快或过猛，气体可能进入胃部而不是肺部。过度通气的害处还会增加胸内压，减少静脉回流，降低心输出血量和存活率。患者有气道梗阻或肺顺应性较差时，要获得足够的通气（使胸廓产生可见的起伏）可能需要较高的压力。

（1）口对口人工呼吸：正常人吸入的空气氧含量约为21%，呼出的气体氧含量约为17%，可为心脏骤停患者提供所急需的氧气。

口对口人工呼吸是最简易的现场抢救措施，可为患者供氧并通气，常作为首选。在口对口人工呼吸时，施救者位于患者一侧，首先使患者呈平卧位，头后仰打开气道。然后用手将下颌向前上方托起，另一手的拇指、食指捏紧患者鼻孔，口对口呈密封状态，吹气不短于1秒钟。正常吸气（不必深呼吸）后，再给予第二次吹气（图2-11）。正常吸气而不是深呼吸可以预防施救人员出现头晕眼花并防止患者肺内过度充气。通气困难最常见的原因是气道开放不正确。如果第一次人工呼吸后未见患者胸廓起伏，则应再次使用仰头提颏法调整患者头部位置，然后给予第二次人工呼吸。

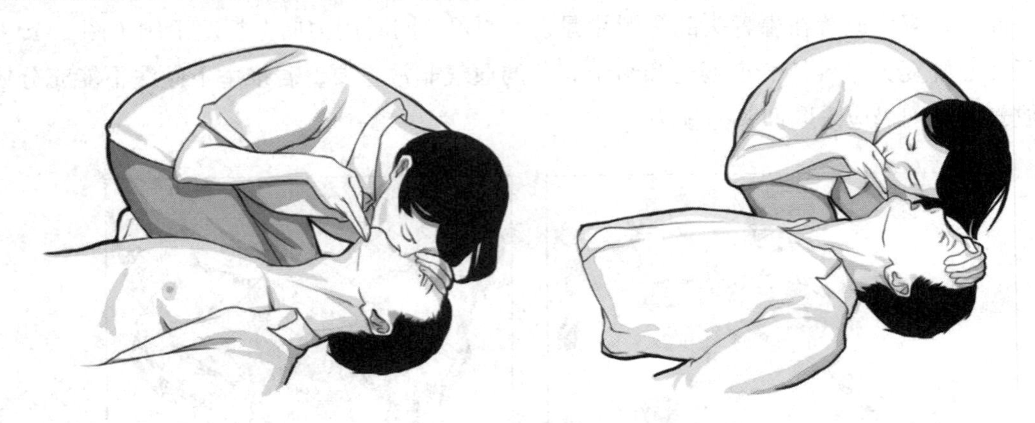

图2-11　**口对口人工呼吸**

对于只需要通气的尚有自主循环（即可触及有力的脉搏）的成人患者，可按6秒钟1次呼吸（每分钟10次呼吸）的速率给予人工呼吸。每次吹气的时间均要超过1秒钟。每次吹气都能产生可见的胸廓起伏。

（2）口对隔离装备人工呼吸：有些人可能不愿意进行口对口人工呼吸，而选择使用隔离装置。口对口通气引起的疾病传播风险非常低，人工呼吸时用或不用隔离装置都是可以的。使用隔离装置时，施救人员不应因此而造成胸外按压的延误。便携面罩通常有一个单向阀门，可阻止患者呼出的气体、血液或分泌物进入施救者的口腔。使用便携面罩时，施救者位于患者的一侧，以鼻梁为参照，将面罩放置在患者面部，一只手的食指和拇指扣压在面罩的边缘；另一只手的拇指按压在面罩的边缘，其余手指放在下颌骨缘并提起下颌。完全按住面罩的边缘，使面罩边缘密封面部。吹气1秒钟，使患者胸廓抬起。

（3）口对鼻通气：如果不能通过患者口腔进行通气，例如口腔有严重损伤，溺水者口腔不能打开，或口对口难以密封，则可考虑口对鼻通气。进行口对鼻通气时，应闭紧嘴巴。对于婴儿，可采用口对口鼻通气。

（4）球囊面罩通气：借助自动膨胀球囊，施救者可以进行球囊面罩通气，给予空气或氧气。面罩为透明材料，便于观察反流。与面部有很好的密封性，同时罩住口鼻。

球囊面罩通气是一项具有一定难度的技术，需要进行专业训练才能熟练应用。单人施行心肺复苏时不常规推荐使用球囊面罩通气，由 2 名经过培训后有经验的施救人员实施效果最好。一名施救人员开放气道，将面罩紧紧罩住患者口鼻部；另一名施救人员挤压球囊。操作完毕后两人同时观察有无可见的胸廓起伏（图 2–12）。

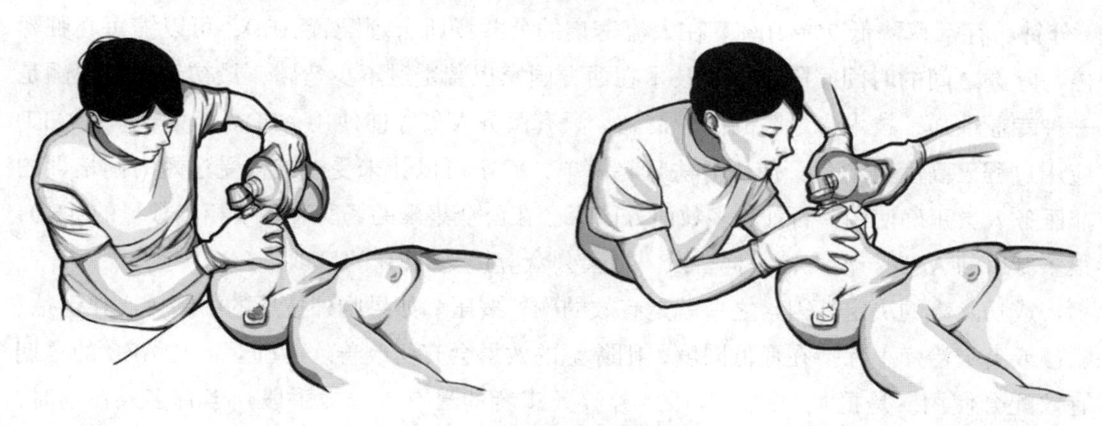

图 2–12 **球囊面罩通气**

使用球囊面罩通气时，应先清除呼吸道分泌物，使患者头后仰，托起下颌，扣紧面罩，挤压呼吸囊，空气由球囊进入肺部；放松时肺部气体经活动瓣膜排出。快速挤压球囊时，应注意球囊的频次和患者呼吸的协调性。在患者呼气与球囊膨胀复位之间应有足够的时间，以防在患者呼气时挤压球囊。

对成人患者，应使用成人球囊（1~2 L），给予约 600 ml 潮气量。这样大小的潮气量通常足以产生可见的胸廓起伏，维持氧合作用和正常的二氧化碳含量。在气道畅通、面罩与口鼻部密闭良好的情况下，1 L 成人球囊挤压 2/3、2 L 成人球囊挤压 1/3。

球囊面罩可以提供正压通气，但有可能导致胃胀气及其他并发症。

（四）实施电除颤

心脏骤停 80% 发生在家中或公众场所，而心脏骤停患者在初期有 85%~90% 的是心室颤动。针对心脏骤停发生的这一特征，AED 技术应运而生。AED 是轻型便携式、精密可靠的电脑化设备，能够自动识别需要电击的异常心律，借助语言和视觉提示，指导非专业人员对心室颤动和无脉性室性心动过速的心脏骤停患者进行安全除颤，终止异常心律，并使心脏的正常节律得以恢复（图 2–13）。改进型 AED 还可记录心肺复苏过程中胸外按压频率和深度的信息。AED 易于操作，社会公众可以安全地尝试除颤。

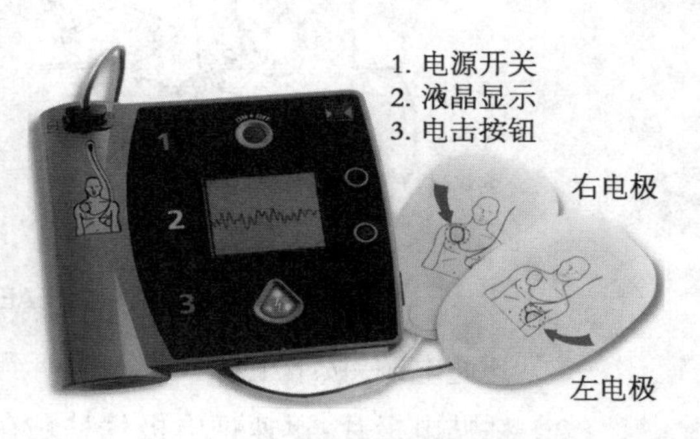

图 2–13 **自动体外心脏除颤仪（AED）**

1. AED 的作用　电除颤是以一定能量的电流冲击心脏从而使心室颤动终止的方法，是心脏骤停抢救中必要的、有效的抢救措施。在电除颤时，除颤仪瞬时释放强大的电脉冲，使全部心肌在同一时间完成除极，导致心律失常的异常兴奋灶及折返环被完全“消灭”，全部心肌在瞬间处于心电静止状态。这样窦房结就获得了重新主导心脏节律的机会。

随着心脏骤停与除颤之间时间间隔的延长，患者的存活机会迅速降低。除颤每推迟1分钟，存活率降低7%~10%。在人流密集的公共场所合理配置AED，可以缩短心脏骤停与除颤之间的时间间隔。这一技术在西方国家也曾走过不少弯路，最初认为电除颤是一种专业性强、技术含量高的治疗措施，只有医务人员才能使用AED。但是，现代AED应用过程已高度自动化，使用方法日趋简单，完全可以让未受过或仅受过短时间培训的非医务人员正确使用。目前，多数西方国家已在公众集聚的场所装备了相当数量的AED，很多城市的AED与消火栓一样普及。社会公众应接受AED的培训。

成功除颤的决定性因素之一就是有效的胸外按压。如果胸外按压的中断（心律评估、除颤或高级治疗）保持在最低限度，则除颤的效果会有所改善。心肺复苏与AED的早期有效配合使用，是抢救心跳、呼吸骤停猝死患者的最有效抢救手段。当有多人在场时，一名施救人员应进行胸外按压，而另一名人员则启动急救反应系统并获取AED。

对于目击下发生的成人心脏骤停患者，若有AED，则应尽快进行除颤。对于无人监护的成人心脏骤停患者或AED不能即刻获得，则在获取和准备除颤设备的同时，应先进行心肺复苏；除颤设备准备好以后，若需除颤，则应尽快进行除颤。

心肺复苏过程中减少胸外按压中断非常重要，除颤后分析心律会延长不进行胸外按压的时间。任何情形下，对于心脏骤停成人患者，除颤后应即刻继续胸外按压。

2. AED 操作流程　使患者处于仰卧位，AED放置于患者头部一侧，便于粘贴电极片和除颤操作，也便于其他人员在患者右侧实施心肺复苏（图2–14）。

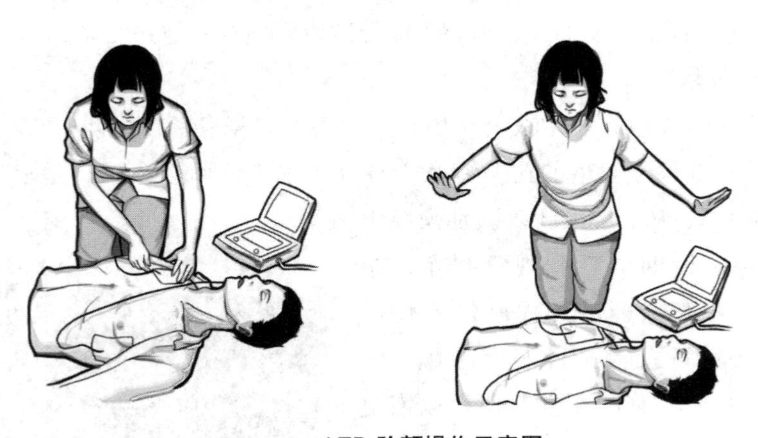

图2–14　**AED 除颤操作示意图**

（1）开通电源：按下电源开关，可听到语音提示，根据提示进行操作。

（2）粘贴电极片：迅速把电极片粘贴在患者胸部，一个电极放在患者右上胸壁（锁骨下方）;另一个电极放在左乳头外侧。在粘贴电极片时尽量减少心肺复苏的中断。若患者在水中，则应将患者从水中拉出。若患者出汗较多，应事先用衣服或毛巾擦干皮肤。若患者胸毛较多，会妨碍电极与皮肤的有效接触，可用力压紧电极。若无效应剔除胸毛后再粘贴电极。具有高度心脏骤停风险的患者可能已植入起搏器，并在胸部上方或腹部的皮肤下可见隆起的硬块，AED 电极片不可直接粘贴在心脏起搏器上方。若要在粘贴电极片的部位有药物贴片，在不延误电击的前提下，应将其揭除并擦拭干净，以免影响电击效果或灼伤皮肤。

（3）分析心律：施救人员和其他旁观者应确保不与患者接触，避免影响 AED 分析心律。心律分析需要 5~15 秒钟。如果患者发生心室颤动，AED 会语音提示建议除颤。

（4）电击除颤：按电击键前必须确定已无人接触患者，或大声宣布“离开”。除颤后立即继续胸外按压（中断时间降至最低）。如果无需电击，也应立即继续胸外按压及心肺复苏。

（5）按提示除颤结束后，无需关闭 AED 电源。

三、基础生命支持的流程

心脏骤停的病因包括心源性和非心源性，发病时可能有人目击或无人目击，发病地点可能是在任何地点。70% 的院外心脏骤停发生在家中，近 50% 为非目击下发生。对于社会公众来说，可能一生中只有一次机会进行心肺复苏的尝试。这种复杂性提示建立一种将心肺复苏应用于实际的有效方法并非易事。在充分考虑各种现实困难的情况下，建立一套经过优化组合的技术操作流程，使得社会公众无论是否受过培训或是否有经验，都能成为一名救命使者。

基础生命支持（BLS）是心脏骤停后挽救生命的基础，由一系列连续的评估和救治措施组成，流程图便于施救者学习、记忆和实施（图 2-15）。训练有素的急救团队可能以巧妙的方式同时完成多个步骤，而不必像单个施救者那样按步骤实施。例如，一名施救者启动急救反应系统，而另一名施救者开始胸外按压，第三名施救者给予通气，第四名施救者取来并连接除颤仪。鼓励训练有素的施救者同时进行某些步骤（如同时测定呼吸和脉搏），以缩短开始首次胸外按压的时间。

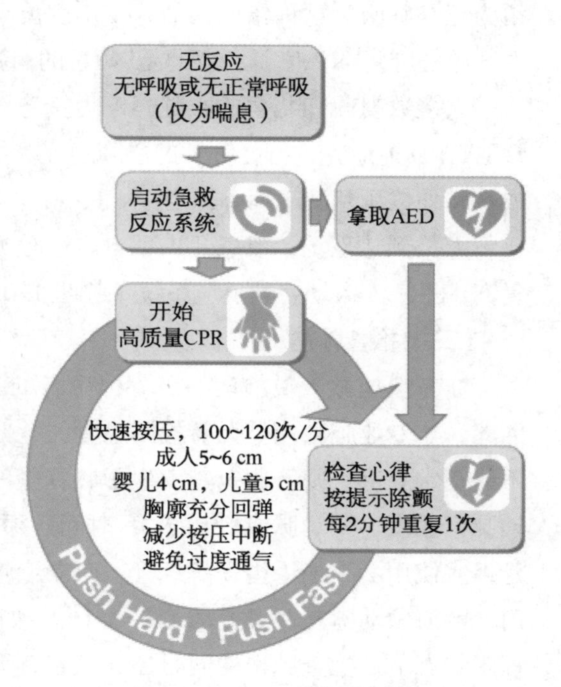

图 2-15 BLS 简化流程图

（一）确保环境安全

施救者到达急救现场后应确保环境安全，才可以安全地接近患者。快速地环顾患者所处位置及周边环境以确保不会造成接触性身体伤害，如化学毒物沾染或触电。

（二）即刻识别并启动急救反应系统

如果单个施救人员看到一位无反应的成人（即在刺激下没有动作或反应），或者看到一位成年人突然倒地，在确认环境安全的情况下，应立即拍打患者双肩并大声呼叫以检查其意识。如果患者有头颈部创伤或怀疑有颈部损伤，只有在绝对必要时才能移动患者。对有脊髓损伤的患者不适当地搬动可能造成截瘫。

旁观者在发现无反应的成人患者时，应大声向周围人员呼救并立即拨打 120 急救电话，以启动急救反应系统。识别心脏骤停并非易事，尤其对于非专业人员。施救人员存有的任何疑惑都可能导致其不启动或延误启动急救反应系统或不进行心肺复苏。如果旁观者不知从何做起，也会贻误先机。因此，施救人员以恰当的方式识别心脏骤停非常重要。旁观者一旦发现患者无反应，必须即刻启动急救反应系统。手机的普遍应用，使得旁观者不必离开患者就可以启动急救反应系统。

在呼叫 120 急救电话时，施救人员应准备好回答调度员有关事发地点、事发过程、患者的数量和情况，以及提供的帮助类型等问题。如果施救人员从未学过或已经忘记如何进行心肺复苏，应能遵从调度员的指令。最后施救人员依据调度员的指令挂断电话。

当调度员要求旁观者确认是否存在呼吸时，旁观者经常将濒死呼吸或不正常呼吸混淆为正常呼吸。这种错误的信息使调度员无法识别潜在的心脏骤停，不能立即指导旁观者开始心肺复苏。值得注意的是，短暂的、特征不明显的抽搐可能是心脏骤停的先兆表现。

大多数婴儿和儿童的心脏骤停为窒息性，因此单个施救人员在启动急救反应系统和拿取 AED 前应先进行 2 分钟的心肺复苏。单个施救人员应尽快回到孩子身边，使用 AED 或从胸外按压开始继续心肺复苏。按 30 ： 2 的比例按压与通气进行心肺复苏，直到专业急救人员到达现场，或患儿出现自主性呼吸。如有 2 名施救人员，则一人即刻开始心肺复苏，另一人启动急救反应系统（呼叫 120）并拿取 AED。

（三）检查脉搏

非专业施救人员检测心脏骤停患者的脉搏存有一定的难度，可能花费的时间较长。因此，非专业施救人员无需检测患者的脉搏。如果发现成年人突然倒地或无反应的患者不能正常呼吸，则可假定其发生了心脏骤停。若要检查脉搏（成人为颈动脉，婴儿为肱动脉，儿童为颈动脉或股动脉），时间必须限定在 10 秒钟以内，以避免造成胸外按压的延迟。使用 2~3 根手指查找气管，向靠近施救者一侧滑动到气管和颈侧肌肉之间的凹沟内，触摸颈动脉是否有搏动（图 2-16）。如果不能确定是否有脉搏，则应开始胸外按压。理想状态下，检查脉搏的同时还应检查有无呼吸或仅有喘息，以最大限度地缩短识别心脏骤停的时间和减少心肺复苏的延迟。

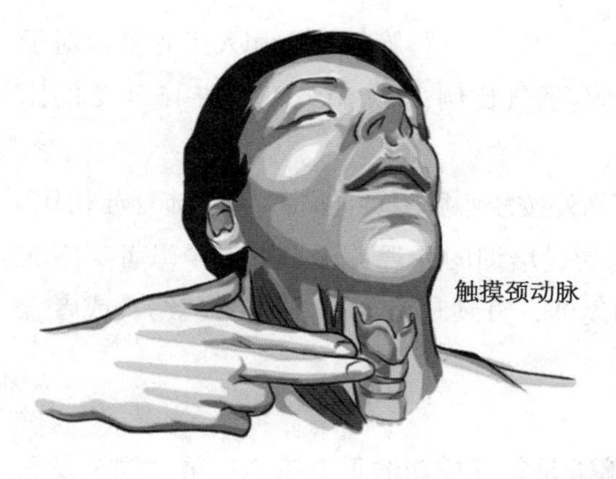

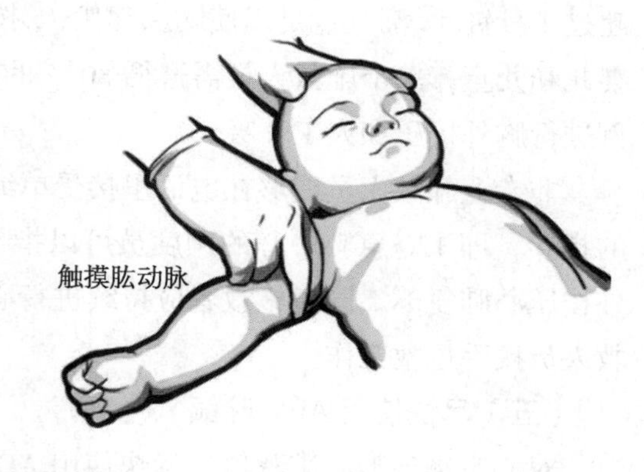

图 2-16 **检查脉搏的方法**

对于儿童，若脉搏≥60 次 / 分，但呼吸却不充足，则可按每分钟 12~20 次的频率给予人工呼吸，直至自主呼吸恢复。每 2 分钟复查一次脉搏，但时间不宜超过 10 秒钟。如果脉搏 <60 次 / 分，可出现氧合维持和通气低灌注征象（如苍白、青斑、发绀），则应开始胸外按压。婴儿和儿童的心输出量显著依赖于心率，严重的心动过缓伴低灌注是进行胸外按压的指征，因为心脏骤停即将发生，在心脏完全骤停前进行心肺复苏可改善患儿的存活率。

（四）及早实施心肺复苏

尽早实施心肺复苏能够提高心脏骤停患者存活的可能性，但在专业急救人员到达前，常常未能实施心肺复苏。在识别心脏骤停后应尽可能快地开始胸外按压（10 秒钟内）。移除或移开覆盖患者胸部的衣物，以便确定按压部位，并为粘贴 AED 电极片做好准备。

胸外按压是心肺复苏施救中关键的组成部分，因为心肺复苏期间的血液灌注依赖于胸外按压。在复苏过程中，应尽量减少胸外按压的延误或中断。人工呼吸时应调整患者头部位置，口对口实施人工呼吸时还需将口唇裹严，需要花费一定的时间。因此，在对突发性成人心脏骤停患者进行心肺复苏时，首先要做的就是胸外按压（图 2-17）。

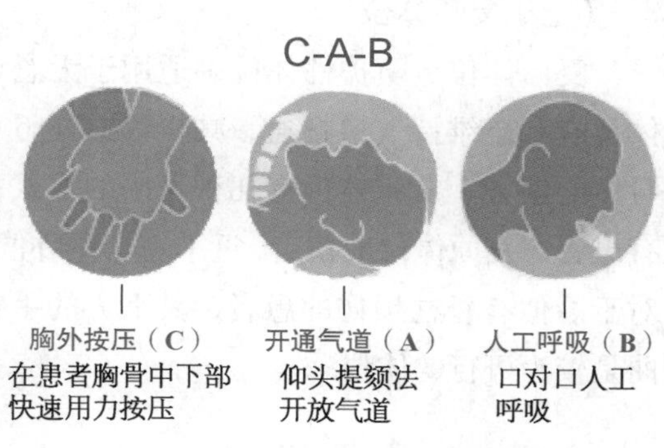

图 2-17 **从胸外按压开始心肺复苏**

“用力压、快速压”是胸外按压技术的动作要点。

高质量的心肺复苏不单在复苏开始时重要，在复苏的整个过程中都具有重要意义。在进行除颤时，也应尽量减少心肺复苏的中断。一旦开始胸外按压，受过培训的施救人员应以口对口进行人工呼吸，提供氧气和通气，尤其可能是窒息性心脏骤停患者或者在专业急救人员到来前需要给予较长时间心肺复苏的情况下。具体要求：①每次通气时间应超过 1 秒钟；②潮气量足以使胸廓起伏；③按 30∶2 的比例进行胸外按压和人工呼吸。对于婴儿和儿童，单个施救人员需遵循 30∶2 的按压与通气比例；双人施救时，按 15 ∶ 2 的比例进行胸外按压和人工呼吸。

非专业施救人员能够在电话里接受单纯的胸外按压心肺复苏（与传统心肺复苏相比）的指导，即 120 急救中心的调度员可以指导未受过培训的旁观者对心脏骤停患者实施胸外按压心肺复苏。同时施救者应持续进行心肺复苏，直到获得 AED 并准备就绪，或者急救人员接手抢救工作。

（五）尽快使用 AED 除颤

对心室颤动型心脏骤停，尽快使用 AED 除颤是复苏成功的重要措施。努力缩短发病到除颤之间的时间间隔，可以显著提高院内、院外患者的存活率。AED 可以准确地评估心律，使未接受过心律识别的施救人员能够准确地对心脏骤停患者提供生命支持。

（六）可能产生的负面影响

如果心肺复苏措施得当，可为患者提供生命支持，但也可能出现一些负面影响：①胃扩张、误吸；②肋骨骨折、肋骨从胸骨分离；③气胸、血胸；④肺挫伤；⑤肝、脾损伤；⑥脂肪栓塞。

社会公众在心肺复苏时最担心的事情，就是在实施胸外按压时可能会造成患者肋骨骨折。这种担心并非是多余的，接受过心肺复苏术抢救的很多患者，确实可能出现肋骨或其他部位骨折，年龄也不是发生骨折的决定性因素。女性和那些接受旁观施救人员进行心肺复苏抢救的患者更易发生肋骨碎裂，女性骨质疏松者更易发生骨折。

（七）复原体位

复原体位（防护性体位）适用于无意识但有正常呼吸和有效循环的成人患者。复原体位有利于维持气道畅通、减少气道梗阻和窒息的风险。患者取侧卧位，下方手臂伸向身体的前方。复原体位有几种不同的方式，各有其优点，没有哪种体位完美到适用于所有患者。复原体位应稳定，近乎完全侧卧位，头部有依靠，胸部不能受到压迫而影响呼吸。对于疑似有脊柱损伤的患者，其下方的手臂应伸过头顶，头部枕在臂窝内，同时双腿蜷曲是较为可行的体位。

第四节 气道异物梗阻的急救

气道异物梗阻是一种不常见但却可预防的死亡原因。成人病例大多是在进食时发生。液体是婴儿窒息常见的原因，而球状物、小物件和食物（如热狗、圆形糖果、果冻、坚果和葡萄）是儿童气道异物梗阻的常见原因。大多数婴儿和儿童窒息发生在进食或玩耍时，有家长或看护人在场，因此窒息经常是在目击下突发的，在患者仍有反应时就能对其进行抢救，往往能取得成功，存活率超过95%。

一、气道异物梗阻的识别

由于识别气道异物梗阻是成功救治的关键，因此将其与昏迷、心脏病发作、惊厥，以及其他能引起突发性呼吸窘迫、发绀、意识丧失的情况区分开来，就显得尤为重要。

异物可造成轻度或重度气道梗阻。如果患者表现为严重的气道梗阻，施救人员应该给予救助。这些征兆包括气体交换不足、呼吸困难加重，如无声咳嗽、发绀、说话或呼吸困难。患者可能会用双手握着自己的颈部，这是窒息的通用姿势（图2-18）。

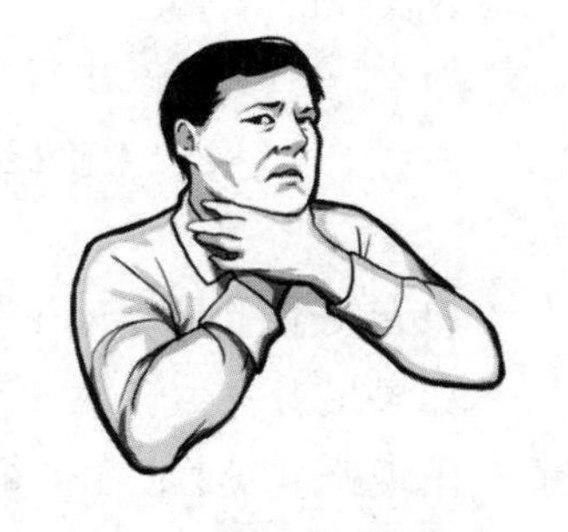

图2-18　**气道异物梗阻的征兆**

二、海姆里克急救法

海姆里克急救法是美国医生海姆里克发明的。1974年，他首先应用该法成功抢救了1名因食物堵塞呼吸道而发生窒息的患者，从此该法在全世界被广泛采用，拯救了无数患者，因此该法被人们称为“生命的拥抱”。

采取急救措施前，施救人员应向患者说明并征得其同意。意识尚清醒的患者可采用站立位或坐位。施救人员站在患者背后，脚步为弓箭步，前脚置于患者双脚间，然后将双臂分别从患者两腋下前伸并环抱患者。左手握拳，右手从前方握住左手手腕，使左拳虎口贴在患者胸部下方与肚脐上方的上腹部中央，形成“合围”之势。然后突然用力收紧双臂，用左拳虎口向患者上腹部内上方猛烈施压，迫使其上腹部下陷。造成膈肌突然上升，这样可使患者的胸腔内压力骤然增加。由于胸腔是密闭的，只有气管一个开口，故气管和肺内的气体会在压力的作用下自然地涌向气管。每次冲击可产生450~500 ml的气体，从而可能将异物排出，恢复气道通畅（图2-19）。

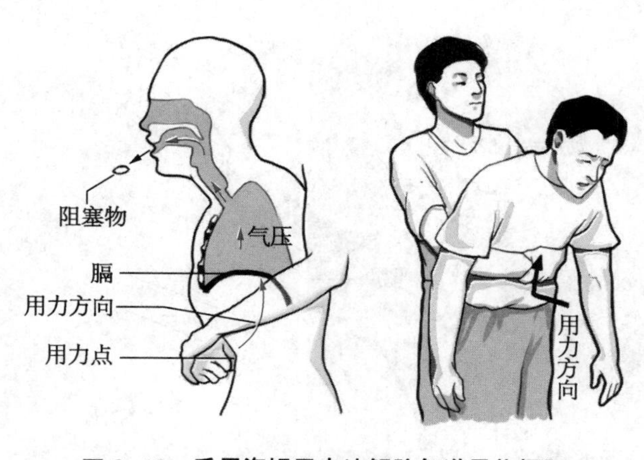

图2-19　**采用海姆里克法解除气道异物梗阻**

发生急性呼吸道异物阻塞时如果身边无人，患者也可以自己实施腹部冲击，手法相同，或将上腹部压向任何坚硬、突出的物体上，并可反复实施。

海姆里克急救法虽然有一定的效果，但也可能带来一定的危害，尤其对老年人，因其胸腹部组织的弹性及顺应性差，容易导致损伤的发生，如腹部或胸腔内脏破裂、撕裂及出血，肋骨骨折等。故发生呼吸道堵塞时，应首先采用其他方法排除异物，并在其他方法无效且患者情况紧急时才能使用该法。在使用该法成功抢救患者后，应检查其有无其他并发症的发生。

三、气道异物梗阻的解除

患者发生严重的气道异物梗阻时，施救人员必须马上采取清除异物的措施。

如果患者发生轻度气道梗阻，其会用力咳嗽，此时不要干扰其自主咳嗽和呼吸。只有当出现严重气道梗阻的征兆时才可帮助其进行异物清除，如咳嗽无声、呼吸困难加重、伴有喘鸣音，或无反应。一旦患者出现呼吸困难应立刻启动急救反应系统。如果有多人在场，则一人拨打 120 急救电话，另一人救护窒息患者。

对于有反应的成人和年龄 >1 岁的儿童，在发生严重窒息时，可采取叩击或拍打、腹部冲击和胸部冲击，都是有效和可行的方法。为了便于培训，只推荐进行快速腹部冲击直至气道异物梗阻解除。如果腹部冲击不能奏效，施救人员可以考虑进行胸部冲击法。

对于尚有反应的婴儿，可通过拍背和胸部快速冲击来解除窒息。施救者跪下或坐下，一只手托住婴儿的头部和下颌，使婴儿脸向下，略低于胸部，身体贴靠在前臂上。施救者的前臂支撑在膝盖和大腿上，施救时注意避免压迫婴儿喉部的软组织。用另一只手的手掌根部，在婴儿的肩胛之间用力拍背 5 次，力量应掌握在可以清除气道异物。之后将拍背的手掌托住婴儿枕部，将婴儿完全固定在两只手臂之间，翻转婴儿的身体，使其面部朝上，用手指在婴儿胸骨下半部进行 5 次快速冲击。重复上述过程，直至气道异物排出或患儿失去反应（图 2–20）。

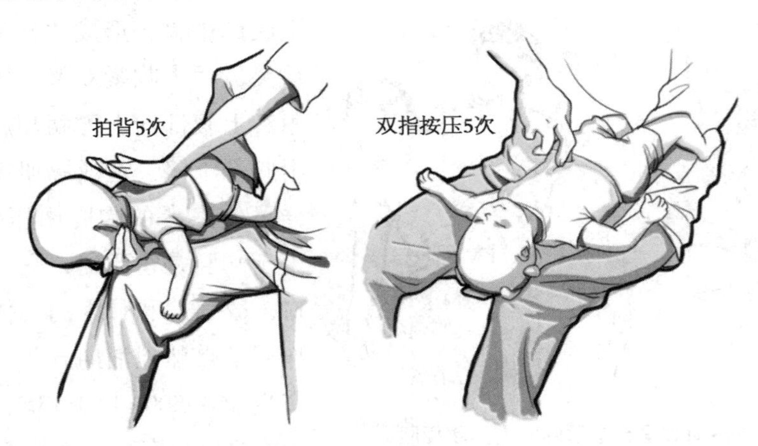

图 2–20 **解除婴儿气道异物梗阻的方法**

不建议对婴儿进行腹部冲击法，因为可能伤及婴儿的肝脏（婴儿肝脏体积较大且无保护）。如果患儿失去反应，则开始心肺复苏，进行胸外按压（无需检查脉搏）。按压 30

次后开放气道。若发现有异物，则予以清除。但绝不可以用手指在患儿口中盲目探查，避免将异物推向咽喉的深部而损伤口咽。尝试给予 2 次人工呼吸并持续进行胸外按压和通气的循环，直至异物排出。2 分钟后，如还未拨打 120 急救电话，则应启动急救反应系统。

对于肥胖患者，如果施救人员无法环抱其腹部，可以使用胸部冲击法。对于怀孕待产窒息患者，施救人员应采取胸部冲击替代腹部冲击法。

如果成人窒息患者失去意识，施救人员应谨慎地将其放倒于地面，立即（或指派他人）启动急救反应系统，开始心肺复苏。2 分钟后，如果无人启动急救反应系统，则应亲自启动急救反应系统。心肺复苏过程中每次开放气道时，施救人员均应检查患者口腔内有无异物，如有则予以清除。简单的口腔探查不会明显延误通气和胸外按压。

第五节　心肺复苏伦理学问题

社会公众在试图对心脏骤停患者施救时，常面临伦理学问题的困扰。心肺复苏伦理学问题非常复杂，因救治环境、施救人员（是否掌握急救技能）、患者群体（新生儿、儿童或成人），以及是否开始或何时终止心肺复苏而存在很大差异。

心肺复苏的目的是为了保全生命、恢复健康、减轻痛苦、降低残疾并体现个人的决定、权力和隐私。由于心肺复苏抢救必须在心脏骤停发生时立即开始，施救者可能不认识患者，不明确患者的救治目标，或是否立有遗嘱。在个别案例中，施救人员可能会好心办坏事，所实施的复苏抢救违背了患者放弃抢救的意愿或最佳利益。

一、尊重患者自主权原则

1979 年发布的《贝尔蒙特报告》概括了生命伦理的三大原则，即有利、尊重和公正。尊重是对人及其自主权的尊重。自主权原则是生命伦理学的首要原则，其本质在于个人自主地选择自己的思想和行为。在生命伦理学中，尊重、知情同意、保密和隐私权是自主权原则的具体表现形式。

在许多情形中，人们因疾病、年幼、脆弱性或因无法获得和理解信息，而变得不具有做出自主选择的完全能力。例如，儿童（尤其是幼儿），有严重疾病、智力障碍和老年痴呆症患者，以及受严重外伤或处于昏迷状态、需要紧急救治的患者等，常无法给出完全同意或自主的选择。通常情况下，寻求治疗的患者往往或多或少都处于自主权减弱的状态。此时，患者最需要的是救治和帮助，而非做出决定。因而，此种情况下尊重患者的自主权，让他们做决定，无疑使知情同意变成了一种仪式，而不具实质内容。

为解除自主权在生命伦理学中的困局，应该使形式与实质更为契合，以保持尊重自主权的形式，避免把形式当作目标，也就是说形式应为实质服务。自主权的行使必须与具体的情境相结合，其价值才能充分实现。针对自主能力减弱或受限的个人，如患者、儿童或处于拘役状态等，尊重自主权的要求，并非是让他们自己做出决定，而是把他们当作有独特理性能力和尊严的人，把他们当作有能力做出有利于自己、符合自己意志或意愿的决定与安排。

成年人被假定具有决策能力，除非他们能力丧失或法律认定其能力丧失。为了保证患者的决定是在真实知情条件下做出的，这就要求患者获知并理解他们的状况和预后的准确信息，患者也能够理解拟将实施干预措施的本质、风险、益处，以及替代措施。患者可根据自己的价值取向，慎重考虑并做出选择。决定能力有时可能受某些因素如活动性疾病的影响而暂时丧失，通过治疗，其决定能力可能恢复。在遇到患者的意见未知或不明确的情况时，应先进行紧急处理，直到了解患者的真实意图。

在患者失能的情况下，可能需要由代理人做出决定。如果患者有法定监护人进行决定，则监护人即为法定代理人。如无法定授权人，则其近亲或朋友可以作为代理人。代理人应依据患者先前表述的意愿做出决定；若无，则代理人应按照对患者最有利的推想做出决定。

一般来说，未成年人被认为没有能力做出法律约束性认定。父母或监护人通常有权做出决定，多数情况下，父母为了孩子的利益具有非常广泛的决定权。然而父母的决定权也并非是绝对的，当父母或监护人的决定有可能使孩子遭受明显的伤害时，施救人员可能违背父母的决定而采取相应措施。从伦理学角度，若儿童到了成熟期，应以适于儿童成熟程度和认知能力的语言为其解释救治措施及预后，考虑孩子的意愿，使其参与讨论和决策。对于年龄较大的孩子，施救人员应慎重考虑他们提出的反对意见。

二、院外复苏的终止

对患者进行心肺复苏不仅仅是为了使心脏恢复跳动，而是为了让患者健康地生活。对那些明显救治无望的患者可以不必进行心肺复苏，而对突然猝死、电击、溺水者则要积极持续地进行心肺复苏，因为这些患者有希望复苏成功，且生活质量也会很好。

（一）不实施心肺复苏

BLS 培训要求所有掌握急救技能的施救人员无需获得知情同意即可开始心肺复苏抢救，因为任何延误都会显著降低患者生存的机会。但在某些特殊情况下，不进行心肺复苏可能更为恰当。这些情况包括：①实施心肺复苏可能会使施救者遭受严重创伤或致命危险（如暴露于传染病）；②有明显的不可逆死亡临床征兆（如尸僵、尸斑、断头、断体、腐烂）；③有事前声明，提示不希望接受心肺复苏抢救。

（二）复苏的终止时机

施救人员开始心肺复苏后，若出现以下情况则可以终止复苏：①恢复有效的自主循环；

②专业急救人员接手抢救治疗;③施救者筋疲力尽、环境存在危险因素，或可能造成对其他人员的伤害;④符合不可逆死亡的判定标准、属于明显的死亡及符合终止复苏的标准。

对于院外心脏骤停成人患者，可考虑以下3个标准:①非目击情况下发生的心脏骤停;②经5个循环的心肺复苏和AED分析后没有自主循环恢复;③未进行AED除颤。若同时满足这3个标准，则可以考虑终止BLS抢救。

三、安抚患者家属

施救人员在复苏过程中和复苏终止后应为患者家属提供情感支持。调查发现，大多数家庭成员希望在复苏过程中留在现场。家庭成员尽管没有医学背景，但能够陪伴亲人走完生命的最后时光，对其算是一种安慰。

四、器官与组织捐献

所有心脏骤停后获得复苏，但随后发生死亡或脑死亡的患者均可进行器官捐献评估。经复苏努力未获得自主循环恢复、终止救治的患者，可捐献肾脏或肝脏。

由于我国历史文化背景的差异、法律规范的滞后、宣传普及工作的落后，加之缺乏规范、完善的器官捐献体系，导致我国公民生前签署自愿捐献器官的比例较低。我国现行的法律条款规定，在可控制型器官捐献中，只要符合以下3个条件之一便可进行器官捐献:①器官捐献人在生前以书面遗嘱或者其他方式表明同意捐献;②器官捐献人的近亲属书面同意，且死者生前未有不同意捐献表示;③器官捐献人生前意识清醒，且有同意捐献的口头意思表达，并有不参与该人体器官的摘取和植入的医师两人以上及律师和公证人员书面证明，其近亲属不反对捐献。

第六节　成功案例

[案例一] 29岁女性，白领

2017年2月16日上午，上海地铁二号线陆家嘴地铁站内一名29岁女性白领突发疾病晕倒，倒地后呼吸、心跳停止。危急时刻，地铁站工作人员立即对其施以心肺复苏抢救，同时迅速拨打120急救电话，急救人员在现场进行了抢救并迅速转送至医院，在医护人员的全力抢救下转危为安。

［案例二］60 岁，加拿大籍旅客

2017 年 5 月 2 日 2 时 44 分，一名 60 岁加拿大籍旅客在上海浦东机场 2 号航站楼国际入境大厅突然倒地，检查发现其面色、嘴唇发紫，然后心跳、呼吸停止，其随行同伴大声呼救并开始进行现场心肺复苏抢救。在场工作人员迅速取来 AED，并进行电除颤准备。机场急救人员及时赶到现场接手抢救，在使用 AED 除颤后，患者逐渐有了反应，一般情况开始好转，心跳、呼吸恢复，脉搏可触及。随后，救护车将患者转送至医院接受进一步救治，最终患者完全清醒。这是上海市自 2015 年在公共场所配置 AED 以来，首例使用 AED 成功救治心脏骤停患者的案例。目前，上海市正逐步在机场、轨道交通、大型商业中心、公交枢纽、学校、体育场馆、旅游景点、星级酒店、文化体育服务中心等人流密集且心脏骤停高发的场所安装 AED，并对相关人员进行专业培训。

［案例三］20 多岁男性

2017 年 6 月 12 日上班早高峰时，上海 9 号线地铁车厢内一位 20 多岁的男性突然晕倒在地。8 点 44 分，列车停靠在世纪大道地铁站，闻讯赶来的站务工作人员立即将该男性从车厢内移到站台上。站长第一时间呼叫 120 急救电话，并在站内广播寻求有急救能力公众的帮助。这时站内转乘的蒋女士听到呼救后，立即赶到事发现场。当时虽有其他人员试图进行抢救，但显得力不从心。蒋女士向地铁工作人员说明自己具有急救证书后，便开始了心肺复苏抢救。8 点 56 分，该男子情况并没有好转。通过地铁工作人员提示站内配有 AED，蒋女士即刻给予除颤 2 次。9 点 02 分，急救人员赶到现场，接手了蒋女士的急救操作，心电监视仪出现了心脏跳动的波形，患者转危为安。

只有平时学习并掌握急救技能，再加上配置 AED，才能构成一张有温度的城市生命守护网。这是地铁布放 AED 设备以来的首次使用。AED 是医学界公认的救治心脏骤停的有效手段，如果在 4 分钟内使用 AED，救活率在 50% 以上。在公共场所设置 AED，不仅是城市文明进步的体现，也是上海建设国际大都市乃至全球城市必须完成的目标，需要社会各界的广泛支持和积极参与。

［案例四］大学四年级男性

2017 年 10 月 17 日，上海理工大学四年级男性李某参加 1 000 米体质测试，在还剩 50 米时突然倒下，体育老师和校医争分夺秒进行抢救，终于挽救了一个年轻的生命。这是上海市在推行 AED 校园试点项目后的首例成功案例，也是全国高校校园内 AED 急救的首例成功案例。2012 年，上海市教委为沪上 62 所高校配置了 AED 等急救设备，2015 年为全市 250 余所普通高中也进行了配置。

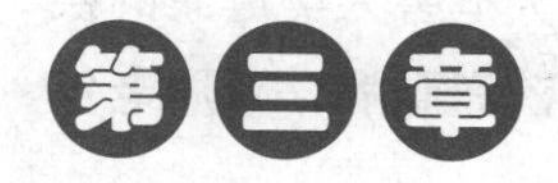

内科急症的处置

人体由八大系统组成，即神经系统、循环系统、呼吸系统、免疫系统、内分泌系统、消化系统、运动系统、泌尿和生殖系统。在神经、免疫和内分泌系统的调节下，各系统互相联系、互相制约，共同完成生命活动。在一定原因的损害性作用下，各系统的自稳调节功能可发生紊乱，从而出现器质性或功能性改变。急性病是指发病急剧、病情变化快、症状较重的疾病，若处理不及时，常造成严重的不良后果。

急性心肌梗死是威胁人类健康的主要疾病之一。吸烟、糖尿病、高脂血症、肥胖等使发病率明显升高，生活压力增大、生活习惯不良等是造成心肌梗死年轻化的重要原因。

心律失常可发生于任何年龄，随着年龄的增长，心律失常的发病率逐渐增高。发病可急可缓，病情可轻可重。轻则起始隐匿，不引起症状，或仅有轻度不适。重则骤然起病，引起严重血液动力学障碍，甚至猝死。重者需紧急进行救治。

我国脑卒中发病率、死亡率和致残率均居世界第一，发病率以每年 8.7% 的速度上升，加之年轻化趋势，使得脑卒中防控形势严峻。据统计，脑卒中是我国居民第一位死因。

高血压是危害人类健康的最主要的慢性疾病，不仅是一个医学健康问题，对经济与社会也有着重大的影响。我国高血压的患病率为 32.5%，七成以上的成年人处于高血压威胁之下。

癫痫患病率仅次于脑卒中。我国癫痫的总体患病率为 0.7%，年发病率为 28.8/10 万，1 年内有发作的活动性癫痫患病率为 0.46%。

呼吸系统疾病是一种常见病、多发病，重者可有呼吸困难、缺氧，甚至呼吸衰竭而致死。空气污染、吸烟、人口老龄化及其他因素，使发病率、死亡率有增无减。

我国过敏性疾病的发病趋势和增长速度逐年加快，过敏性疾病总发病人数已近全国总人口的 1/3。与长期的、持续的环境因素和生活方式改变有关。

腹痛为临床常见症状，病因复杂。腹痛的性质和强度，不仅受病变情况和刺激程度影响，还受神经和心理等因素的影响。

我国糖尿病患病率呈迅猛增长的态势，成人糖尿病患病率高达 11.6%，已成为严重影响公众身心健康的慢性非传染性疾病之一。

我国是全球骨质疏松患者最多的国家，40 岁以上人群发病率为 19.74%，约有 1.12 亿患者。骨质疏松症被世界卫生组织列为仅次于心血管疾病的第二大危害人类健康的疾病，是困扰老年人群的主要疾病，其发病率已经紧随糖尿病、阿尔茨海默病，跃居老年疾病第 3 位。

第一节 心肌梗死

一、案例资料

2014 年 6 月，4 年一度的欧洲足球锦标赛燃起全世界球迷的激情，无数球迷纷纷启动熬夜模式。35 岁的王某在开幕式当天，白天工作后熬夜通宵看球，天亮后下楼吃完早餐再回到家中，片刻后就感到剧烈胸闷、恶心，伴有出汗及虚脱，家人立即拨打了 120 急救电话，紧急送院抢救。入院时，其血压、心律均显示异常，心电图检查提示急性心肌梗死。在体检过程中，患者突然出现意识丧失、抽搐，脑缺血发作。经抢救，其血压、心律、神志等生命体征快速得到恢复。追问病史，王某以往无高血压、糖尿病和高脂血症等冠心病危险因素，但有吸烟、经常熬夜、缺乏运动、饮食不规律等对心血管及健康不利的危险因素。

二、基本知识

急性心肌梗死是威胁人类健康的主要疾病之一。多发于中老年人，男女有差异，一般 40 岁以上的男性和 50 岁以上的女性多见。吸烟、糖尿病、高脂血症、肥胖等使发病率明显升高。生活压力增大、不良生活习惯等是造成心肌梗死年轻化的重要原因。

（一）冠状动、静脉循环

人体组织器官在维持正常的生理活动时，需要心脏不停地搏动以供应氧气和营养物质，排出二氧化碳和代谢废物。心脏本身则通过冠状动、静脉循环供应营养和能量。冠状动脉起于主动脉根部，分为左、右两支，行于心脏表面。冠状动脉之间有丰富的吻合支或侧支循环。冠状动脉血流量较大，保证心脏获得足够的营养，维持其昼夜不停地有力跳动。冠状动脉分支行走于心肌内，供血受心肌收缩挤压的影响。心脏收缩时，血液不易通过，只有心脏舒张时，心脏才能得到足够的血流。心肌毛细血管丰富，有利于心肌细胞摄取氧气和进行物质交换。冠状静脉归流于冠状静脉窦，回到右心房。

（二）冠状动脉粥样硬化的基本概念

动脉粥样硬化是动脉内膜有类脂质沉着，继而纤维组织增生和钙沉着，并伴有动脉中层病变，以主动脉、冠状动脉及脑动脉多见，常导致管腔闭塞或管壁破裂出血等严重后果。

冠状动脉的近侧靠近心室，承受最大的收缩压冲击，同时承受较大的血流剪应力，容易发生粥样硬化，且在分支处较为严重。早期，粥样斑块较为分散，呈节段性分布。随着疾病的发展，相邻斑块互相融合。在血管横断面上粥样斑块多呈新月形，管腔呈不同程度的狭窄。根据粥样斑块引起管腔狭窄的程度可分为4级：Ⅰ级，管腔狭窄 <25%；Ⅱ级，管腔狭窄为26%~50%；Ⅲ级，管腔狭窄为51%~75%；Ⅳ级，管腔狭窄 >76%。管腔逐渐变得狭窄时，冠状动脉的侧支可扩张，并可建立新的侧支循环，发挥代偿作用。

随着粥样斑块的增大，可形成坏死性核心，引发炎症反应，使得粥样斑块不稳定，容易发生破裂。粥样斑块破裂时可在局部形成血栓，从而使管腔完全阻塞（图3-1）。冠状动脉突然阻塞时，由于无法迅速建立侧支循环，心肌细胞因血管梗塞而缺血坏死。

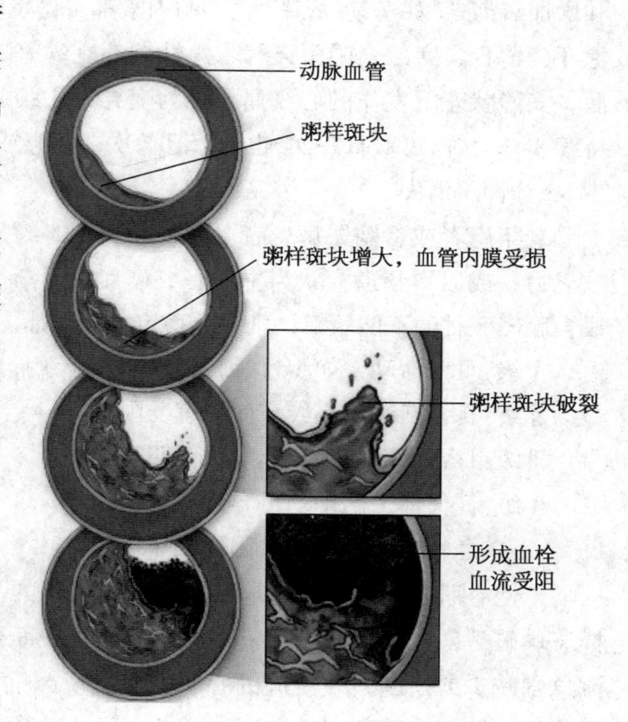

图3-1　粥样斑块破裂形成的血栓

冠状动脉粥样硬化常伴发冠状动脉痉挛，使原有的管腔狭窄程度加剧，甚至导致供血中断，引起心肌缺血及相应的心脏病变（如心绞痛、心肌梗死等），并可成为心源性猝死的原因。

（三）冠心病的基本概念

冠状动脉粥样硬化性心脏病俗称冠心病，是冠状动脉血管发生动脉粥样硬化病变而引起血管腔狭窄或阻塞，造成心肌缺血、缺氧或坏死而导致的心脏病，也包括炎症、栓塞等导致的管腔狭窄或闭塞。冠心病又称为缺血性心脏病。冠心病可分为无症状心肌缺血（隐匿型冠心病）、心绞痛、心肌梗死、缺血性心力衰竭和猝死5种类型，都是严重的心血管事件，不可等闲视之。

冠心病的发生，除与性别、年龄、家族史等不可控因素有关外，更与高血压、血脂异常、肥胖、糖尿病、不良生活方式（包括吸烟、不合理膳食、缺乏体力活动、过量饮酒），以及心理因素相关。冠心病的发作常与季节变化、情绪激动、体力活动增加、饱食、大量吸烟和饮酒等诱发因素有关。

（四）心绞痛的分级及临床表现

心绞痛是因冠状动脉硬化狭窄或痉挛而导致心肌组织急剧暂时性缺血缺氧，身体出现以发作性胸痛或胸部不适为主要表现的临床综合征。

安静状态下，硬化狭窄的冠状动脉基本可以满足心肌血氧需求。但当进行较大负荷的劳动或情绪激动时，心肌耗氧量骤然增加，弹性减退的冠状动脉血管无法通过扩张向心肌供应足够的血液，使心肌细胞缺氧，但心肌细胞不发生实质性的坏死。

心绞痛是心脏缺血反射到身体表面所感觉到的阵发性、压榨性疼痛，主要位于胸骨后部，可放射至心前区与左上肢。各种减少心肌血液供应（如冠状动脉狭窄、血管痉挛）和增加氧消耗（如运动、心率增快）的因素都可诱发心绞痛。常见的诱因为劳累、情绪激动、惊吓、饱食、寒冷、阴雨天气、急性循环衰竭等。疼痛发生于劳动或激动时，而不是过后。安静状态下发作的心绞痛，称为变异型心绞痛，是冠状动脉痉挛的结果。每次发作持续 3~5 分钟，可数日一次，也可每日数次。休息或含服硝酸甘油后疼痛在 1~2 分钟内（很少 >5 分钟）消失。

老年患者或者糖尿病患者可发生非典型心绞痛症状，仅有胸前不适、发闷感、心悸或乏力，或以胃肠道症状为主。心绞痛症状逐渐加剧、变频，持续时间延长，祛除诱因或含服硝酸甘油不能缓解，则为非稳定型心绞痛。国际上，将心绞痛分为 4 级。

Ⅰ级：日常活动，如步行、爬楼梯，无心绞痛发作。

Ⅱ级：日常活动因心绞痛而轻度受限。

Ⅲ级：日常活动因心绞痛发作而明显受限。

Ⅳ级：任何体力活动均可导致心绞痛发作。

（五）急性心肌梗死的诱因及临床表现

急性心肌梗死多发生在冠状动脉粥样硬化的基础上，某些诱因使冠状动脉不稳定粥样斑块破裂，血液中的血小板在破裂的斑块表面聚集形成血栓，阻塞冠状动脉管腔，血流急剧减少或中断，使相应的心肌组织出现严重而持久的急性缺血，20~30 分钟后心肌细胞发生缺血性坏死，且坏死不可逆。冠状动脉痉挛、炎症、畸形等也可造成管腔狭窄闭塞。心肌梗死是一种器质性心脏病变。

1. 临床表现　发生急性心肌梗死时，常有持久的胸骨后剧烈闷痛（胸口像压着一块巨石）、压榨感（胸口像被绷带缠紧、欲炸裂）、烧灼感（如同吞下无数辣椒）、心悸、气喘、脉搏微弱、血压降低等表现，一般不会有刀割样和针刺感，伴有烦躁不安、出汗、恐惧或濒死感。比心绞痛持续时间更长、更剧烈，一般持续时间 >30 分钟，或频繁发作。

胸痛部位并不仅限于心前区（心脏部位），可能放射到肩背、颈部、咽喉部、下颌、面颊部、牙齿、上腹部、双臂内侧和手指内侧。部分患者疼痛位于上腹部，被误认为胃穿孔、急性胰腺炎等急腹症。糖尿病患者发生急性心肌梗死时往往没有疼痛症状，一开始即表现为休克或急性心力衰竭。

心肌急性损伤、缺血和坏死可引起血清心肌酶升高，以及心电图特征性改变，并可出现心律失常、休克或心力衰竭。

2. 诱发因素 各种能增加心肌耗氧量或诱发冠状动脉痉挛的体力或精神因素，都可成为冠状动脉粥样硬化斑块破裂及血栓形成的诱因：①清晨心肌收缩力、心率、血压增高，冠状动脉张力增加；②进食过多脂肪后，血脂升高，血液黏稠度增高，血小板聚集性增高；③剧烈活动、情绪激动、血压剧升、寒冷刺激或便秘时，心脏负荷明显加重；④休克、脱水、大出血、严重心律失常时，心输出量骤降，冠状动脉灌注量锐减。

3. 先兆症状 约半数以上的急性心肌梗死患者，在发病前1~2天或更长时间可出现先兆症状，或继往无心绞痛，突然出现长时间心绞痛，或心绞痛症状加重或发作更频繁。

（1）疼痛：是最先出现的症状，疼痛部位和性质与心绞痛相同，多无明显诱因。常发生于安静或睡眠时，程度较重，持续时间较长，可达数小时或数天，休息和含用硝酸甘油片多不能缓解。

（2）发热：疼痛后24~48小时出现体温升高，一般38℃左右，很少超过39℃，持续约1周左右。

（3）胃肠道症状：在发病早期常伴有频繁的恶心、呕吐和上腹胀痛，重症者可发生呃逆。

（4）心律失常：见于75%~95%的患者，多发生在起病1~2周内，并以开始24小时内最多见，可伴有乏力、头晕、昏厥等症状。

（5）低血压：疼痛过程中常见血压下降，甚至发生休克。患者出现面色苍白、皮肤湿冷、脉搏细弱而快、神志模糊，严重时可昏迷。

4. 预防保健 有冠心病家族史、冠心病且心绞痛发作较为频繁、既往有心肌梗死者为急性心肌梗死高危人群，主要是预防动脉粥样硬化和冠心病。加强预防保健，可延长寿命，提高生活质量和恢复工作能力。

（1）合理膳食：避免暴饮暴食。控制摄入食物总能量，降低脂肪和胆固醇的摄入。血脂明显异常者可服用降脂药物。控制食盐摄入量。忌刺激性食物，不饮浓茶、咖啡。补充维生素C和微量元素可增强血管的弹性、韧性和防止出血。进食粗粮及粗纤维食物，防止便秘。

（2）服用阿司匹林：长期小剂量口服肠溶性阿司匹林可对抗血小板的聚集和黏附，预防心肌梗死。

（3）适当运动：避免过度劳累，不搬抬过重物品。可通过步行、体操、太极拳等适量运动增强体质。

（4）保持心境平和，放松情绪。

（5）控制高血压、高血糖。

（6）限酒戒烟：吸烟是动脉粥样硬化的危险因素，也是心绞痛、心肌梗死和再梗死的危险因素。被动吸烟与吸烟者同样危险。

（7）不要在饱餐或饥饿的情况下洗澡，水温不宜过高，洗澡时间不宜过长。

（8）注意气候变化：低温、大风、阴雨是急性心肌梗死的诱因之一。气候急剧变化、气压低时，冠心病患者会感到明显不适。

三、自救互救

急性心肌梗死是一种死亡率很高的危重急症，救治的原则是挽救濒死的心肌细胞，缩小梗死面积，保护心脏功能，及时处理各种并发症，防止心脏骤停。

1. 急救措施　出现心肌梗死先兆症状时，可采取以下急救措施。

心肌梗死急救措施

（1）控制情绪，停止活动。情绪激动和活动会增加心脏耗氧量。

（2）舌下含服硝酸甘油或速效救心丸。硝酸甘油可直接扩张冠状动脉，解除冠状动脉痉挛，缩小梗死面积。每5分钟给予1次硝酸甘油（片剂或喷雾剂），最多3次。注意硝酸甘油可能因降低血压而加重病情。

（3）若服用1粒硝酸甘油5分钟后胸部不适没有改善或继续恶化，应立即呼叫120急救电话。不建议自行就医。

（4）无阿司匹林过敏史、无活动性或近期胃肠道出血的患者，可嚼服阿司匹林160~320 mg。嚼服阿司匹林可加快吸收。

（5）有条件可给予吸氧。

（6）如发生心脏骤停，应立即开始心肺复苏。

2. 经皮冠状动脉介入（PCI）治疗　PCI已成为最有效降低心肌梗死死亡率的方法。经外周动脉（股动脉或桡动脉）将特制的带气囊导管送到冠状动脉狭窄处，充盈气囊使狭窄的管腔扩张，改善血流，并在已扩开的狭窄处放置支架，预防再狭窄。直接将急性心肌梗死患者送往具有PCI能力的医院，可缩短患者获得确切性治疗的时间并改善预后。

3. 溶栓治疗　如果患者出现症状时间在2小时内或PCI不能迅速实施，则应考虑进行溶栓治疗。

四、重点提示

（1）心脏通过冠状动脉循环供应营养和能量。

（2）冠状动脉容易发生粥样硬化，且在分支处较为严重。

（3）冠状动脉管腔逐渐变得狭窄时，冠状动脉侧支可扩张，并可建立新的侧支循环，发挥代偿作用。

（4）心绞痛是因冠状动脉硬化狭窄或痉挛而导致供血供氧绝对或相对不足，心肌细胞并未发生实质性的坏死。

（5）心绞痛症状逐渐加剧、变频，持续时间延长，祛除诱因或含服硝酸甘油不能缓解，则为不稳定型心绞痛。

（6）急性心肌梗死是一种器质性心脏病变，比心绞痛持续的时间更长、更剧烈。

（7）急性心肌梗死可在安静状态下发作，休息、含服硝酸甘油等不能完全缓解。

（8）约半数以上的急性心肌梗死患者可出现先兆症状。

（9）有冠心病家族史、冠心病且心绞痛发作较为频繁、既往有心肌梗死者为急性心肌梗死高危人群。

（10）时间就是心肌，应及早发现，及早救治。

（11）每 5 分钟给予 1 次硝酸甘油（片剂或喷雾剂），最多 3 次。

（12）无阿司匹林过敏史、无活动性或近期没有胃肠道出血患者，可嚼服阿司匹林 160~325 mg。

五、自救案例

2015 年 10 月 25 日，李某乘坐高铁快到郑州东站时，突然感到胸口发闷，额头渗出虚汗，呼吸也变得急促起来。李某下意识地用右手捂住了胸口，身体慢慢从座椅上滑了下去。同行的妻子面对丈夫突如其来的变化，不知所措，急切找到乘务员寻求帮助。

乘务员通过广播向乘客寻求援助。著名心血管病专家胡大一教授正好乘坐同班高铁，听到广播后与同事迅速赶到现场。胡教授根据患者的表现断定李某是突发急性心肌梗死。李某的妻子告诉胡教授其在 2006 年做过心脏支架手术，2013 年因病情稳定便停止药物治疗。所幸列车上配备了治疗缺血性心脏病的辅助药物阿司匹林，另一位乘客取出了自己随身携带的速效救心丸给患者含服。胡教授嘱咐同事与当地医院联系，做好救治准备。11 点 30 分，救护车到达郑州东站。12 点，患者被送进了医院，并及时进行了手术治疗，经抢救患者血压和心律开始恢复正常。

第二节 心律失常

一、案例资料

2015 年 9 月 5 日晚，31 岁的黎某因脚部痛风，到药店购买和服用了老中医罗某配制的中药。1 个多小时后，黎某出现心悸、四肢麻木、腹部不适，被朋友送往区中医院。送院途中，黎某大汗淋漓、神志不清。到医院后心电图检查，心率 195 次 / 分，考虑严重心律失常。检查过程中黎某出现呕吐，即给予洗胃。经抢救，患者病情未见好转，立即转入 ICU，曾一度出现心脏骤停。最终因抢救无效，于入院第二天的 3 点 40 分不治身亡。

二、基本知识

心律失常是指各种原因引起心脏冲动的形成和传导异常，并使心脏活动的频率和节律发生紊乱的病理现象。可发生于任何年龄，随着年龄的增长，心律失常的发病率逐渐增高。发病可急可缓，病情可轻可重。轻则起始隐匿，不引起症状，或仅有轻度不适。重则骤然起病，引起严重血液动力学障碍，甚至猝死。重者需紧急进行救治。

（一）心肌细胞的特征

心脏主要由心肌细胞构成，心肌细胞分为工作细胞和自律细胞两类，两类心肌细胞互相配合，共同完成心脏的整体活动。

心房和心室的工作细胞执行收缩功能，不具有自动节律性，但可在外来刺激作用下产生冲动，并可传导冲动，但传导性较低。

自律细胞具有自动产生节律性冲动的能力，收缩功能基本丧失。自律细胞构成心脏传导系统，产生并传导冲动，控制心脏的节律性活动，使心房和心室的工作细胞协调而规律地进行收缩和舒张。心脏传导系统包括窦房结、房内束、房室结、房室束和位于室间隔两侧的左、右房室束分支，以及分布到心室的许多分支，是心脏自律性活动的解剖学基础。

不同自律细胞的节律性有高低之分。窦房结节律最高，约 100 次 / 分，房室结约 50 次 / 分，浦肯野纤维最低，为 20~40 次 / 分。窦房结受交感、副交感和肽能神经纤维支配。起搏细胞位于窦房结和房室结，是心肌兴奋的起搏点。浦肯野纤维构成房室束及其分支，能快速将冲动传到心室各处。

传导系统中还有一类非自律细胞，位于传导系统的结区，既不具有收缩功能，也没有自律性，只保留了很低的传导性。

（二）心率的相关概念

心脏正常冲动起源于窦房结，沿着传导系统依次抵达心房和心室，使心脏收缩和舒张。心脏收缩和舒张一次，称为一个心动周期。心房和心室的心动周期在发生顺序上虽有先后，但周期的时间长度相同。在一个心动周期中，心房和心室各自具有收缩期和舒张期。心动周期的长度和心率呈反比。心率增快时心动周期缩短，收缩期和舒张期都相应缩短，但以舒张期缩短更为明显，故心动周期中收缩期所占时间比例增大。长时间的心率增快，使心肌工作时间相对延长，休息时间相对缩短。

心脏每分钟跳动的次数即为心率，用来表示心脏跳动的快慢。心率可因年龄、性别及其他生理情况而不同，存在显著的个体差异。安静、清醒状态下，健康成年人的静息心率为60~100次/分，大多数为60~80次/分，女性稍快。年龄<3岁的幼儿心率常>100次/分。老年人偏慢。在安静或睡眠时心率减慢，运动或情绪激动时心率加快。某些药物可使心率加快或减慢。经常进行体力劳动和体育锻炼的人，平时心率较慢。有研究发现，静息心率越慢其寿命越长。

成人心率>100次/分,称为心动过速。可由多种生理因素或病理原因引起。体力活动、情绪激动、饮酒、吸烟、喝浓茶、洗热水澡等可使心率增快，发热、休克、贫血、甲状腺功能亢进、心肌缺血、心力衰竭时可发生心动过速。

成人心率<60次/分，称为心动过缓。睡眠中、长期从事重体力劳动者和运动员可有心动过缓，甲状腺功能低下、颅内压增高、阻塞性黄疸时可发生心动过缓。

（三）心律失常的分类及临床特征

心律是指心脏跳动的节奏，除了频率快慢，还包括节律是否规则均匀。正常心律起源于窦房结，比较规则，称为窦性心律。但当窦房结冲动异常或冲动产生于窦房结以外，冲动的传导缓慢、阻滞或经异常通道传导，就会出现心律失常。心律失常是心脏活动的起源、传导障碍导致心脏跳动的频率、节律异常。

1. 发病原因　心律失常是心血管疾病中常见的一组疾病，可单独发病，也可与心血管疾病伴发。随着年龄的增长，心脏的窦房结、房室结、房室束及其周围区域的弹性纤维和胶原纤维局灶性增厚和脂肪浸润，可使心脏传导系统的自律性和传导性发生障碍，引起心律失常。器质性心脏病是产生心律失常的主要原因，如冠心病、心肌病、心肌炎和风湿性心脏病，尤其在发生心力衰竭或急性心肌梗死时多见。自主神经功能失调、电解质或内分泌紊乱、低温、药物作用、心脏手术和中枢神经系统疾病等也可引发心律失常，精神紧张、大量吸烟、饮酒、喝浓茶或咖啡、过度疲劳、严重失眠等为心律失常的常见诱发因素。

2. 分类　心律失常按其发作时心率的快慢分为快速型和缓慢型两大类。①快速型心律失常，包括窦性心动过速、室上性及室性期前收缩（过早搏动）、阵发性或非阵发性室上性及室性心动过速、心房颤动、心室颤动等。②缓慢型心律失常，包括窦性心动过缓、窦性停搏、病态窦房结综合征、窦房传导阻滞、Ⅱ~Ⅲ度房室传导阻滞、完全性左或右束支传导阻滞、不完全性左或右束支传导阻滞等。

（1）心房扑动与心房颤动:心房扑动时，心房率常在220~360次/分，一般不能全部下传到心室，由于生理性房室阻滞而形成2:1或3:1下传，偶有1：1房室传导。心房颤动时，频率为350~600次/分，心室节律不齐，120~160次/分。心房扑动和心房颤动常见于风湿性心脏病、甲状腺功能亢进、冠心病、心肌病和高血压性心脏病等。心房颤动时，患者可有心慌、胸闷、乏力等症状。

（2）室上性阵发性心动过速:是阵发性快速而规则的异位心律，心率为160~220次/分，但也有慢至130次/分或快达300次/分。临床常见于无器质性心脏病，病因不明，也可见于风湿性心脏病、心肌病、冠心病等。表现为突然发作，持续数秒、数分钟至数小时，甚至数天突然中止，严重者可引起心、脑等器官供血不足，导致血压下降、头晕、恶心、心绞痛或昏厥。

（3）期前收缩：是心脏某一部位过早地形成冲动引起心脏异常搏动。根据发生部位的不同，分为房性、交界区性和室性。部分患者可有心悸、头晕、乏力等症状。

（4）室性心动过速与心室颤动：室性心动过速多见于器质性心脏病，若不及时治疗可转为心室颤动，这是最严重的心律失常，需立即进行电除颤。

（5）心动过缓：由病态窦房结综合征或房室传导阻滞引起。患者自觉心悸、气短、头晕和乏力，严重时伴有呼吸不畅、胸闷，有时心前区有冲击感，甚至突然昏倒。严重者需安装人工心脏起搏器来加快心率。心脏起搏器多用于治疗缓慢型心律失常，以低能量电流按预定频率有规律地刺激心房或心室，维持心脏功能。

3. 心电图特征　心律失常的类型有多种，可通过心电图进行判断。心电图是由一系列的波组构成，包括 P 波、QRS 波群、T 波及 U 波，代表一个心动周期（图 3-2）。

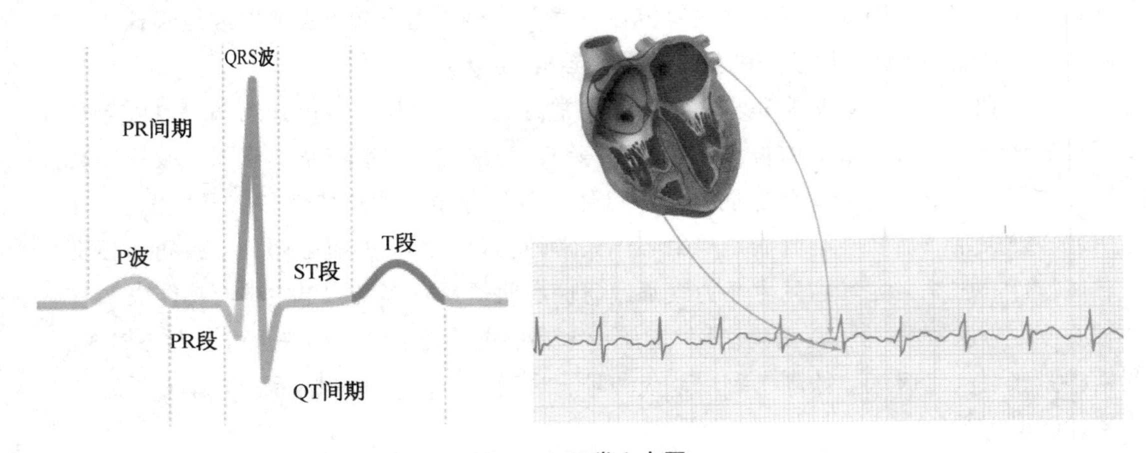

图 3-2　**正常心电图**

心电图可以分析与鉴别各种心律失常，也可以反映心肌受损的程度及发展过程，以及心房、心室的功能结构情况。然而，有时貌似正常的心电图不一定表明心功能的正常；相反，心肌的损伤和功能异常并不总能在心电图上显示相应的变化。心电图检查必须结合多种指标和临床资料，进行全面综合分析，才能做出正确的诊断。

动态心电图是长时间（≥ 24 小时）连续记录心脏动态活动的方法，能充分反映患者在活动、睡眠状态下心脏活动情况和变化。适用于检查一过性心律失常和心肌缺血，对心律失常能定性、定量诊断并能了解心脏的储备能力。

4. 临床表现　心律失常的临床表现取决于心律失常的性质、类型、心功能及对血流动力学的影响程度。轻度窦性心动过缓、偶发房性期前收缩、I 度房室传导阻滞等对血流动力学影响甚小，可无明显症状。较严重的心律失常如病态窦房结综合征、快速心房颤动、阵发性室上性心动过速、持续性室性心动过速等，可引起心悸、胸闷、头晕、低血压、出汗，严重者可出现晕厥、抽搐，甚至猝死。

三、自救互救

患者突然出现心率超过 150 次 / 分或低于 50 次 / 分，同时有头晕、胸闷、胸痛、气急、多汗、颜面苍白或青紫、四肢发冷、抽搐、昏厥等症状，应及时采取急救措施，呼叫 120 急救电话，送医就诊。

（1）立即停止活动，保持安静，卧床休息。

（2）阵发性室上性心动过速者，可压迫眼球、按摩颈动脉窦、捏鼻用力呼气和屏气等刺激迷走神经，抑制心脏活动，使心率减缓。

1）压迫眼球：闭眼，用拇指压迫一侧眼球上方，以适当的压力，先右后左轮流压迫眼球，每次 10 秒钟。当心率变慢时立刻停止压迫。青光眼和高度近视者禁用此法。

2）按摩颈动脉窦：以适当的压力，先右后左轮流按摩颈动脉窦，每次 10 秒钟。切勿两侧同时按摩，以免引起大脑缺血。

3）屏气和用力呼气：嘱患者深吸一口气后憋住，再用力做呼气动作，可反复进行。

4）刺激舌根部，诱发恶心感。

（3）有条件的可吸氧。

（4）发生心脏骤停时，应立即施行心肺复苏。

四、重点提示

（1）心律失常可发生于任何年龄，随着年龄的增长，心律失常的发病率逐渐增高。

（2）成人心率 >100 次 / 分，称为心动过速。

（3）成人心率 <60 次 / 分，称为心动过缓。

（4）心律失常是心脏活动的起源、传导障碍导致心跳频率、节律异常。

（5）精神紧张、大量吸烟、饮酒、喝浓茶或咖啡、过度疲劳、严重失眠等，为心律失常的常见诱发因素。

（6）心律失常按其发作时心率的快慢分为快速型和缓慢型两大类。

（7）心室颤动是最严重的心律失常，需立即进行电除颤。

（8）心律失常可通过心电图检查进行判断。

（9）完全预防心律失常的发生比较困难，但采取适当的措施，可减少发生率。

（10）阵发性室上性心动过速者，可压迫眼球、按摩颈动脉窦、屏气和用力呼气使心率减缓。

五、自救案例

2013年6月7日，一名参加高考的女生在上午考试结束的中午休息时，心跳变得很快，感觉不舒服，伴有头晕。女生在家长的陪同下，很快到达医院。医生对其进行检查，发现女生满头是汗，心率为190次/分。心电监护显示为室上性心动过速，经静脉推注纠正心律失常的药物及静脉输液30分钟后，女生的一般情况明显好转，但心率仍没有恢复到正常状态。之后在高考现场有医护人员的监护下，通过静脉输液，女孩病情稳定。考试结束后，女生回到医院继续接受治疗。当晚约20点，心率恢复正常（该女生最终顺利完成了高考）。

第三节 脑 卒 中

一、案例资料

2016年9月，赵本山在上海拍摄《乡村爱情3》。凌晨与徒弟们一起吃夜宵，喝了点酒，还做了20个俯卧撑，起身后就突然感觉头部剧烈疼痛。徒弟们迅速将赵本山送到医院，经头部CT检查发现是颅内动脉瘤破裂，造成蛛网膜下隙出血。经过医生的抢救，所幸有惊无险。

二、基本知识

脑卒中（又称中风或脑血管意外），是由供应脑组织某个部位的血流中断造成的，通常是脑血栓或脑动脉瘤破裂出血的后果。脑卒中后的病情轻重不等，有的没有任何后遗症，有的导致一侧肢体偏瘫，严重的可迅速危及生命。脑卒中常见于脑动脉血栓形成，使局部脑组织缺血缺氧，导致某些功能暂时或长久性丧失。

我国脑卒中发病率、死亡率和致残率均居世界第一，发病率正以每年8.7%的速度上升，加之年轻化趋势，使得脑卒中防控形势严峻。我国40岁以上脑卒中患者中，40~60岁的中年人群超过50%，而在40岁以上脑卒中高危人群中，中年人群占比高达60%。我国脑卒中协会于2015年首次发布的中国脑卒中流行病学报告显示，目前每年新发脑血管疾病患者约270万，每年死于脑血管疾病的患者约130万，每12秒钟就有一人发生脑卒中，每21秒钟就有一人死于脑卒中，脑卒中是我国居民第一位死因。

（一）发病原因

动脉粥样硬化是指在动脉内壁形成粥样斑块，使动脉管腔变得狭窄，血流速度减慢，甚至完全堵塞动脉。粥样斑块还能促进血凝块的形成。有心脏瓣膜病变或心律失常的患者可能会在心脏内形成细小的血凝块即栓子。栓子随血液流至脑内可形成脑卒中。有些患者的动脉壁变薄扩张可导致动脉瘤，动脉瘤突然破裂血液溢出可导致致命性脑卒中。

脑卒中是一组以脑组织特定区域缺血及出血性损伤症状为主要临床表现的急性脑血管疾病，包括缺血性脑卒中（脑梗死）和出血性脑卒中（脑溢血），其中缺血性脑卒中占到脑卒中的70%~80%（图3-3）。缺血性脑卒中是指由于脑供血动脉（颈动脉和椎动脉）狭窄或闭塞，致使脑部供血不足导致的脑组织坏死。出血性脑卒中是大脑血管突然发生破裂出血而引起。蛛网膜下隙出血则是脑表面或脑底部的血管破裂，血液直接进入贮有脑脊液的蛛网膜下隙和脑室中。出血性脑卒中的死亡率高于缺血性脑卒中。

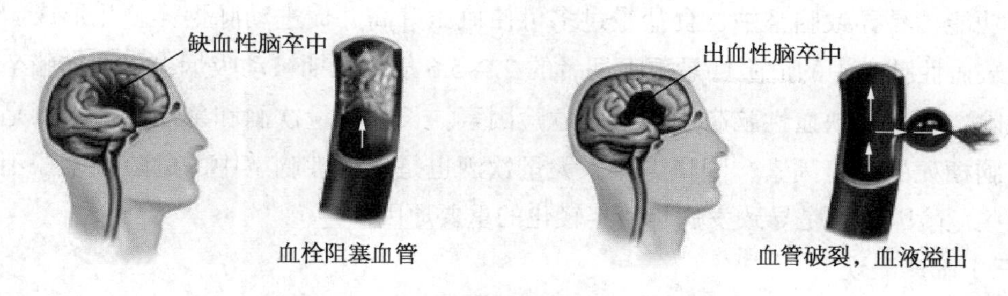

图3-3 缺血性脑卒中和出血性脑卒中

（二）危险因素

1. 不可控危险因素　脑卒中的发生与年龄、性别、种族、遗传因素等有关。脑卒中的发病率、患病率和病死率随着年龄的增长而增加，75岁以上者发病率是45~54岁人群的5~8倍。男性脑卒中发病率高于女性，男女比例为（1.3~1.7）：1。不同种族脑卒中的发病率也不同，这可能与遗传因素有关。社会因素如生活习惯和环境也具有一定作用。美国黑种人和西班牙人比其他种族的高血压发病率更高，脑卒中的发病率也较高，他们还更容易在年轻时发生脑卒中。家族成员如父母、兄妹等有脑血管疾病时，脑卒中的危险性也会增加。

2. 可控危险因素　包括高血压、糖尿病、短暂性脑缺血发作、血脂代谢异常、肥胖、心脏病及颈动脉狭窄等。

（1）高血压：是脑卒中最重要的危险因素。脑卒中发病率、病死率的上升与血压升高有着十分密切的关系。在控制其他危险因素以后，收缩压每升高10 mmHg，脑卒中发病的相对危险增加49%；舒张压每增加5 mmHg，脑卒中发病的相对危险因素增加46%。

（2）糖尿病：发生脑卒中的危险性比健康人增加2~3倍。

（3）心脏病：发生脑卒中的危险性要比无心脏病者高2倍以上。高血压性心脏病和冠心病患者其发生缺血性脑卒中的危险性是健康人群的2.2倍，先天性心脏病患者约为1.7倍。心房颤动是脑卒中的一个非常重要的危险因素，心房颤动能形成心房附壁血栓，当这些血栓脱落时，随着血流进入脑血管，阻塞脑血管就会发生脑卒中。

（4）肥胖：超过标准体重 20% 以上的肥胖者患高血压、糖尿病或冠心病的危险性明显增加。肥胖者缺血性脑卒中发病的危险性是健康人的 2.2 倍。腹部肥胖与体质指数增高或均匀性肥胖相比，与脑卒中的关系更为密切。

（5）血脂异常：血清总胆固醇、低密度脂蛋白升高、高密度脂蛋白降低与心血管病有密切关系。应用他汀类等降脂药物可降低脑卒中的发病率和病死率。他汀类药物预防治疗可使缺血性脑卒中发生的危险性减少 19%~31%。血清总胆固醇水平过低时也可增加出血性脑卒中死亡的危险。

（6）与不良生活方式有关的危险因素：包括吸烟、饮酒、饮食偏咸、肉类动物油摄入过多、缺乏体力活动，以及精神压力过大等。每天增加 1 份水果和蔬菜，可以使脑卒中的危险性降低 6%。脂肪和胆固醇的过多摄入可加速动脉硬化的形成，继而影响心脑血管的正常功能，易导致脑卒中。食盐量过多可使血压升高并促进动脉粥样硬化形成。吸烟者发生缺血性脑卒中的危险性是不吸烟者的 2.5~5.6 倍。长期被动吸烟也可增加脑卒中的发病风险，吸烟是缺血性脑卒中的独立危险因素。长期大量饮酒和急性酒精中毒是导致青年人脑梗死的危险因素，同样老年人大量饮酒也是缺血性脑卒中的危险因素。不积极控制这些危险因素，是导致发病年龄年轻化的重要原因。

（三）临床表现

根据脑卒中后脑组织受损伤的部位不同，患者的近期和远期并发症也不相同。部分脑卒中是在毫无先兆的情况下突然发生。有些患者在即将发生脑卒中前可出现先兆症状，如感觉异常、严重头痛或剧烈呕吐。首发症状常在数分钟或数小时内出现，病情可逐渐恶化。通常，受影响肢体的脑部病变部位位于对侧，例如右侧脑卒中可导致左侧肢体瘫痪。对于右利手患者，左侧脑卒中会影响语言功能；对于左利手患者则相反。偶尔还会出现分辨不清左右的情况。

脑卒中不是单一症状，而是一系列症状的集合，其严重程度和持续时间有很大差异。当突发以下症状时应警惕是否发生脑卒中：①突然出现严重头痛。②突发说话不清，吐词困难，喝水或吞咽时呛咳，口角歪斜，流口水或食物从口角流出。③肢体无力或麻木，面部、上肢、下肢感觉障碍，单侧肢体无力或瘫痪，平衡功能失调，站立不稳。④视觉障碍，单眼或双眼视物不清、视力下降，眼球转动不灵活或发生斜视。⑤眩晕，常与呕吐、耳鸣等相伴出现。喷射状呕吐，如呕吐物呈咖啡色（酱油样或棕黑色），则提示病情危重。⑥神志模糊不清、呼叫不应、打呼噜，严重者可出现深度昏迷。

三、自救互救

脑卒中常在情绪激动、劳累或剧烈活动，以及骤冷时发病，少数也可在休息或睡眠中发生。脑卒中发生前常有一些轻微的卒中症状。有些症状可持续数分钟或 1 小时后又完全恢复，遇到这种情况不要抱有侥幸心理。

1. FAST 方法判断脑卒中

脑卒中多数发生在家里，患者家属可借助 FAST 方法识别脑卒中（图 3–4）：① F (face)，面瘫，左右脸不对称，无法微笑，口角歪斜或眼睑下垂，一侧面部感觉麻木。② A (arm)，手臂下垂，一侧手臂没力气，无法举起。③ S (speech)，出现口齿不清或无法流利对答，或者难以理解对方的语言。④ T (time to telephone)，一旦身边有人符合上述情况中的任何一条或多条，应分秒必争，立即拨打 120。切不可一忍了之，错过最佳治疗时机。同时不建议自行就医。

2. 救治措施　脑卒中救治的总体目标：最大限度地降低急性脑损伤，最大程度地改善与恢复患者的各项功能。脑卒中救治的时间依赖性极强，脑卒中患者应在发病后 6 小时内得到有效的治疗（国际上脑卒中黄金救治时间为 4.5 小时）。时间就是大脑。第一时间识别脑卒中的发生非常重要，因为血管再通必须在症状出现后的初始数小时内实施。具体救治措施如下。

（1）不要急于把摔倒的患者从地上扶起或坐起，最好 2~3 人同时把患者平托到床上。使患者去枕仰卧，头可偏向一侧，防止痰液或呕吐物返流吸入气管造成窒息。

（2）松解患者衣物，如有义牙应及时取出，有条件的可给予吸氧。

（3）避免惊慌，保持镇静，对患者进行安慰，减轻其心理压力。

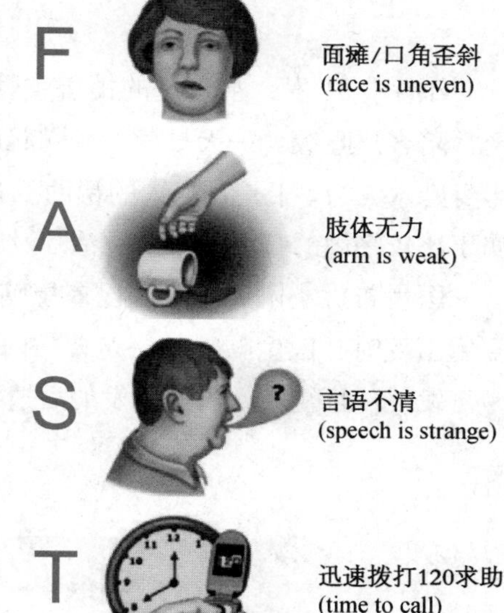

图 3–4　FAST 方法识别脑卒中

（4）记录患者发生脑卒中的第一时间，即零点时间。如果患者从沉睡中醒来时发现有脑卒中的症状，则零点时间是指患者状况正常的最后时间。

（5）在明确诊断前，切勿擅自给患者服用药物。

（6）规范治疗缺血性脑卒中的方法包括基础药物溶栓和机械取栓。机械取栓结合常规治疗，能显著改善患者的治疗效果。

四、重点提示

（1）我国脑卒中属于高发，呈年轻化趋势，防控形势严峻。

（2）脑卒中包括缺血性脑卒中和出血性脑卒中，大多数为缺血性脑卒中。

（3）不良生活方式是导致脑卒中发病年轻化的重要原因。

（4）脑卒中的征象包括突发面部、上肢或下肢无力或麻木，尤其是发生在身体单侧，突发意识模糊，言语或理解障碍，单侧或双侧眼球视物障碍，突发行走困难、眩晕、身体平衡或协调性丧失，无明显诱因的突然剧烈头痛。

（5）脑卒中高危人群，应通过早期改善不良生活方式，及早控制危险因素。

（6）患者家属可借助 FAST 方法识别脑卒中。

（7）脑卒中黄金救治时间为发病后 6 小时。

（8）发生脑卒中后，应立即拨打 120 急救电话。

五、自救案例

小陶，31 岁，某企业的销售主管。平时工作压力大，常熬夜加班，而且应酬很多，经常陪客户吃饭。一天早晨，小陶起床后，突然发现自己讲话有些不流利，嘴角流口水，半身麻木无力。于是在家人的帮助下去医院诊治。经详细检查，医生确诊为腔隙性脑梗死，属于比较轻微的脑卒中。幸亏治疗及时，2 周后就完全恢复。

医生告诉小陶，他之所以罹患脑卒中，与平时不良生活习惯有极大的关系。小陶康复后出院时，医生嘱咐其一定要按时服药，改变以往不良的生活方式，否则脑卒中很容易复发。一旦复发，由此引发的后遗症和肢体残疾要比第一次更加严重。

第四节　高血压危象

一、案例资料

李先生，48 岁。因突发意识障碍而入院，入院时已处于昏迷状态。入院时血压 200/110 mmHg，颅脑 CT 检查显示右侧基底节区急性出血。询问患者本人得知，8 年前发现有高血压，服用降压药物 1 月余，因没有不适症状，又嫌长期服药麻烦、药费高，就未再复测血压而自行停药。本次经抢救患者性命虽得以保全，但左侧肢体偏瘫，拄拐杖才能勉强行走，生活只能部分自理。人在中年就丧失了劳动能力，让人感到惋惜。

二、基本知识

心血管疾病已成为我国居民的第一位死因，占总死亡人数的 40% 以上，是影响国家经济社会发展的重大健康问题。根据《中国心血管病报告2015》的数据显示，心血管疾病患病率处于持续上升阶段，估计全国有心血管病患者2.9亿，其中高血压2.7亿，脑卒中至少700万，心肌梗死250万。最新研究结果显示，中国高血压的患病率为32.5%，也就是说每10名居民就有3名患高血压（≥140/90 mmHg）。另有39.5%的居民为高血压前期（120/80 mmHg~139/89 mmHg）。两者相加，中国七成以上的成年人处于高血压威胁之下。

高血压是危害人类健康的主要慢性疾病，不仅是一个医学健康问题，对经济与社会也有着重大的影响。为普及高血压防治知识、提高社会公众对高血压危害的认识、动员全社会参与高血压预防和控制工作，自1998年起，我国将每年的10月8日设定为“全国高血压日”。

（一）血压相关概念

人体的循环器官包括心脏和血管，相互连接构成一个封闭的管道系统。心脏是一个强有力的肌性器官，时刻不停地进行有节律的搏动（收缩和舒张），其通过收缩和舒张，使血液在循环器官内流动不息。血液在血管内流动时，会对血管壁产生一定的侧压力，即为血压。通常所说的血压是指动脉血压，是推动血液在血管内流动的动力（图3-5）。

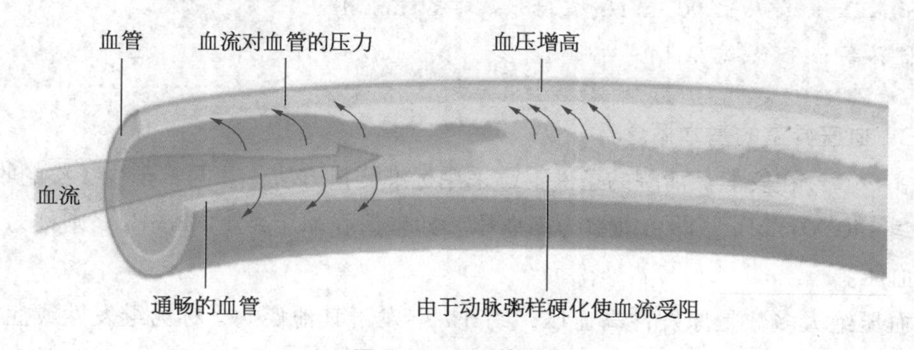

图3-5 血压的形成

当心脏左心室收缩时，主动脉的压力急剧升高，最高值称为收缩压（或高压）。左心室舒张时，主动脉的压力下降，最低值称为舒张压（或低压）。收缩压与舒张压的差值称为脉压。

正常的血压为组织器官提供充足的血液，维持机体的新陈代谢。正常人的血压受内外环境的影响而在一定范围内波动。一般上午8:00~10:00时最高，中午略低，睡眠时最低。

血压是人体生命体征之一，血压的变化往往可反映病情的变化。血压过高或过低都有可能导致人体重要脏器供血不足，患者可出现头痛、头昏、恶心、呕吐、晕厥等症状。血压受多种因素的调节，血压升高的诱因包括劳累、紧张、激动、寒冷等。血压降低的诱因包括失血、脱水、感染、心力衰竭等。血压消失是死亡的前兆。

（二）血压的测量方法

测量上臂肱动脉血压，是主动脉血压的间接测定方法。自测血压一般推荐使用符合国际标准的上臂式全自动电子血压计，记录3次读数的平均值。重复测量时，应间隔2分钟。

测量前至少休息5分钟。测前半小时禁止吸烟，禁饮浓茶或咖啡，小便排空；避免紧张、焦虑、情绪激动或疼痛。测量时，一般采取端坐位，全身肌肉放松。袖带置于心脏同一水平上，袖带下缘应在肘弯上2 cm。袖带不可过松或过紧。应脱去较厚的衣物，裸露上臂或仅穿贴身衣物，不应将过多或太厚的衣袖推卷上去，挤压在袖带之上。左上臂和右上臂测定的血压值可相差5~10 mmHg。偏瘫患者应在健侧上臂进行测量。血压不稳定患者，建议每天测量2~3次，观察早、中、晚的血压变化，防止因血压突然升高而导致心脑血管意外。

理想血压：120/80 mmHg。

正常血压：收缩压90~140 mmHg，舒张压60~90 mmHg。自测血压不超过135/85 mmHg。

正常血压高限或高血压前期：收缩压120~139 mmHg和（或）舒张压80~89 mmHg。

高血压：收缩压≥ 140 mmHg或舒张压≥ 90 mmHg。

低血压：收缩压≤ 90 mmHg或舒张压≤ 60 mmHg。

临界高血压：收缩压140~160 mmHg，舒张压90~95 mmHg。

（三）血压异常的基本概念

1. 高血压　在安静、清醒的条件下，采用标准测量方法，非同日至少3次的收缩压/舒张压≥ 140/90 mmHg，即可确诊为高血压。如果仅收缩压≥ 140 mmHg，则称为单纯收缩期高血压。

高血压绝大多数是原发性高血压，约5%继发于其他疾病，称为继发性或症状性高血压。高血压可伴有心、脑、肾等器官的功能或器质性损害，是动脉粥样硬化和冠心病的重要危险因素，也是心力衰竭的重要原因。同一血压水平的患者发生心血管病的危险程度不同。

继发性高血压常见于中枢神经系统和心血管系统疾病、急性肾小球肾炎、慢性肾小球肾炎、肾盂肾炎、结缔组织病、肾血管病变和嗜铬细胞瘤等。

高血压是多基因遗传所致，有30%~50%的高血压患者有遗传背景。发病率有随着年龄增长而增高的趋势，40岁以上者发病率较高。长期的精神紧张、激动、焦虑、受噪声或不良视觉刺激等因素可引发高血压。膳食结构不合理，如过多摄入钠盐、低钾饮食、大量饮酒、摄入过多的饱和脂肪酸均可使血压升高。吸烟可加速动脉粥样硬化的过程，为高血压的危险因素。避孕药、激素、消炎止痛药等可影响血压。肥胖、糖尿病、睡眠呼吸暂停低通气综合征、甲状腺疾病、肾动脉狭窄、肾脏实质损害、肾上腺占位性病变、嗜铬细胞瘤及其他神经内分泌肿瘤等可影响血压。

高血压的症状因人而异。早期可无症状或症状不明显，常见头晕、头痛、颈项板紧、疲劳、心悸等。仅仅会在劳累、精神紧张、情绪波动后发生血压升高，并在休息后恢复正常。随着病程延长，血压持续升高，逐渐出现各种症状，称为缓进型高血压病。缓进型高血压病常见有头痛、头晕、注意力不集中、记忆力减退、肢体麻木、夜尿增多、心悸、胸闷、乏力等。高血压的症状与血压水平有一定关联，多数症状在紧张或劳累后加重。清晨活动后血压可迅速升高，出现清晨高血压，导致心脑血管事件多发生在清晨。

高血压是一种可防可控的疾病。对高血压前期、超重/肥胖、长期高盐饮食、过量饮酒者应进行重点干预，定期健康体检，积极控制危险因素。综合的预防和控制措施可减少高血压发病率，降低高血压的并发症。高血压患者必须改变不良生活方式，做到生活有规律，适当进行体育锻炼，保证睡眠充足，保持心情舒畅，防止情绪激动。控制体重，戒烟限酒，饮食宜清淡，防止过腻过饱，多摄入维生素和蛋白质，少摄入食盐。

2. 高血压危象　是高血压的一种特殊临床现象，是常见急症之一，是威胁生命或器官功能的极重度高血压状态，通常收缩压 >200 mmHg 或舒张压 >130 mmHg。在并发急性肺水肿、主动脉夹层动脉瘤、心肌梗死或脑血管疾病时，即使血压仅中度增高，也应视为高血压危象。高血压危象的死亡率极高，主要死于高血压、心脏病、急性心力衰竭或急性肾功能衰竭。

高血压危象包括高血压急症及亚急症。高血压急症是指原发性或继发性高血压患者疾病发展过程中，在一些诱因的作用下血压突然和显著升高，病情急剧恶化，同时伴有进行性心、脑、肾、视网膜等重要器官功能不全的表现。高血压亚急症仅有收缩压或舒张压急剧升高，但无器官急性损伤。高血压急症与高血压亚急症的区别在于器官损害而非血压水平，患者血压的高低并不完全代表患者的危重程度。高血压危象危重程度的决定因素是血压升高程度和速度，以及是否存在并发症。

紧张、疲劳、寒冷、嗜铬细胞瘤发作、突然停服降压药、摄入较大剂量拟交感神经类药物、某些心脏或血管手术、绝经期内分泌功能失调等为常见的诱发因素。对于高血压患者，不适当减药、停药和未能控制诱发因素都会诱发高血压急症。高血压危象在高血压的任何阶段包括早期都可发生，有动脉硬化病变的血管特别容易痉挛收缩，当摄入富含酪氨酸的食物如奶酪或饮酒之后也可发生。

起病突然，病情凶险。主要表现为血压的突然升高，以收缩压升高为主，同时伴有头痛、眩晕、烦躁、面色苍白、四肢震颤、口干、心悸、耳鸣、多汗、恶心、呕吐、视力模糊或暂时失明、尿频、尿急等症状。严重者可出现心绞痛、脑水肿或肾功能障碍。一般持续时间较短。

系统降压治疗、避免过度劳累及精神刺激等预防措施有助于减少高血压危象的发生。

3. 低血压　一般认为成人血压 <90/60 mmHg 时为低血压。血压测量值低于正常血压标准，但无任何自觉症状，各器官无缺血和缺氧等异常，称为生理性低血压。血压偏低，且伴有不同程度的症状及某些疾病时，称为病理性低血压。体质瘦弱的老人、女性可有

无明显原因的体质性低血压。人体某一器官或系统疾病可引起继发性低血压，如大出血、急性心肌梗死、严重创伤、感染、过敏性疾病等可导致血压急剧降低。肺结核、恶性肿瘤、营养不良、恶病质等可使低血压缓慢加重。

发生急性低血压时，常因脑、心、肾等重要脏器缺血出现头晕、眼黑、肢软、冷汗、心悸、少尿等症状，严重者表现为晕厥或休克。

体质性低血压一般与遗传和体质瘦弱有关，多见于20~50岁的女性和老年人，轻者可无任何症状，重者出现精神疲惫、头晕、头痛，甚至昏厥。夏季气温较高时更明显。无需特殊治疗，通过增强体质，一般情况可得到改善。

在改变体位为直立位的3分钟内，收缩压下降>20 mmHg或舒张压下降>10 mmHg，同时伴有头昏、头晕、视力模糊、乏力、恶心、认识功能障碍、心悸、颈背部疼痛等低灌注症状，称为体位性低血压。老年人单纯收缩期高血压伴有糖尿病、低血容量，服用利尿剂、扩血管或精神类药物者容易发生体位性低血压。

对体质虚弱者要加强营养；对患有肺结核等消耗性疾病者要加紧治疗；因药物引起者可停用或调整用药剂量。如高血压患者服降压药后血压下降过快而感到不适时，应在医生指导下调整给药方法和剂量。对体位性低血压患者，由卧位站立时注意动作不要过猛，或以手扶物，以防因低血压引起跌倒等。

低血压的老人每日清晨可饮些淡盐开水，或吃稍咸的饮食以增加饮水量，较多的水分进入血液可增加血容量，从而提高血压。适量饮茶，因茶中的咖啡因能兴奋呼吸中枢及心血管系统。适量饮酒（葡萄酒最好，或饮适量啤酒，不宜饮烈性白酒），可使交感神经兴奋，加快血流，促进心脏功能，降低血液黏稠度。

（四）高血压的治疗

高血压患者应定期随访和测量血压，尤其注意清晨血压的管理，积极治疗高血压（药物治疗与生活方式干预并举），减缓器官损害，预防心、脑、肾并发症的发生，降低致残率及死亡率。

1978年，世界卫生组织提出高血压阶梯药物治疗策略。从单一或简单的给药方式开始用药，疗效不大或无效时，再逐步增加其他药物。血压得到适当控制后，经一段时间巩固治疗，可试行减药，直至最少的药物及最小的剂量，维持血压的稳定。阶梯疗法适用于无并发症的患者。

高血压患者应走出“不愿意服药、不规律服药、不难受不吃药”的误区，积极进行药物治疗。

在药物控制高血压的过程中，应注意以下几个方面：①找出病因，对症治疗，不盲目降压。根据高血压类型选择疗效佳、不良反应小的降压药，将血压降至安全水平。②注意个体差异，按病情轻重分级治疗，药物种类和剂量因人而异。③坚持长期合理服药，平时自测血压，及时调整剂量，巩固疗效。④宜逐渐降压。无并发症患者，血压控制在140/90 mmHg左右。过速过度降压可造成脑、心、肾供血不足，加重缺血，轻者头晕，重者导致缺血性脑卒中和心肌梗死。⑤不宜骤然停药，以免引起血压反跳升高。⑥注意清晨血压的监测和管理，控制血压，降低心脑血管事件的发生率。

对于高血压急症，需快速、平稳降压，减轻器官损害，积极查找病因，防止或减轻心、脑、肾等重要脏器的损害为目的，针对患者的情况制订个体化的血压控制目标和用药方案，迅速恰当地将患者血压控制在目标范围内。

高血压急症降压治疗的第一目标是在30~60分钟内将血压降低至一个安全的水平。由于患者基础血压水平各异、合并的器官损害不一，这一安全水平必须根据患者的具体情况决定。除特殊情况外（如缺血性脑卒中、主动脉夹层），建议在第1~2小时内使平均动脉血压迅速下降，但不超过25%。在紧急降压治疗时，需充分认识到血压自身调节的关键性。如果通过治疗，血压急骤降低，缩小血管床的自身调节空间，可导致组织灌注不足或梗死。在达到第一目标后，应放慢降压速度，加用口服降压药，逐步减慢静脉给药的速度，逐渐将血压降低至第二目标。建议在后续的2~6小时内将血压降至160/100 mmHg，根据患者的具体病情适当调整。若第二目标的血压水平可耐受且临床情况稳定，在以后24~48小时逐步降低血压达到正常水平。

对于高血压亚急症需密切监测，调整口服降压药，逐渐控制血压。患者血压升高对短期预后无明显影响，而血压的突然下降会引发严重的神经系统并发症，并影响预后，且初始的快速降压并不会改善长期的血压控制。故初始治疗应在休息并观察的前提下，逐渐给予口服降压药治疗，以期在数天内将血压逐渐控制。在降压监测中，如果血压数值仍然维持较高，且出现器官损害征象，需要按照高血压急症进行治疗。

三、自救互救

高血压危象是高血压过程中的一种严重症状，病情凶险，尤其并发高血压脑病、急性心力衰竭或急性肾功能衰竭时，需及时采取有效措施，否则可导致死亡。

（1）高血压患者一旦出现血压急骤升高且伴有心、脑、肾等重要器官功能障碍时，应立即绝对卧床休息。不要急于自行就医，以防病情加重、途中发生意外。

（2）保持镇静，尽量安慰患者使其情绪稳定。

（3）即刻拨打120急救电话，到医院就诊及接受专科治疗，防止严重并发症的发生。

（4）保持呼吸道通畅，避免引发呼吸困难或窒息。若患者发生昏迷，应去枕平卧，头侧位，注意清除口腔内的呕吐物。

（5）可迅速含服降压药物。常用的有硝苯地平（心痛定）10~20 mg，维拉帕米40~80 mg，或卡托普利25~50 mg，咬碎后舌下含服。一般在服药5分钟后血压开始下降，30~60分钟药效达到峰值。如果降压效果不理想，30分钟内可再次给药。血压适当下降至安全水平时，脑血管扩张，脑血流与代谢得以正常维持。若血压过度下降可引起脑血流量急剧下降产生脑缺血，易出现明显的头昏，甚至眩晕或昏厥。严重高血压伴有肾功能不全时降压必须谨慎，降压开始时不宜过快，不要求降至正常。

（6）加强血压监测。

四、重点提示

（1）我国高血压的患病率为 32.5%，七成以上的成年人处于高血压威胁之下。

（2）上午 8~10 点时血压最高。清晨活动后血压可迅速升高，出现清晨高血压，导致心脑血管事件多发生在清晨。

（3）高血压是一种可防可控的疾病。

（4）高血压危象是指收缩压 >200 mmHg 或舒张压 >130 mmHg。高血压危象的决定因素是血压升高程度和速度，以及是否存在合并症。

（5）高血压患者现血压急骤升高时，应立即绝对卧床休息，可迅速含服降压药物，需加强血压监测。即刻拨打 120，接受专科治疗，防止严重并发症的发生。

五、自救案例

2014 年 5 月 5 日上午,来自沂水的刘先生在长途汽车站候车厅候车时,突然晕倒在地。刘先生的妻子大声呼救。汽车站工作人员张女士听到呼救后迅速赶到事发现场，发现一名旅客躺倒在地，两眼紧闭，脸色煞白，鼻子中不时有血丝渗出。刘妻称刘先生在排队候车时突然头晕、恶心，随后便倒地不起。在不明发病原因的情况下，张女士并没有盲目移动刘先生，而是呼叫同事一起将围观的旅客驱散，保持空气流通。张女士曾经接受过急救技能的培训，考虑患者头晕、恶心是否为高血压？即从车站便民服务箱中取来血压计，测量结果刘先生的血压为 190/120 mmHg。

此时患者已经完全失去了意识，张女士急忙拨打 120 急救电话，并迅速从急救箱中取出降压药，将药片打碎混入水中，灌入患者口中。整个施救过程持续约 10 分钟。服药 5 分钟后昏迷的患者恢复了意识，由于身体虚脱无法站起只能继续躺在地上。刘先生告诉张女士，这次与妻子来游玩，可能是因为太疲劳再加上车站内人多拥挤，突然感觉天旋地转，然后便什么都不知道了。

120 急救人员赶到后，再次为刘先生测量血压，已降至 160/90 mmHg，仍需住院观察。对于刘先生突发高血压的原因，急救人员认为可能与过度疲劳有关。收缩压突然高达 190 mmHg 是极其危险的，如果不采取降压措施就有可能引发脑血管破裂，可能危及生命。

第五节 癫痫发作

一、案例资料

老李已经有多年的癫痫病史，长期以来都在进行药物治疗，癫痫的发作在可控范围内。一天晚上，老李突然癫痫发作，症状与之前相类似，妻子以为他只是像以往那样发病，没想到抽搐了10多分钟都没能终止。于是，妻子立即给其喂服癫痫药，此时不但没能止住抽搐，反而使患者出现剧烈呕吐。由于妻子不懂得如何正确清除呕吐物，结果呕吐物误吸进入气管和肺内，患者出现呼吸困难、面色发绀。妻子赶紧拨打120急救电话，急救人员赶到现场时，患者因为窒息停止了心跳。

二、基本知识

癫痫俗称“羊角风”或“羊癫风”，是慢性、短暂性、发作性、暂时性的脑功能障碍的一种疾病，是神经系统常见疾病之一，以脑神经元异常放电引起反复癫痫性发作为特征。

癫痫患病率仅次于脑卒中。我国癫痫的总体患病率为0.7%，年发病率为28.8/10万，1年内有发作的活动性癫痫患病率为0.46%。癫痫的发病率与年龄有关，一般1岁以内患病率最高，其次为1~10岁，以后逐渐降低。男性发病率高于女性，男女之比为1.15∶1~1.7∶1。女性患者癫痫多发生于月经前、月经期，有的只发生于月经期或妊娠期，与激素水平有关。

（一）癫痫发病原因

引起癫痫的原因很多，特别是大脑皮质的病变。无明确病因者为原发性癫痫，继发于颅内肿瘤、外伤、感染、寄生虫病、脑血管病、全身代谢病等为继发性癫痫。主要与以下4种因素有关。

1\. 遗传因素　遗传是导致癫痫尤其是原发性癫痫的重要原因。原发性癫痫近亲的患病率（2%~6%）明显高于一般人群（0.5%~1%）。在有癫痫病史或有先天性中枢神经系统或心脏畸形的患者家族中容易出现癫痫。

2\. 脑损害与脑损伤　在胚胎发育过程中受到病毒感染、放射线照射或其他原因引起的胚胎发育不良可引起癫痫。胎儿分娩过程中，产伤是引起癫痫的一个主要原因，新生儿癫痫发生率约为1%。新生儿合并脑先天发育畸形或产伤，癫痫发病率高达25%。颅脑外伤、颅脑手术也可引起癫痫。

3\. 颅脑疾病　如脑肿瘤、脑血管病、颅内感染、急性酒精中毒等。

4. 环境因素　睡眠影响癫痫的发作，多数大发作常于入睡前或晨醒时发生。另外，发热、精神刺激、疲劳等是癫痫发生的诱因。

（二）癫痫临床表现

根据癫痫发作的症状特点，可分为以下类型。

1. 大发作　又称全面强直－阵挛发作。常见于产伤、脑外伤、脑瘤等，可发生在任何年龄，是最常见的发作类型。其特点是突然意识丧失，继之先强直后阵挛性痉挛，常伴尖叫、面色青紫、尿失禁、舌咬伤、口吐白沫或血沫、瞳孔散大，持续数十秒或数分钟后痉挛发作自然停止，进入昏睡状态，醒后有短时间的头昏、烦躁、疲乏，对发作过程不能回忆。若患者发作持续不断，一直处于昏迷状态者称为大发作持续状态，常危及生命。单次癫痫发作超过30分钟，或者癫痫频繁发作，以致患者尚未从前一次发作中完全恢0而又开始另一次发作，总时间超过30分钟，称为癫痫持续状态，是一种需要抢救的急症。

2. 小发作　又称失神发作。突发性精神活动中断，意识丧失，可伴肌阵挛或自动症，一次发作持续数秒至10余秒。

3. 单纯部分性发作　某一局部或一侧肢体的强直，阵挛性发作，或感觉异常发作，历时短暂，意识清楚。若发作范围沿运动区扩及其他肢体或全身时可伴意识丧失，发作后患肢可有暂时性失力。

4. 复杂部分性发作　又称精神运动发作。多有不同程度的意识障碍及明显的思维、知觉、情感和精神运动障碍。在意识丧失前或即将丧失时可出现先兆，发作后患者仍能回忆。可有神游症、夜游症等自动症表现，有时在幻觉、妄想的支配下可发生伤人、自伤等暴力行为。

5. 自主神经性发作　可有头痛型、腹痛型、肢痛型、晕厥型或心血管性发作。

（三）癫痫预防措施

癫痫的预防非常重要，不仅涉及医学领域，而且与全社会有关。

1. 预防癫痫发生　遗传因素使某些儿童具有惊厥易感性，在各种环境因素的促发下产生癫痫发作。应重视家系遗传调查，了解患者双亲、同胞和近亲中是否有癫痫发作及其发作特点，对可能引起智力低下和癫痫的一些严重遗传性疾病，进行产前诊断或新生儿期筛查，以决定终止妊娠或早期进行治疗。

防止分娩意外、避免新生儿产伤对预防癫痫有重要意义。产前注意母体健康，减少感染、营养缺乏及各系统疾病，减少对胎儿的不良影响。孕妇定期检查，实行新法接生，及时处理难产，避免或减少新生儿产伤。重视婴幼儿期的高热惊厥，避免惊厥发作。及时治疗小儿中枢神经系统疾病，减少后遗症。

2. 控制癫痫发作　主要是避免癫痫的诱发因素并进行综合性治疗。患者在第一次癫痫发作后，复发率为27%~82%。患者应克服自卑感及恐惧心理，避免疲劳、紧张等因素的刺激。加强体质锻炼，起居有规律，忌烟酒等刺激性食物。祛除或减轻引起癫痫的原发病，如颅内占位性疾病、代谢异常、感染等，尤其对反复癫痫发作的患者非常重要。

对癫痫患者及时诊断，及早治疗。治疗越早，脑损伤越小，复发越少，预后越好。正确合理用药，及时调整剂量，坚持规律服药，疗程要长，停药过程要慢，避免随意增减药物剂量及停药或换药。

3. 加强心理安抚　癫痫是一种慢性疾病，可迁延数年、数十年之久，对患者身体、精神、婚姻，以及社会经济地位等均可造成严重的不良影响。社会偏见和公众歧视使患者在家庭关系、学校教育、文体活动和就业等方面常遇到挫折和限制，使患者产生耻辱和悲观心理，严重影响患者的身心健康。社会公众应对癫痫患者给予理解和支持，减少对他们造成身心的不良影响。

（四）癫痫治疗措施

癫痫的治疗分为控制发作、病因治疗和外科治疗。其中最重要的是控制发作，目前以药物治疗为主。

患者可根据癫痫发作类型选用抗癫痫药物，一旦找到可以完全控制发作的药物和剂量，需不间断地服用。目前多主张采用一种药物治疗，确认单药治疗失败后，方可加用第 2 种药物。对混合型癫痫，可以根据发作类型联合用药，但以不超过 3 种药物为宜。用药宜从小剂量开始，然后逐渐增量，以既能控制发作，又不产生毒性反应的最小有效剂量为宜。换药宜采取加用新药及递减旧药的原则，避免骤然停药。有些器质性脑病的癫痫患者可能需要终身服药；发病年龄 >30 岁者需谨慎停药，因其停药后复发率较高，需长期服药或终身服药。

有 10%~15% 患者难以用药物控制发作，可以采用外科治疗。

三、自救互救

注意生活和工作环境的防护，避免意外伤害。卧室不摆放棱角突出的家具和尖锐物品；卧床加设床挡，防止坠床跌伤；地板铺设地毯，并保持整洁。经常发作的患者最好不配戴眼镜。尽量避免游泳、登山、骑自行车、驾驶汽车、夜间独自外出等危险性活动，注意避开楼梯、河边、火炉等危险场所，避免高空作业或从事其他危险工作。

癫痫患者个体的发作形式相对固定，患者及家属应注意掌握癫痫发作的特点，预估发作的进程。对于有先兆感觉的发作，要做好预防措施，防止跌倒等意外伤害；对于毫无先兆的全身抽搐发作，应注意生活和工作环境安全。对于复杂部分性发作患者，应注意避免自伤和伤人。

癫痫发作时，应迅速使患者就地平卧或侧卧，避免摔伤。保护患者，防止自伤和伤人，但不要限制其活动。移走旁边的危险物体，以免抽搐时碰撞造成外伤。不可用力按压患者抽搐的肢体，以免造成骨折或关节脱位。密切观察有无呼吸困难、心率加快、表情惊恐、两手乱抓等窒息表现，可在关节及骨突出处加棉垫，避免皮肤损伤。

癫痫发作时，患者常出现意识丧失或短时间意识不清。应使患者头部偏向一侧，便于唾液和分泌物由口角流出。松解衣物，及时清理口鼻分泌物，保持呼吸道通畅。避免强行喂水、喂药，以免误吸入呼吸道，引起窒息或吸入性肺炎。出现窒息时，可用手清理口腔内异物，迅速压迫腹部，将引起窒息的异物挤出。

特别提醒：掐人中和按压虎口等穴位疼痛刺激不能削弱大脑异常放电，不能减缓或终止癫痫发作进程，无法促进患者苏醒。牙关紧闭时，不宜强行撬开牙齿，避免试图在患者牙齿间或口内放入任何物品，以防牙龈损伤、牙齿脱落或误吸等意外发生。

患者癫痫发作持续时间较长，或连续发作且发作间歇意识没有恢复时，应及早拨打120急救电话，尽量缩短患者缺氧时间，避免癫痫持续发生。患者家属应留意发作起始症状、抽搐开始部位，有无头眼和身体向一侧偏斜，强直和抽搐是否对称，有无意识丧失等症状。

癫痫发作结束后，患者可能出现躁动不安，应鼓励、疏导，给予理解及同情，使其消除自卑心理，恢复正常生活和情趣，增强治愈信心（图 3–6）。

记录癫痫发作时间
发作停止后
提供帮助
不要限制患者活动
不要在口中塞入任何物品
头下垫棉垫，摘除眼镜
松解衣物
采取侧卧位

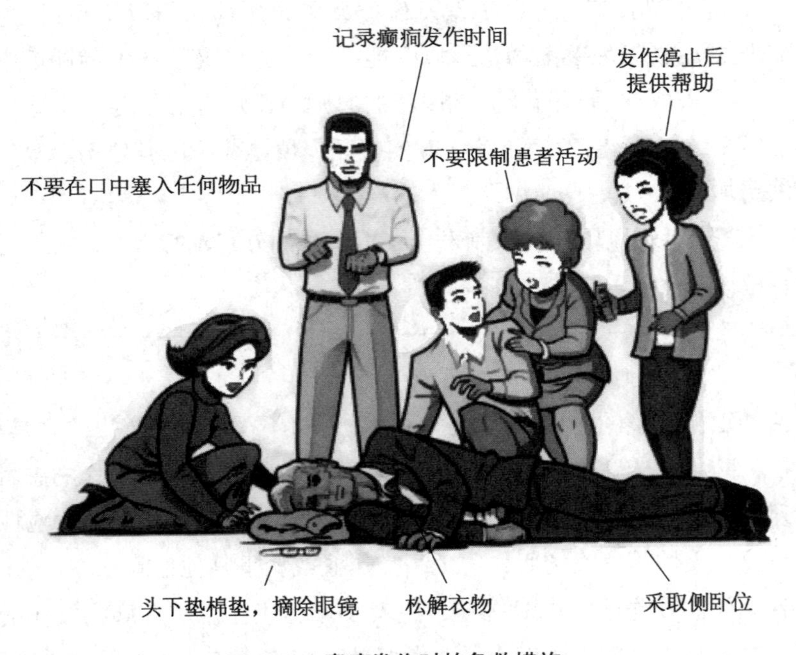

图 3–6　**癫痫发作时的急救措施**

四、重点提示

（1）癫痫的发病率与年龄有关，一般 1 岁以内患病率最高，其次为 1~10 岁。

（2）癫痫大发作是常见的发作类型，可发生在任何年龄。

（3）癫痫持续状态是一种需要抢救的急症。

（4）社会公众应对癫痫患者给予理解和支持，减少对患者身心的不良影响。

（5）保护患者，防止自伤和伤人，但不要限制患者的活动。

（6）癫痫发作时应使患者头部偏向一侧便于唾液和分泌物由口角流出，及时清理口鼻分泌物，保持呼吸道通畅。

（7）不可强行喂水、喂药，以免误吸入呼吸道，引起窒息或吸入性肺炎。

（8）出现窒息时，可用手清理口腔内异物，快速压迫腹部，将引起窒息的异物挤出。

（9）牙关紧闭时不宜强行撬开牙齿，不要试图在患者牙齿间或口内放入任何物品，以防牙龈损伤、牙齿脱落或误吸等意外发生。

（10）患者癫痫发作持续时间较长或连续发作且发作间歇意识没有恢复时，应及早拨打120急救电话。

五、自救案例

2012年7月10日下午5时54分，在乐清市区7路公交车上，一名坐在公交车前门边位置的男乘客突然张大嘴巴，双手紧抓着前面的护栏，脑袋不住地摇晃，随后双手握拳，全身不断地抽搐。驾驶员观察到了男乘客的异状，赶紧将车子停靠在路边。眼看男乘客要摔倒，驾驶员立即上前抱住他，让其平躺在公交车内的通道上。

之后驾驶员拨打了120急救电话。为了使患者及时得到救治，在征得其他乘客同意后，驾驶员将车驶往医院方向。当患者不断地吐白沫时，同车乘客迅速将其头部侧过来，使其侧卧。10分钟后，公交车到达市人民医院。经检查诊断，患者为癫痫发作。

第六节 呼吸困难

一、案例资料

26岁的阿坚有十几年的哮喘病史。由于其家庭经济条件差，疾病一直没有得到规范治疗。在外务工期间，阿坚的哮喘时有发作，虽经药物治疗病情得以控制。但病情控制后，再未坚持治疗。一天晚上阿坚哮喘发作时，打开窗户并到阳台上透气，结果因天气寒冷，冷空气的刺激加重了病情而导致死亡。

呼吸系统疾病是一种常见病、多发病，主要病变在气管、支气管、肺部及胸腔，轻者多咳嗽、胸痛、呼吸受影响，重者呼吸困难、缺氧，甚至呼吸衰竭而致死。空气污染、吸烟、人口老龄化及其他因素，使慢性支气管炎、肺气肿、肺心病、支气管哮喘、肺癌、肺部弥散性间质纤维化，以及肺部感染等疾病的发病率、死亡率有增无减。

（一）呼吸的基本概念

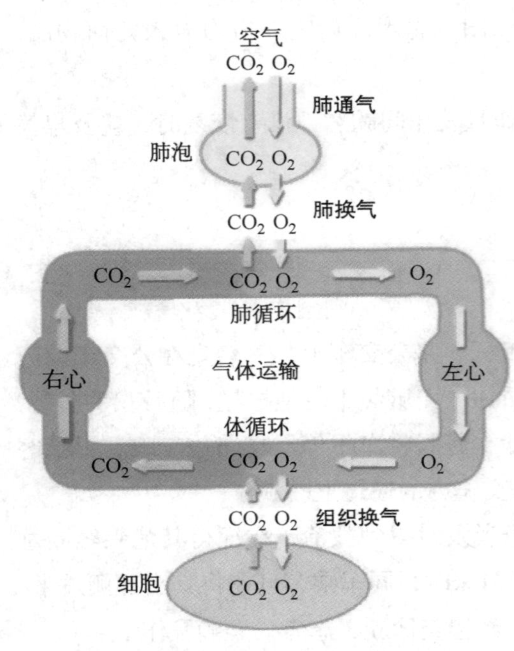

图 3-7　呼吸过程同步进行的 3 个环节

呼吸系统包括呼吸道（鼻腔、咽、喉、气管、支气管）和肺，负责与外界进行气体交换。呼吸是机体与外界环境进行气体交换的过程，呼出二氧化碳，吸进氧气。呼吸过程包括相互衔接并且同步进行的 3 个环节：①肺通气，外界空气与肺之间的气体交换；②肺换气，肺泡与肺毛细血管之间的气体交换；③组织换气，血液与组织细胞之间的气体交换（图 3-7）。

呼吸过程不仅依靠呼吸系统，还需要血液循环系统协调配合。静息状态下，正常成年人呼吸次数为 16~20 次 / 分，呼吸与脉搏比例为 1∶4，即每呼吸 1 次，脉搏搏动 4 次。新生儿呼吸为 44 次 / 分，幼儿达 20~30 次 / 分，随着年龄的增长而逐渐减慢。

常见的呼吸方式主要有胸式呼吸和腹式呼吸。胸式呼吸以肋骨和胸骨活动为主，是一种胸部向上向外的运动。大多数人，特别是女性，多数采用胸式呼吸，正常时一次能吸入约 500 ml 空气。腹式呼吸以膈肌运动为主，使横膈上下移动。腹式呼吸能够增加膈肌的活动范围，而膈肌的运动直接影响肺的通气量。腹式呼吸有助于扩大肺活量、改善心肺功能，是肺气肿及其他肺通气障碍的重要康复手段之一。

呼吸频率超过 20 次 / 分时，称为呼吸过速，见于发热、疼痛、贫血、甲状腺功能亢进及心力衰竭等。一般体温升高 1℃，呼吸大约增加 4 次 / 分。剧烈运动时，因机体供氧量增加而增加肺内气体交换，使呼吸加深加快。

当情绪激动或过度紧张时，也常出现呼吸深快，甚至过度呼吸。过度呼吸与呼吸困难不同，过度呼吸时呼出过多二氧化碳，可引起唇周刺痛、眩晕、胸痛和阵发性痉挛，持续过度呼吸可发生晕厥。出现过度呼吸时，应让患者保持镇静，用纸袋或塑料袋罩住口鼻，在袋内呼吸，使患者吸入呼出的二氧化碳，以缓解症状。平时应注意避免精神紧张等诱发因素，若反复发作则需进行专业的心理治疗。

呼吸频率低于12次/分时，称为呼吸过缓。呼吸过浅过慢见于麻醉药或镇静药过量和颅内压增高等。

（二）呼吸困难的类型及临床特征

呼吸困难（呼吸窘迫）主要包括胸闷、气短、喘息，是呼吸功能不全的重要表现，患者在主观上感觉空气不足，呼吸费力；在客观上呼吸用力，呼吸频率、深度和节律发生改变，可出现鼻翼扇动、发绀、端坐呼吸。因为呼吸困难被迫采取坐位，称为端坐呼吸，常见于心力衰竭、重症哮喘患者。呼吸困难若伴有响声，称为哮喘或喘息。呼吸困难若发生在夜间睡觉时被憋醒，稍微活动后可缓解，可再入睡，称为夜间阵发性呼吸困难，为典型的左心衰竭的表现。

1. 呼吸困难的发病原因　呼吸困难的原因较多，大多由呼吸系统疾病引起，包括上呼吸道疾病、支气管疾病、肺部疾病、胸膜疾病、胸壁疾病、纵隔疾病等。心脏疾病如急性左心衰竭、心功能不全常伴有呼吸困难，食物中毒、高原反应、气道异物或心理因素等也可导致呼吸困难。发生呼吸困难并不一定是病理状态，正常人剧烈运动后也可发生呼吸困难，休息后可恢复正常。

2. 类型

根据发病机制，可将呼吸困难分为5种类型。

（1）肺源性呼吸困难

1）吸气性呼吸困难：表现为吸气时带喘鸣音，常伴有声音嘶哑与失音。严重者吸气时胸骨、锁骨上窝及肋间隙向内凹陷。常见于喉、气管狭窄，如炎症、水肿、异物和肿瘤等。

2）呼气性呼吸困难：表现为呼气延长而缓慢，伴有哮鸣音。见于支气管哮喘和阻塞性肺病，细支气管炎常伴有咳嗽、咳痰，支气管哮喘是反复发作的呼吸困难。

3）混合性呼吸困难：可见于肺炎、肺纤维化、大量胸腔积液、气胸等疾病。

（2）心源性呼吸困难：呼吸困难是心功能不全的主要症状之一，常见于左心功能不全所致的心源性肺水肿，呈混合性呼吸困难。坐位或立位减轻，卧位及夜间明显。

（3）神经精神性呼吸困难：重症脑部疾病如脑炎、脑卒中、脑肿瘤患者可有呼吸困难并出现异常呼吸节律。重症肌无力危象引起呼吸肌麻痹，可导致严重的呼吸困难。癔症也可有呼吸困难发作，呼吸明显频速、表浅。

（4）中毒性呼吸困难：酸中毒时，表现为深而大的呼吸困难。吗啡、巴比妥药物中毒时，表现为慢而浅的呼吸困难。

（5）血源性呼吸困难：重症贫血可因红细胞减少、血氧不足而致气促，尤以活动后显著。大出血或休克时因缺血及血压下降，刺激呼吸中枢而引起呼吸困难。

3. 伴随症状

（1）哮鸣音：见于支气管哮喘、心源性哮喘；骤然发生的严重呼吸困难见于急性喉水肿、气管异物、气胸等。

（2）一侧胸痛：见于大叶性肺炎、胸膜炎、心肌梗死、肺梗死、气胸、支气管肺癌等。

（3）发热：见于肺炎、肺脓肿、胸膜炎等。

（4）咳嗽，咯脓痰：见于慢性支气管炎、肺气肿。

（5）昏迷：见于脑出血、尿毒症等。

（三）哮喘的临床特征

哮喘是一种对患者及其家庭和社会都有明显影响的慢性疾病。哮喘反复发作可导致慢性阻塞性肺部疾病、肺气肿、肺心病、心功能衰竭、呼吸衰竭等并发症。

大多数哮喘患者属于过敏体质，本身可能伴有过敏性鼻炎或变应性皮炎，常对螨虫、花粉、宠物、真菌，以及坚果、牛奶、花生、海鲜类、药物等过敏。气道炎症几乎是所有类型哮喘的共同特征。

哮喘是一种慢性疾病，多需长期治疗。应采取综合治疗措施，包括避免接触过敏原及其他哮喘诱发因素、规范化的药物治疗、特异性免疫治疗及患者教育。

三、自救互救

发生呼吸困难时，应积极采取急救措施，为治疗诱发病因争取时间。

（1）保持呼吸道通畅，清除气道内分泌物及异物。

（2）使患者保持安静，避免情绪紧张，以防加重呼吸困难。

（3）急性心力衰竭引起的呼吸困难，可取半卧位或坐位，减少疲劳及耗氧量。

（4）如条件允许，可立即给予患者吸氧。

（5）保持室内空气新鲜，通风流畅，注意保暖，避免烟雾刺激。

（6）哮喘急性发作时，可重复吸入沙丁胺醇气雾剂。

（7）发生过度呼吸时，可用纸袋或塑料袋罩住口鼻，在袋内呼吸。

（8）病情危重时，应呼叫 120，及时送医救治。

（9）若呼吸停止，应进行人工呼吸。

四、重点提示

（1）静息状态下，正常成年人每分钟呼吸 16~20 次，呼吸与脉搏比为 1 ∶ 4。

（2）常见的呼吸方式主要有胸式呼吸和腹式呼吸。腹式呼吸有助于扩大肺活量、改善心肺功能。

（3）过度呼吸时呼出过多二氧化碳，可引起四肢阵挛、唇周刺痛、眩晕、胸痛。

（4）呼吸困难主要表现为胸闷、气短、喘息，是呼吸功能不全的重要表现。

（5）严重吸气性呼吸困难者吸气时出现胸骨、锁骨上窝及肋间隙凹陷。

（6）大多数哮喘患者属于过敏体质。

（7）急性心力衰竭引起的呼吸困难可取半卧位或坐位，减少疲劳及耗氧。

（8）哮喘急性发作时，可重复吸入沙丁胺醇气雾剂。

（9）发生过度呼吸时，可用纸袋或塑料袋罩住口鼻，在袋内呼吸。

五、自救案例

2016 年 5 月 7 日，一名 49 岁梁姓男子在地铁站刷卡进站后，突然停下脚步，大口喘粗气，嘴里含混不清地念叨。地铁员工陈女士见状，连忙上前询问情况。梁某身子一歪倒在地上，双手挣扎着解开上衣纽扣。陈女士赶紧用对讲机呼叫同事，并拨打 120 急救电话。数名地铁员工迅速赶来，询问他需要什么帮助，梁某已经不能开口说话，脸色苍白，呼吸急促，之后在纸上费力地写下“氧气”两个字。经过吸氧后呼吸平缓下来。

10 多分钟后，急救人员赶到地铁站，将梁某转送医院进行抢救。经医院诊断，梁某因突发气胸导致呼吸困难，所幸及时吸氧，为抢救争取了时间。医院对梁某进行了微创手术，使其脱离生命危险。

第七节　过敏性疾病

一、案例资料

3 月 18 日清晨，12 岁的小林流鼻涕，其母到药店买回阿莫西林和感冒药。当天中午，小林按说明书将两种药物各服 1 粒，当晚又按相同剂量吃了一次。晚上 21:00，小林呕吐了一次，上床休息后感觉四肢冰凉，让母亲多加了一层被子。次日清晨，小林感觉头晕想睡觉，没去上学，中午其母亲赶回家时发现小林已停止呼吸，体表有紫斑。经鉴定:系阿莫西林过敏反应导致的死亡。

二、基本知识

过敏反应又称超敏反应或变态反应，是指身体对正常人可耐受的物质产生异常的免疫反应。导致过敏的物质可能是罕见的物质，但多数是生活用品、食物、药物等。据资料显示，全世界有 30%~40% 的人被过敏性疾病所困扰，有数亿人患过敏性鼻炎，有 3 亿人患哮喘，过敏性疾病已成为全球第六大疾病。在我国过敏性疾病的发病趋势和增长速度逐年增加，目前我国过敏总发病人数已近全国总人口的 1/3。每年的 7 月 8 日为世界过敏性疾病日。过敏性疾病患病率不断升高与长期的、持续的环境因素和生活方式改变有关。

（一）免疫系统的基本概念

免疫系统由免疫器官、免疫细胞和免疫分子组成。能防止外界病原体入侵和清除已入侵病原体及其他有害物质，称为免疫防御。能识别和清除体内发生突变的肿瘤细胞、衰老细胞、死亡细胞或其他有害成分，称为免疫监视。能通过自身免疫耐受和免疫调节使免疫系统内环境保持稳定，称为免疫调控。

1. 免疫器官　分为中枢免疫器官和外周免疫器官。

（1）中枢免疫器官：包括骨髓和胸腺，是免疫细胞发生、分化、成熟的场所。

（2）外周免疫器官：包括淋巴结、脾和黏膜相关淋巴组织，如扁桃体、阑尾、肠集合淋巴结，以及在呼吸道和消化道黏膜下层的许多分散淋巴小结和弥散淋巴组织，是 T、B 淋巴细胞定居、增殖的场所及发生免疫应答的主要部位。

2. 免疫细胞　包括固有免疫细胞和适应性免疫应答细胞两大类。

（1）固有免疫细胞：主要包括中性粒细胞、单核 – 巨噬细胞、树突细胞、自然杀伤细胞、肥大细胞、嗜碱性粒细胞、嗜酸性粒细胞等。主要发挥非特异性抗感染效应，是机体在长期进化中形成的防御细胞，能对侵入的病原体迅速产生免疫应答，也能清除体内损伤、衰老或畸变的细胞。

人体内专职吞噬功能的细胞包括中性粒细胞、嗜酸性粒细胞和巨噬细胞。中性粒细胞来源于骨髓，每分钟约产生 10^7 个，但存活期短，为 2~3 天。骨髓中的单核细胞进入组织器官后发育成熟为巨噬细胞，寿命较长，可存活几个月。

当病原体穿透皮肤或黏膜侵入组织后，吞噬细胞从毛细血管中逸出，聚集到病原体所在部位。吞噬细胞吞噬病原体后形成吞噬体，吞噬体与吞噬细胞内的溶酶体融合形成吞噬溶酶体，溶酶体中的多种杀菌物质和水解酶将细菌杀死并消化，不能消化的菌体残渣将被排到吞噬细胞外。吞噬细胞在吞噬过程中，释放的水解酶也能破坏邻近的正常组织细胞。

（2）适应性免疫应答细胞：包括 T 淋巴细胞和 B 淋巴细胞，两者都起源于造血干细胞。T 淋巴细胞随血液循环到胸腺，在胸腺激素等作用下成熟。B 淋巴细胞则在骨髓或腔上囊发育成熟。成熟淋巴细胞离开中枢免疫器官后，经血液循环趋向性迁移并定居于外周免疫器官或组织的特定区域，称为淋巴细胞归巢。淋巴细胞在各自既定的区域定居、繁殖。受抗原激活即分化增殖，产生效应细胞，行使其免疫功能。T 淋巴细胞主要对抗胞内感染、肿瘤细胞和异体细胞等，称为细胞性免疫。在特定条件下，T 淋巴细胞可产生迟发型过敏反应。B 淋巴细胞主要是产生抗体。

3. 免疫分子　免疫分子种类很多，主要包括膜表面抗原受体、组织相容性复合物抗原、白细胞分化抗原、黏附分子、抗体、补体、细胞因子、抗原等。

T 淋巴细胞受抗原刺激后产生细胞因子和补体。细胞因子参与移植排斥反应、迟发型过敏反应，清除被病毒感染的细胞及变异的细胞等。抗体与抗原结合后，可激活补体，溶解细菌，使被病毒感染的细胞膜破裂。

B 淋巴细胞在抗原刺激下转变为浆细胞产生抗体，即免疫球蛋白。免疫球蛋白分为

IgG、IgE、IgD、IgA、IgM 5 类。免疫球蛋白与相应的抗原特异性结合，使抗原凝集、沉淀或溶解，发挥体液免疫功能。

（二）过敏反应的基本概念

1. 过敏反应类型　过敏反应是指已产生免疫的机体在再次接受相同过敏原刺激时所发生的组织损伤或功能紊乱的反应。过敏反应分为速发型、细胞毒型、免疫复合物型和迟发型 4 种，其中速发型和迟发型最常见。

（1）速发型过敏反应：由 IgE 介导，肥大细胞和嗜碱性粒细胞等效应细胞以释放生物活性介质的方式参与反应；发生快，消退亦快；常表现为生理功能紊乱，而无严重的组织损伤，有明显的遗传倾向和个体差异。

（2）迟发型过敏反应：由 T 淋巴细胞介导，局部炎症反应出现缓慢，接触过敏原 24~48 小时后才出现高峰反应。常见的有接触性皮炎、移植排斥反应、细菌病毒感染等。

2. 过敏反应包括致敏、激发和效应 3 个阶段　过敏原进入机体后可选择性诱导 B 细胞产生抗体，抗体与肥大细胞和嗜碱性粒细胞的表面抗原相结合，使机体处于致敏状态。通常这种致敏状态可维持数月或更长。如果长期不接触该过敏原，致敏状态可自行逐渐消失。当相同的过敏原再次进入机体时，通过与致敏的肥大细胞和嗜碱性粒细胞表面抗体特异性结合，释放组胺等生物活性介质。生物活性介质作用于效应组织和器官，使平滑肌收缩，毛细血管扩张和通透性增强，腺体分泌物增多，引起局部或全身过敏反应。在皮肤则出现红肿、荨麻疹等；在消化道则出现呕吐、腹痛、腹泻等；在呼吸道可出现哮喘、呼吸困难等。病情严重时，可因支气管痉挛、窒息或过敏性休克而死亡（图 3-8）。

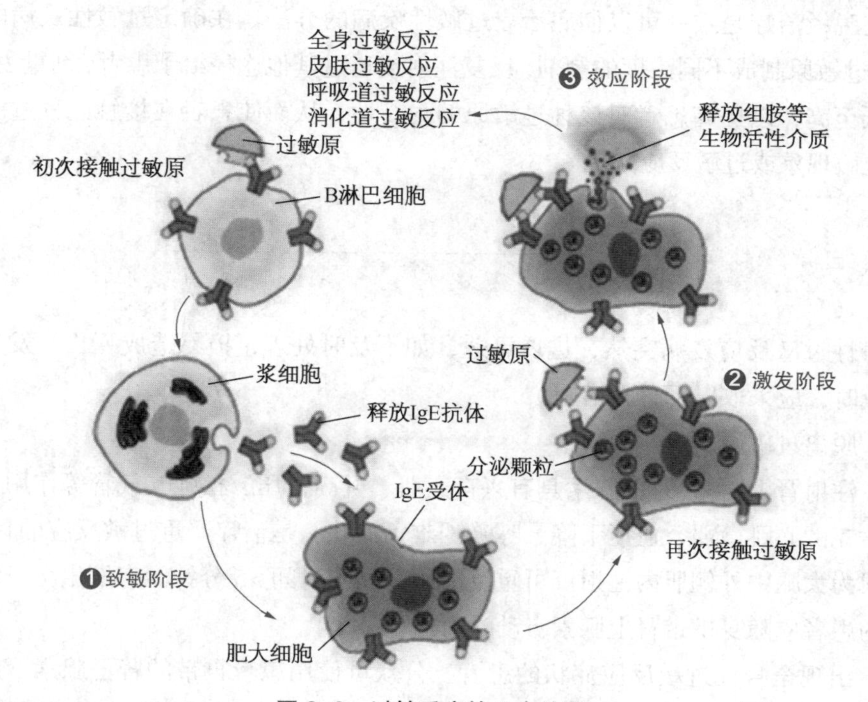

图 3-8　过敏反应的 3 个阶段

3. 过敏体质　过敏性疾病往往具有明显的遗传倾向。一般将容易发生过敏反应和过敏性疾病而又找不到发病原因的，称为过敏体质。造成过敏体质的原因复杂多样，与压力过大、营养不均衡导致的抵抗力变差、免疫功能不足有关。

过敏体质常有以下特征：①血清中 IgE 含量比正常人高；② T 淋巴细胞比例失衡；③缺乏消化酶，因蛋白质未经充分分解即吸收入血，引起胃肠道过敏反应；④缺乏组胺酶，对引发过敏反应的组胺不能分解。

4. 过敏原　诱发过敏反应的抗原物质称为过敏原。几乎所有的物质都可能引起过敏，有文献记载接近 2 万种。接触过敏原一定时间后，机体致敏。致敏期可长可短，不出现临床症状。当再次接触过敏原时，则发生过敏反应。若反复接触过敏原，症状会逐渐加重。

过敏原可通过吸入、食入、接触或注射等方式使机体过敏，是过敏反应发生的必要条件。尽量避免接触过敏原，是预防过敏反应发生的主要措施。

（三）过敏性疾病

过敏性疾病以速发型过敏反应比较常见，主要有皮肤过敏反应、呼吸道过敏反应、消化道过敏反应及过敏性休克等；常见的疾病包括过敏性鼻炎、接触性皮炎、湿疹、支气管哮喘、过敏性紫癜、过敏性休克等。

（四）抗过敏治疗

常用抗过敏药物包括抗组胺药物、钙剂、糖皮质激素、肥大细胞膜稳定剂等。抗组胺药是最常用的抗过敏药物，适用于速发型过敏反应，常用的有苯海拉明、异丙嗪、氯苯那敏（扑尔敏）、赛庚啶、氯雷他定（息斯敏）、特非那定等。

免疫脱敏治疗是唯一可以彻底治疗过敏性疾病的方法。在确定过敏性疾病的过敏原后，将该过敏原制成不同浓度的制剂，反复注射或通过其他途径给予患者，剂量由小至大，浓度由低至高，以提高患者对该种过敏原的耐受性，从而使患者在接触此种过敏原时不再产生过敏现象或过敏反应减轻。

三、自救互救

全身性过敏反应发病突然，进展迅速，如不及时处理，极易造成死亡。发生全身性过敏反应时，应采取以下急救措施。

（1）脱离过敏原。

（2）注射肾上腺素：肾上腺素具有兴奋心肌、升高血压、松弛支气管等作用，可缓解过敏性休克的心跳微弱、血压下降、呼吸困难等症状，是治疗严重过敏反应的首选药物。给药方式为大腿中外侧肌内注射。可重复应用，间隔时间 >5 分钟。有发生全身性过敏反应风险的患者应随身携带肾上腺素自动注射器。

对于出现全身性过敏反应症状的患者，公众可使用患者自带的肾上腺素。成人和体重 >30 kg 的儿童，肾上腺素的推荐剂量为 0.3 mg，肌内注射。15~30 kg 的儿童 0.15 mg，肌内注射，或按医嘱。

（3）及时呼救：公众在救护疑似全身性过敏或严重过敏反应患者时，应立即呼叫120。

（4）保证呼吸道通畅。如发生呕吐，应注意防止窒息。有条件的可给予吸氧。

（5）如发生心脏骤停，应立即施行心肺复苏。

四、重点提示

（1）过敏性疾病患病率不断升高，与长期的、持续的环境因素和生活方式改变有关。

（2）速发型过敏反应和迟发型过敏反应最常见。

（3）速发型过敏反应发生快，消退亦快。

（4）过敏反应包括致敏、激发和效应3个阶段。

（5）过敏性疾病往往具有明显的遗传倾向。

（6）几乎所有的物质都可能引起过敏。预防过敏最有效的措施是找出过敏原。

（7）常见过敏性疾病包括过敏性鼻炎、接触性皮炎、湿疹、支气管哮喘、过敏性紫癜、过敏性休克等。

（8）使用青霉素、头孢类、氟哌酸等高致敏药物前，必须进行皮试。

（9）肾上腺素是治疗严重过敏反应的首选药物，给药方式为大腿中外侧肌内注射。

五、自救案例

2017年12月4日下午，承德医学院学生徐某吃了一盒草莓后，身上出现成片的红斑，随即出现呼吸困难、发热等症状。之后徐某紧急自行到解放军266医院，刚到急诊室因呼吸困难趴在走廊的长椅上。医生发现徐某的情况属于典型的过敏性休克，经紧急治疗约20分钟后，其病情才获缓解。

第八节 腹　痛

一、案例资料

30岁的小周在4年前被确诊为胆囊多发结石，曾经发生两次急性胆囊炎，医生建议他手术治疗，以免出现并发症。小周认为胆囊至关重要，即便出了问题也不能切除，便拒绝了医生的建议。小周平时不注意饮食，喜欢高脂饮食，而且体重也严重超标。近日他在进食红烧肉等油腻性食物后出现剧烈腹痛。到医院检查后发现其胰腺周围有大量的炎性渗出物，胰腺坏死明显，诊断为急性坏死性胰腺炎。鉴于病情严重，小周被收入重症监护室。虽经全力救治，但小周的病情并无好转，陷入深昏迷，靠呼吸机维持呼吸。最终家人放弃了抢救。

二、基本知识

腹痛是常见的临床症状，可表现为急性或慢性。其病因复杂，多因腹内组织或器官受到某种强烈刺激或损伤（如炎症、肿瘤、出血、梗阻、穿孔、创伤及功能障碍等）所致，也可由胸部疾病及全身性疾病所致。腹痛的性质和强度，不仅受病变情况和刺激程度的影响，还受神经和心理等因素的影响。

（一）腹部器官的构成

腹部包括腹腔和盆腔，容纳着肝脏、胆囊、脾、胰腺、肾脏、膀胱和消化道的大部分如下段食管、胃、十二指肠、小肠、阑尾、大肠等。女性盆腔内容纳着子宫、输卵管、卵巢等内生殖器官。通常将腹部分为 9 个区域，分别为左右上腹部、左右侧腹部、左右下腹部、上腹部、中腹部和下腹部，各区域的内脏器官分布情况如图 3–9。

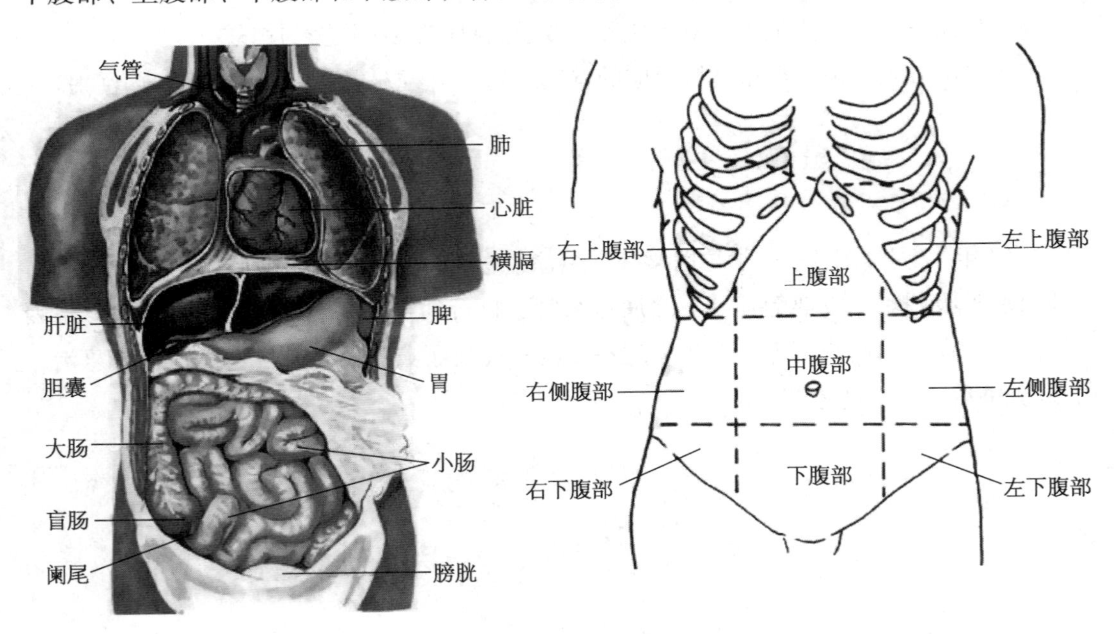

图 3–9　**腹部器官与分区**

（1）左上腹部：脾、胃、结肠脾曲、胰尾、左肾、左肾上腺等。

（2）左侧腹部：降结肠、空肠或回肠、左肾等。

（3）左下腹部：乙状结肠、女性左侧卵巢及输卵管、男性左侧精索及淋巴结等。

（4）上腹部：胃、肝左叶、十二指肠、胰头和胰体、横结肠、腹主动脉、大网膜等。

（5）中腹部：十二指肠下部、空肠及回肠、下垂的胃或横结肠、输尿管、腹主动脉、肠系膜及其淋巴结、大网膜等。

（6）下腹部：回肠、乙状结肠、输尿管、充盈的膀胱或受孕的子宫等。

（7）右上腹部：肝右叶、胆囊、结肠肝曲、右肾、右肾上腺等。

（8）右侧腹部：升结肠、空肠、右肾等。

（9）右下腹部：盲肠、阑尾、回肠下端、淋巴结、女性右侧卵巢及输卵管、男性右侧精索等。

（二）疼痛的基本概念

疼痛是继血压、呼吸、脉搏、体温之后的“第五大生命体征”，国际疼痛学会将每年的10月11日定为“世界镇痛日”。免除疼痛，是患者的基本权利。

疼痛是通过神经末梢上的痛觉感受器产生，是较为复杂的生理心理活动，包括刺激作用于机体引起的痛感觉，以及机体对伤害性刺激的痛反应。疼痛是由真实存在或潜在的身体组织损伤所引起的不舒服知觉和心理感觉，疼痛的性质有时极难描述，常用比拟的方法进行表述，如钝痛、酸痛、胀痛、闷痛、锐痛、刺痛、切割痛、灼痛、绞痛、钻顶样痛、爆裂样痛、跳动样痛、撕裂样痛、牵拉痛、压榨性痛等。痛觉作为机体受到伤害的一种警告，可引起机体一系列防御性保护反应，如逃避、啼哭、叫喊等躯体行为，也可伴有血压升高、心跳加快和瞳孔扩大等生理反应，甚至诱发休克而危及生命。疼痛位置常表明病灶所在，疼痛性质可提示病理类型。

1. 疼痛强度 疼痛是一种主观感觉，在很大程度上依靠患者的主诉，可进行测量分级。身体可认知的最低疼痛体验称为痛阈，因年龄、性别、职业及测定部位而异。相同的病变刺激在不同的患者或同一患者的不同时期所引起的疼痛在性质、强度及持续时间上有所不同。疼痛的强度大多与病变严重程度相一致。由于个体差异，有时疼痛的程度并不能反映病变的程度，不能仅凭疼痛程度来判断病情的严重程度。

（1）世界卫生组织的疼痛分度。

0度：无疼痛。

Ⅰ度：轻度疼痛，可不用药的间歇性疼痛。

Ⅱ度：中度疼痛，影响休息的持续性疼痛，需用止痛药。

Ⅲ度：重度疼痛，不用药不能缓解的持续性疼痛。

Ⅳ度：严重疼痛，持续剧痛伴血压、脉搏等变化。

（2）数字分级法：是用0~10代表不同程度的疼痛，0为无痛，10为无法忍受的疼痛（图3-10）。患者根据自身的疼痛程度确定相应的数字，用于临床疼痛的评估。

2. 内源性镇痛 人体内存在着内源性镇痛系统，可产生具有类似吗啡作用的肽类物质，如内啡肽、脑啡肽，统称为内源性镇痛物质，维持着正常痛阈，发挥生理性镇痛作用。当身体受到伤痛刺激时，内源性镇痛物质被释放出来以对抗疼痛。长时间、连续性的中量至重量级的运动、深呼吸等可促进内啡肽分泌，从而产生“跑步者愉悦感”。辣味对舌

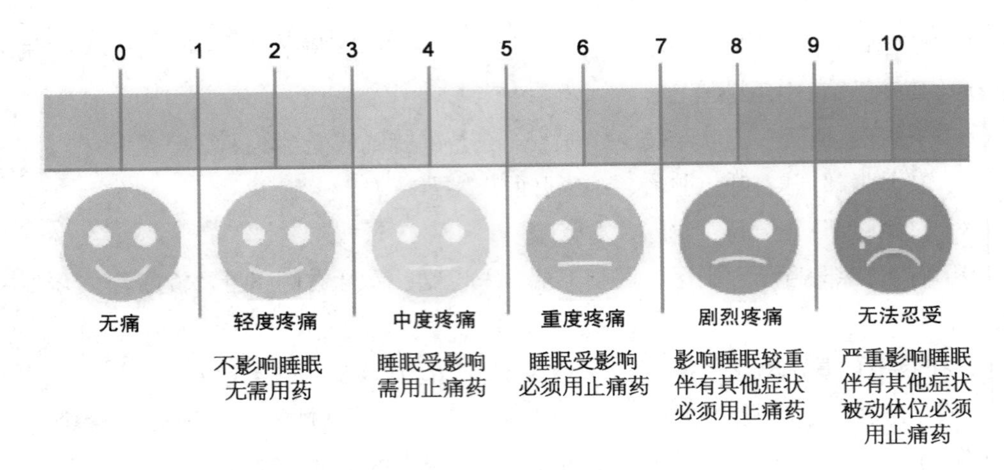

图 3-10　**数字化疼痛强度量表**

头的痛苦刺激，可使身体分泌内啡肽，在消除舌上痛苦的同时，也使人产生快感。

3. 镇痛药物　吗啡等镇痛药物可提高痛阈，减弱机体对内外环境刺激的感受性，从而减缓疼痛所引起的不愉快、焦虑等情绪。

（三）腹痛的临床特征

1. 腹痛原因　一般最早出现的腹痛位置，或压痛最明显的部位，大多为病变所在处。上腹痛多为食管、胃、十二指肠、胆系或胰腺疾病，下腹痛常由结肠病变及盆腔疾病引起。但有些病变引起的疼痛可放射至腹部外的相应区域，如急性胆囊炎引起的疼痛可放射至右肩胛部和背部；急性阑尾炎，疼痛常从上腹部和脐周开始，之后逐渐转移至右下腹固定；胃、十二指肠穿孔时，漏出的胃肠内容物可沿右侧结肠旁沟流至右下腹，产生右下腹疼痛及压痛（易误诊为急性阑尾炎）；下叶肺炎、胸膜炎可引起同侧腹部反射性疼痛；肾脏、输尿管结石或女性附件疼痛常可放射到外阴及会阴部。

（1）急性腹痛：常见于急性阑尾炎、溃疡病急性穿孔、急性肠梗阻、急性胆道感染及胆石症、急性胰腺炎、腹部外伤、泌尿道结石及异位妊娠等。

（2）慢性腹痛

1）腹腔内脏器疾病：①慢性炎症，如反流性食管炎、慢性胃炎、慢性胆囊炎、慢性胰腺炎、结核性腹膜炎、炎症性肠病等；②胃、十二指肠溃疡及胃泌素瘤等；③腹腔内脏器的扭转或梗阻，如慢性胃肠扭转、肠粘连、大网膜粘连综合征等；④脏器包膜张力增加，如肝淤血、肝炎、肝脓肿、肝癌、脾肿大等；⑤胃肠运动功能障碍，如胃轻瘫、功能性消化不良、肝曲及脾曲综合征、肠易激综合征等；⑥肿瘤压迫及浸润，如胃癌、胰腺癌、大肠癌等。

2）中毒及代谢障碍：慢性铅中毒、尿毒症等。

3）胸椎、腰椎病变：如脊椎结核、脓肿等。

4）器质性神经病变：脊髓结核、脊髓肿瘤等。

2. 腹痛类型

（1）内脏性痛：疼痛部位较模糊，多为痉挛、不适、钝痛或灼痛，常伴有恶心、呕吐、出汗等症状。

（2）腹膜刺激痛：疼痛定位较准确，出现在受累器官邻近的腹膜区域，程度剧烈而持续，可因咳嗽或变动体位而加重，可伴有局部腹肌的强直、压痛及反跳痛。

（3）牵拉痛：多为锐痛，程度较剧烈，位置明确在一侧，局部可有肌紧张或皮肤感觉过敏。

三、自救互救

引起腹痛的相关疾病甚多，机制复杂，病情急迫多变而严重，及早就医确定腹痛的原因非常重要。腹痛急性发作或剧烈时，可采取以下急救措施。

（1）对于急性腹痛，应注意观察体温、脉搏、呼吸、血压等生命体征的变化。

（2）在未明确诊断之前，不能给予强效镇痛药物，以免掩盖病情或贻误诊断。最好禁食。

（3）采取有利于减轻疼痛的体位。部分急性胰腺炎患者采取俯卧位或膝胸卧位疼痛可减轻。脏器穿孔、破裂所致的腹膜炎，患者常采取侧卧屈曲位，厌动。

（4）局部热敷有助于缓解疼痛，但急性腹痛不建议热敷。

（5）腹痛剧烈、持续不断，或伴有呕吐、高热、血便时，应尽早就医。

四、重点提示

（1）急性疼痛与组织损伤、炎症或疾病过程相关，持续时间较短，通常短于 3 个月。

（2）疼痛是一种主观感觉，在很大程度上依靠患者的主诉，对疼痛强度可进行分级。

（3）不能仅凭疼痛程度来判断病情的严重程度。

（4）腹痛常伴有其他症状，这些症状往往与腹痛的原因有关。

（5）在未明确诊断之前，不能给予强效镇痛药物，以免掩盖病情或贻误诊断。

（6）局部热敷有助于缓解疼痛，但急性腹痛不建议热敷。

五、自救案例

28 岁小菊，约半年前开始出现便血，自觉症状与痔疮非常相似，便没太当回事。随着便血的加重，1 周前小菊到医院就诊，医生建议她做直肠指检和肠镜，她都拒绝了。依然认为是痔疮在作祟，于是到药店买了痔疮药，用药后便血非但没有解决，还出现了腹痛。当天小菊因腹痛剧烈到医院就诊。经检查发现腹硬、压痛明显、肠鸣音微弱，她已经2天没解大便，排气也减少。腹部X线立位平片提示为急性肠梗阻，需要立刻住院。住院后，小菊的病情继续加重，即行手术。在剖腹探查手术过程中，医生发现导致小菊肠梗阻的罪魁祸首是直肠的恶性肿瘤。肿瘤不但完全堵塞了肠腔，还引起了严重出血。幸亏抢救及时，才保住了生命。

第九节 糖尿病急症

一、案例资料

一位72岁的老先生，退休后身体一直不错。前段时间发现明显消瘦，于是去医院做了体检。检查发现空腹血糖7.8 mmol/L，医生认为老先生患了糖尿病，便给他开了一瓶消渴丸，叮嘱他按照说明书按时服药。老先生回家后开始严格控制饮食，按时服药。第2天他突然大汗淋漓，四肢抽搐，口吐白沫，昏迷不醒。120救护车赶到时，老先生已昏迷了1.5个小时。急救人员测量血糖为0.9 mmol/L，即刻静脉推注高渗葡萄糖未见有效，又静脉滴注了多量葡萄糖溶液。老先生血糖恢复正常，但却再也未能清醒，成为植物人。

二、基本知识

我国糖尿病患病率呈迅猛增长的态势。2013年的研究报道显示，我国成人糖尿病患病率高达11.6%，已成为严重影响公众身心健康的慢性非传染性疾病之一。

（一）葡萄糖的相关概念

1747年，由德国化学家马格拉夫首次分离葡萄糖，直至1838年才被命名。葡萄糖是自然界分布最广泛的单糖，是人体新陈代谢不可或缺的营养物质，是人体生命活动所需能量的重要来源。人体从蔗糖、淀粉类食物（如米饭、馒头或马铃薯等）中获取葡萄糖，经肠道吸收入血，为身体组织细胞提供能量，维持体温，多余的葡萄糖可通过肝脏或肌肉转化为糖原或脂肪贮存。

大脑几乎全部依赖葡萄糖供应能量，只有在长期饥饿状态才以脂肪代谢产物酮体来供能。一个成年人的大脑每天约消耗120 g葡萄糖。大脑缺乏足量葡萄糖供应会引发脑功能障碍，初期表现为精神不集中、思维和语言迟钝、头晕、嗜睡、躁动、易怒、行为怪异等精神症状，严重时会出现惊厥、昏迷，甚至死亡。

（二）胰岛素的相关概念

正常人体的血糖水平由胰岛素来调节。在人体十二指肠旁边，有一长条形的器官，称为胰腺。在胰腺中散布着许多细胞群，称为胰岛。胰岛细胞可以分泌胰岛素。

胰岛细胞中储备的胰岛素约 200 U（国际单位），每天分泌约 40 U。空腹时，血浆胰岛素浓度为 5~15 μ U/ml。进餐后，血浆胰岛素水平可增加 5~10 倍。胰岛素的生物合成速度受血浆葡萄糖浓度的影响，当血糖浓度升高时，胰岛素合成加速。胰岛素可加速葡萄糖的利用和抑制葡萄糖的生成，从而降低维持正常血糖水平（图 3–11）。糖尿病患者在治疗过程中如果注射胰岛素过量，则会导致低血糖，严重时可出现胰岛素休克，如不及时抢救即可致死。

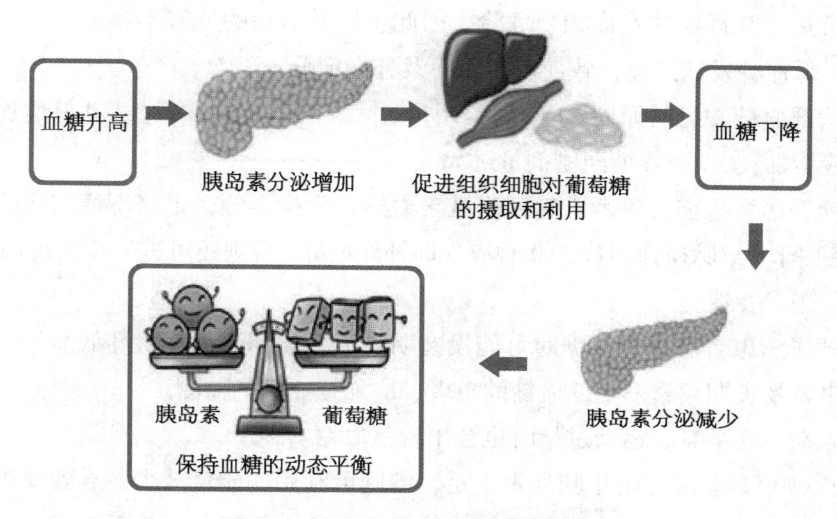

图 3–11 **胰岛素对血糖的调控作用**

（三）糖尿病的临床特征

糖尿病是一种代谢性疾病，以高糖血症为特征。胰岛素分泌缺陷或无法发挥作用时可产生高糖血症。糖尿病患者长期持续的高糖血症，可导致各种组织特别是眼、肾、心脏、血管、神经发生慢性损害和功能障碍。

临床上对糖尿病的诊断并不困难，空腹血糖 ≥ 7.0 mmol/L，或餐后 2 小时血糖 ≥ 11.1 mmol/L 即可确诊。糖尿病可分为两种类型：胰岛素依赖型（1 型）和非胰岛素依赖型（2 型）。1 型或 2 型糖尿病均存在家族发病倾向。糖尿病的发病原因至今仍未研究清楚。

1 型糖尿病：患者发病年龄轻，起病突然，约占糖尿病总人数的 5%。常存在免疫功能异常，某些病毒感染后导致自身免疫反应，破坏分泌胰岛素的细胞，使内源性胰岛素分泌减少，只服用降糖药物无效，需注射外源性胰岛素治疗。患者可出现多饮、多尿、多食和消瘦的“三多一少”症状，还可伴有尿频、尿多、口渴、疲乏无力、视物模糊、食欲正常但体重减轻以及反复出现脓肿疖子等。

2 型糖尿病：患者胰岛素分泌相对不足，常见于中老年人。肥胖者发病率高，常伴有高血压、血脂异常、动脉硬化等疾病。起病隐袭，早期无任何症状，或仅有轻度乏力、口渴。

目前尚无根治糖尿病的治疗方法，两种糖尿病都需要严格地控制饮食，选择低糖、低脂食物，如糙米、全麦面包等食物和蔬菜。减肥有助于控制病情，应坚持有规律的运动并戒烟。

（四）糖尿病昏迷

糖尿病可发生多种并发症，糖尿病昏迷尤其值得警惕。糖尿病昏迷是糖尿病主要的急性并发症，对神经系统的影响非常大，如不及时进行抢救，昏迷 >6 小时会造成不可恢复的脑组织损伤，甚至死亡。

1. 低血糖昏迷　口服降糖药物或注射胰岛素可使血糖降低。当正常人血糖 <2.8 mmol/L 时则称为低血糖，而对于糖尿病患者，血糖 <3.9 mmol/L 就应视为低血糖。糖尿病低血糖昏迷最为常见，其远期并发症相当危险，因此急性低血糖的危害不容忽视。夜间低血糖非常危险，低血糖发病迅速，致使患者来不及补充糖分。

糖尿病低血糖常见的原因：①胰岛素用量过大，且进食又少；②运动量增加，但进食量没有相应增加；③口服降糖药物剂量过大。

低血糖昏迷发生前，患者常感到饥饿乏力感，手指震颤，走路不稳，疲劳，想吃甜食，皮肤苍白干燥，脉搏强而快。此时应立即补充糖分，否则还可进一步出现烦躁、抽搐、精神失常，进入昏迷。

有些糖尿病患者出现低血糖时可能没有明显症状，称为无症状性低血糖。多见于老年糖尿病患者及长期频繁发生低血糖的患者，应加强血糖的监测。

正常人在不吃早餐、运动过量时也会出现低血糖。

2. 酮症酸中毒昏迷　由于胰岛素不足，细胞可利用的能量减少，导致体内脂肪分解加快。酮体是脂肪分解后产生的物质，正常时在血液含量很少，几乎测不出。当脂肪加快分解时，血液中酮体含量显著增加，血液变为酸性，称为酮症酸中毒。

酮症酸中毒昏迷也是糖尿病严重的急性并发症之一，其发生原因：①胰岛素停用或减量过快，或病情加重；②急慢性感染；③应激状态如外伤、手术、分娩、妊娠、急性心肌梗死、甲状腺功能亢进等；④饮食失调，进食过多或过少、饮酒过度等。

患者可出现食欲减退、恶心呕吐、极度口渴、皮肤干燥，并有心慌气短。严重时有头晕、嗜睡、烦躁，继而意识逐渐模糊、反射迟钝而陷入昏迷。患者呼吸深大，呼气中可闻及烂苹果气味，此时应立即就医，否则可危及生命。

3. 高渗性昏迷　发生率不高，但病情严重，多见于老年人。主要表现为严重脱水、高糖血症、高血浆渗透压和神经精神症状。常见的诱因包括：①严重感染；②急性胃肠疾病；③暴饮暴食；④输入大量葡萄糖；⑤急性胰腺炎、急性心肌梗死、肾功能减退，以及服用引起血糖升高和脱水的药物等。应激状态如心脑血管意外、急性感染、创伤都可能导致血糖一过性升高，通常 1~2 周可恢复正常。

三、自救互救

糖尿病患者失去控制血糖的能力，大多数能够通过注射胰岛素、服用降糖药物，甚至只需控制饮食就能维持正常生活。出现糖尿病急症可危及生命。

（一）积极预防低血糖

预防重于救治。预防低血糖发生应注意以下几个方面。

1. 生活规律　规律饮食，戒烟限酒，按时分餐进食，保证每日基本稳定的摄食量。不能准时进餐时可以适当吃些点心、饼干等食物，睡前加餐可有效预防夜间低血糖的发生。使用胰岛素或口服降糖药的糖尿病患者外出活动时，应携带糖尿病保健卡和预防低血糖的葡萄糖片、饼干等，以便在发生低血糖反应时能及时进行自救，也有助于他人了解病情。

2. 适量运动　运动可使糖尿病患者血糖降低，提高胰岛素的敏感性。但应控制运动时间及强度，尽量避免空腹运动。建议老年糖尿病患者以慢跑、散步等低强度运动为主。运动以餐后30~60分钟为佳，此时血糖一般较高，发生低血糖的风险较低，并根据运动量及时调整胰岛素剂量或者加餐。

3. 合理用药　注射胰岛素后15~30分钟及时进餐。未能及时进餐者需食用一些甜点等食物。药物使用过量是低血糖发生的主要原因。每次注射胰岛素前应仔细核对剂量，保证胰岛素剂量准确，防止因剂量不准导致血糖水平波动。服用药物时尽量避免饮酒，防止酒精与药物发生反应，导致低血糖的发生。酒精也可能通过刺激胰岛素分泌，导致血糖下降，故糖尿病患者应该限制饮酒。

4. 监测血糖　建议注射胰岛素的患者自备血糖仪，每天至少检测1次血糖。对于无症状的低血糖患者应加强血糖监测。合并肝、肾功能不全的患者可以多次监测血糖，及时了解血糖动态变化。使用强度较弱、半衰期短的药物，便于及时调节药物剂量，避免药物在体内蓄积导致低血糖。若血糖有较大的波动，应及时由医生调整治疗方案，不建议擅自更改治疗方案。测量血糖时，应让血自然流出，避免用力挤血，造成血糖检测不准。

5. 及时就医　如有恶心呕吐、腹痛腹泻等症状不能正常进食时，应适当停止或减量使用胰岛素及降糖药物，并及时到医院就诊。

（二）糖尿病急症的救治措施

患者感到意识不清或不适时应提高警惕，及早采取适当的措施纠正低血糖。低血糖时可能表现各种各样的症状，包括意识错乱、行为改变、出汗或发抖。出现以下症状者应怀疑发生了低血糖昏迷。

（1）先出现心慌、冷汗、恶心的感觉，逐渐昏睡，呼之不应。

（2）早晨起床时呼之不醒，浑身发凉，可见出冷汗，但无其他明显的生命体征异常。

（3）有糖尿病病史，口服降糖药，近几日进食不正常，或腹泻、呕吐、感冒发烧，逐渐出现意识障碍、神志恍惚，并发展为昏迷。

患者意识尚清醒、能吞咽进食时，可给予含糖的食品或饮料，如葡萄糖片、果汁等，10~15分钟后可追加一次；若患者的状况发生恶化或没有改善，则应立即呼叫120，送医治疗。糖尿病患者出现低血糖症状时，摄入葡萄糖片或含糖饮食15分钟后才可能缓解症状。

当患者出现意识模糊、抽搐，或不能遵循简单指令、无法安全吞咽时，不可强行让其进食，应立即呼叫120，送医治疗。

四、重点提示

（1）大脑几乎全部依赖葡萄糖供应能量，缺乏足量葡萄糖供应会引发脑功能障碍。

（2）注射胰岛素过量会导致低血糖，严重时可出现胰岛素休克。

（3）糖尿病可发生多种并发症，糖尿病昏迷尤其值得警惕。

（4）对于糖尿病患者，血糖 <3.9 mmol/L 就应视为低血糖。

（5）低血糖昏迷发生前，患者常感到饥饿乏力感，手指震颤，走路不稳，感觉疲劳，想吃甜食，皮肤苍白干燥，脉搏强而快。

（6）有些糖尿病患者出现低血糖时可能没有明显症状，称为无症状性低血糖。

（7）酮症酸中毒昏迷时，呼气中可闻到烂苹果气味。

（8）发生糖尿病急症时患者意识尚清醒、能吞咽进食时，可给予含糖的食品或饮料，摄入葡萄糖片或含糖饮食 15 分钟后才可能缓解症状。

（9）发生糖尿病急症时患者意识模糊、出现抽搐，或不能遵循简单指令、无法安全吞咽时，不可强行让其进食，应立即呼叫 120，送医治疗。

五、自救案例

6 岁女孩小盈，身材瘦小，但看起来还比较健康，以往也没查出有何疾病。但是，小盈饭量很大，而且非常爱吃零食，属于“吃不胖”的孩子。

7 月 9 日，小盈轻度发热、轻咳，伴有气喘。一向爱吃东西的她，变得食欲不振，饭量减少。家长没太在意，认为只是普通感冒。第 2 天，小盈病情加重，突然昏迷，被紧急送到市区一家医院，医生诊断她患了脑炎。随后被转送到省妇幼保健院儿科重症监护室时，小盈神志不清已经 4 个小时，呼之不应，四肢冰冷，病情危急。经检查后发现，其血糖已达 26 mmol/L，有生命危险。小盈昏迷的原因为 1 型糖尿病引起的酮症酸中毒，伴有中度脱水、脑水肿等。经过 3 天的抢救小盈终于苏醒，转入普通病房，接受胰岛素规范化治疗。

第十节　骨质疏松症

一、案例资料

阴雨连绵，张大妈患上了感冒。在去菜场的路上，她打了一个喷嚏，顿时感觉胸部剧烈疼痛，整个人已经站立不稳了。旁边的好心人把张大妈扶回家，经休息后疼痛仍不能缓解。即去医院做了检查，X线拍片发现，张大妈骨头里的骨小梁结构相当稀疏，被确诊为多发性肋骨骨折。骨折是因为严重的骨质疏松所导致。

二、基本知识

随着人类寿命的延长和老龄化程度加剧，骨质疏松症发病率处于上升趋势，骨质疏松症被世界卫生组织列为仅次于心血管疾病的第二大危害人类健康的疾病，是困扰老年人群的主要疾病，其发病率已经紧随糖尿病、阿尔茨海默病（老年性痴呆），跃居老年疾病第三位。据统计，目前我国是全球骨质疏松患者最多的国家，40岁以上人群发病率为19.74%，约有1.12亿患者群。为引起对防治骨质疏松症的重视，世界卫生组织将每年的10月20日定为世界骨质疏松日。

骨质疏松症是一种以骨量下降、骨微细结构破坏为特征的退化性骨病。该病女性多于男性，常见于绝经后妇女和老年人。骨的脆性增加，发生骨折的危险性大为增加，即使是轻微的创伤或无外伤的情况下也容易发生骨折。女性一生发生骨质疏松性骨折的危险性达40%，男性为13%。

（一）骨骼成分

人体共有204块骨骼，分为颅骨、躯干骨和四肢骨。骨骼内在结构复杂，呈蜂巢状立体结构。骨骼含有有机质、无机盐和水等成分。

骨的有机质由胶原蛋白、糖蛋白、多糖、骨基质、胶原纤维等构成，包括细胞成分和细胞间质。细胞成分包括成骨细胞、破骨细胞和骨细胞；细胞间质由骨基质和胶原纤维构成。有机质使骨骼具有一定的弹性和韧性。

骨的无机盐部分称为骨盐，主要是钙与磷的化合物，结晶羟磷灰石和无定形磷酸钙分布于有机质中。人骨有25.6%的钙和12.3%的磷，钙磷比值为1.6，另外还有钠、镁、钾等。骨盐与胶原纤维和基质结合使骨具有一定硬度。人体骨骼起着支撑身体、储存矿物质的作用。

（二）骨密度

人体骨矿物质含量与骨骼强度和身体内环境稳定密切相关，是评价健康状况的重要指标。骨密度，全称骨骼矿物质密度，是骨骼强度的一个重要指标。骨密度检查是确定钙丢失程度的监测方法，可反映骨质疏松程度，是预测骨折危险性的重要依据。

人体的骨密度处于不断变化的过程中，受各种因素的影响。先天因素是指种族、性别、年龄及家族史；后天因素包括药物、疾病、营养及生活方式等。

骨质疏松症的高危人群包括老龄、女性绝经、母系家族史（尤其髋部骨折家族史）、低体重、性激素水平低下、吸烟、过度饮酒或咖啡、体力活动少、饮食中钙和（或）维生素D缺乏（光照少或摄入少）、有影响骨代谢的疾病、服用影响骨代谢的药物等。

（三）骨质疏松症的临床表现

骨质疏松症是以骨强度下降、骨折风险性增加为特征的骨骼系统疾病。骨强度包括骨密度和骨质量两个方面。

骨质疏松症分为原发性和继发性两大类。原发性骨质疏松症又分为绝经后骨质疏松症（Ⅰ型）、老年性骨质疏松症（Ⅱ型）和特发性骨质疏松（包括青少年型）3种。其中，绝经后骨质疏松症一般发生在妇女绝经后5~10年内；老年性骨质疏松症一般是指老人70岁后发生的骨质疏松。其他由疾病或药物等一些因素所诱发的骨质疏松症称为继发性骨质疏松症。绝经后骨质疏松症及老年性骨质疏松症临床最为多见。

疼痛、驼背、身高降低和发生脆性骨折等是骨质疏松最常见的症状。骨质疏松症常被称为“沉默的杀手”，大多数患者早期常无明显症状，往往在骨折发生后经X线检查或骨密度检查时才发现已患有骨质疏松症。

患者可有腰背酸痛或周身酸痛，负荷增加时疼痛加重或活动受限，严重时翻身、起坐及行走有困难。骨质疏松严重者可有身高缩短和驼背。骨折是骨质疏松症最常见和最严重的并发症，通常在日常负重、活动、弯腰和跌倒后发生，轻者影响机体功能，重则致残，甚至致死。在骨折发生前，通常无特殊临床表现。骨质疏松性骨折的常见部位是椎体、髋部、前臂远端、肱骨近端和骨盆等，其中最常见的是椎体骨折。

（四）防治措施

人的各个年龄阶段都应当注重骨质疏松的预防，婴幼儿和年轻人的生活方式都与骨质疏松的发生密切相关。应从儿童、青少年做起，注意合理膳食、坚持科学的生活方式、坚持体育锻炼，将骨峰值提高到最大值是预防生命后期骨质疏松症的最佳措施。对有遗传基因的高危人群，重点随访，早期防治。人到中年，尤其是妇女绝经后，骨丢失量加速进行。此时期应每年进行一次骨密度检查。

1. 补充钙质　骨质疏松症的发生与骨峰值和骨量丢失密切有关。从儿童时期摄入富含钙的食物，如牛奶、奶制品、奶酪、豆制品和深色蔬菜，可获得理想的骨峰值。足量的钙补充可减少成年后骨量的丢失。我国营养学会制定的成人（年龄<50岁）钙剂推荐量为每日800 mg，年龄≥50岁者为每日1 000 mg。

2. 低钠饮食　低钠饮食可减少尿钠和尿钙的排出。盐的每天摄入量严格控制在4 g以下，或改吃高钾低钠盐。

3. 适量蛋白质　蛋白质是骨骼有机质合成的重要原料。长期低蛋白饮食，骨基质蛋白合成不足，不利于骨的生长、发育和维持。但高蛋白饮食会促使尿钙排出，过多蛋白质的摄入可增加负钙平衡。盲目减肥，可影响性腺功能，易诱发骨质疏松症。

4. 积极运动　运动是影响骨强度的重要因素。以中等强度的运动为宜，如行走、打太极拳等。

5. 多晒太阳　多晒太阳可使人体自身合成维生素D增加，预防维生素D缺乏，每天日光照射20~30分钟。皮肤经光照生成维生素D后可储存在脂肪组织内，缓慢释放。老年人皮肤合成维生素D能力降低，可适量补充维生素D。钙剂联合维生素D可减少发生骨折的风险。

6. 戒烟限酒　吸烟使肠钙吸收减少，增加氧自由基，引起骨吸收，骨量丢失。乙醇影响肝脏维生素D的生成，影响肠钙的吸收。乙醇也直接作用于成骨细胞而抑制骨的形成。

7. 预防跌倒　老年人因肌力减低、平衡功能差、机体反应慢和视力减退等，容易跌倒。老年人90%以上的骨折由跌倒引起，因此预防跌倒很重要。洗澡、雨后注意防止意外摔伤。

三、自救互救

1. 自我测试　尽管骨质疏松症发病率高、危害大，但却可防可治。以下问题任何一项回答为“是”者，则为骨质疏松的高危人群，应当到骨质疏松专科门诊就诊。

（1）您是否曾经因为轻微的碰撞或者跌倒就会伤到自己的骨骼?

（2）您连续3个月以上服用激素类药物吗?

（3）您的身高是否比年轻时降低了3 cm？

（4）您经常过度饮酒吗（每天饮酒2次，或1周中只有1~2天不饮酒）？

（5）您每天吸烟超过20支吗?

（6）您经常腹泻吗（由于腹腔疾病或者肠炎而引起）？

（7）父母是否有轻微碰撞或跌倒就会发生髋部骨折的情况?

（8）女士回答:您是否在45岁前就绝经了?

（9）女士回答:您是否曾经有过连续12个月以上没有月经（除了怀孕期间）？

（10）男士回答:您是否患有阳痿或者缺乏性欲?

2. 老人跌倒的救治措施

（1）老人跌倒不要急于扶起。

（2）如有呕吐，应将其头部偏向一侧，并清理口、鼻腔呕吐物，保证呼吸通畅。

（3）如有抽搐，可在身体下垫软物，防止碰伤、擦伤，不要硬掰抽搐肢体，防止肌肉、骨骼损伤。

（4）如有外伤、出血，应立即止血、包扎。

（5)查看有无提示骨折的情形,不要随便搬动,以免加重病情。如需搬动,应保证平稳,尽量平卧。

（6）如患者意识清楚，应询问其跌倒情况及对跌倒过程是否有记忆。如不能记起，可能为晕厥或脑卒中，应立即拨打120。

（7）如伤者试图自行站起，可协助其缓慢起立，坐、卧休息并进行观察。

（8）如伤者意识不清，应立即拨打120。

（9）如呼吸、心跳停止，应立即进行胸外按压、口对口人工呼吸等急救措施。

四、重点提示

（1）骨质疏松症女性多于男性，常见于绝经后妇女和老年人。

（2）骨密度检查是确定钙丢失程度的监测方法，可反映骨质疏松程度，是预测骨折危险性的重要依据。

（3）雌激素与骨代谢有着密切的联系。

（4）饮食中营养失衡、蛋白质摄入过多或不足、高钠饮食、维生素 D 缺乏（光照少或摄入少）都可诱发骨质疏松。

（5）当钙摄入不足时，骨骼中的钙就会释放到血液里，以维持血钙浓度。

（6）人体 90% 的维生素 D 通过阳光紫外线照射，在皮肤内合成；其余 10% 通过食物摄取。

（7）疼痛、驼背、身高降低和发生脆性骨折等是骨质疏松症最常见的症状。

（8）各个年龄阶段都应当注重骨质疏松的预防。

（9）老年人 90% 以上的骨折由跌倒引起。老人跌倒不要急于扶起。

五、自救案例

2011 年 12 月 1 日上午，福州淅淅沥沥飘着细雨，微冷。一名年过六旬的老人走路不慎被绊倒，磕伤了头部。老苏和一名途经的小伙子伸出了援手，见摔伤的老人试图自己起身，老苏劝说老人别乱动，直至 120 急救人员到达现场，将其送往医院。

第四章 创伤的救治

创伤已列当今人类第 5 位死亡原因。统计数据显示，全球每年死于创伤的人数高达 500 万，平均每分钟就有 9.5 人因意外创伤死亡。我国每年的创伤死亡人数高达 70 万，成为目前最大的公共卫生问题之一。在儿童、青少年和中青年人，创伤更是最主要的死亡原因。死亡的青少年和儿童中,创伤原因分别占 80% 和 60%。在中年群体（40~50 岁），除癌症和心脑血管疾病外，创伤也是死亡的主要原因。

第一节 创伤的预防

创伤救治所耗费的医疗费用数目可观，其他间接经济损失更是不可计数。创伤所带来的经济影响不仅是针对伤员及其家人，整个社会都会被殃及，结果是:一人严重受伤，众人付出代价。创伤带来不必要的死亡或残障，也会缩短人类预期寿命。因伤致死的数字只是创伤问题的冰山一角。“创伤三角”则较全面地反映了创伤对公共健康的影响（图 4-1）。

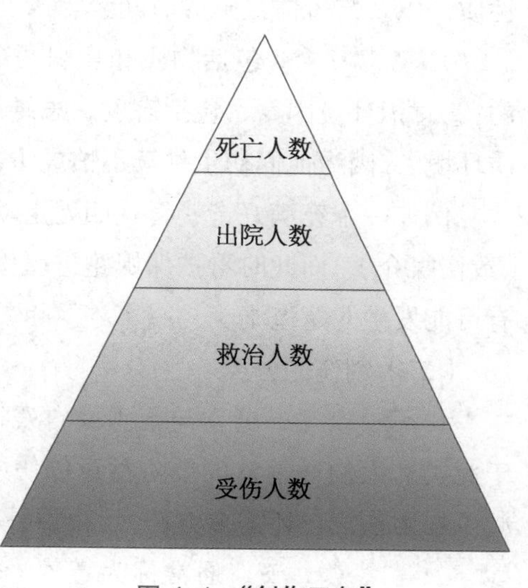

图 4-1 “创伤三角”

1966 年，美国国家科学研究院发表了《意外死亡及伤残——被现代社会所忽略的疾病》。书中写道:“创伤问题的长远解决办法是防患于未然……要预防意外，必须在家庭、学校、办公室等地点提供培训；通过媒体不断呼吁市民注意安全，举办急救课程及公众宣教；通过监管机构巡视及监控以加强效果”。

意外一般是指“偶然发生或原因不明的事件”或“因为不小心、不留意或无知所导致的不幸事故”，显然大部分创伤事故属于后者。在创伤事故发生前，预防是重点。社会各界应上下一心，加强普及预防工作。应引导公众减少意外伤害发生，如通过法律法规手段要求驾车时必须使用安全带、为儿童配备安全座椅，驾驶摩托车时必须佩戴头盔，严禁酒驾、醉驾，鼓励以非暴力方式解决冲突。

一、创伤是流行病

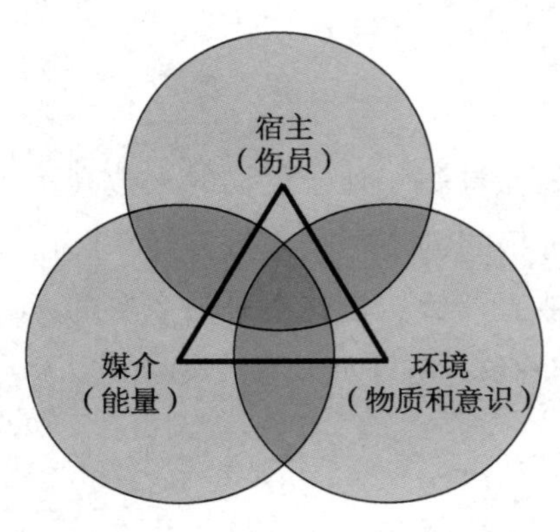

图 4–2　流行病发生的 3 个要素

创伤被称为“被忽略的流行病”。流行病的发生包括 3 个要素，即媒介、宿主和环境因素（图 4–2）。要对抗某种流行病，可以通过为宿主接种疫苗、使用抗生素消灭媒介、改善环境卫生减少传播。尽管流行病和创伤导致的后果明显不同，但两者发生的机制却极其相似。

（一）创伤的 3 个要素

1. 创伤事故的宿主　伤员，受伤难易程度取决于内在和外在因素。①内在因素，包括智力、性别和反应灵敏程度；②外在因素，包括酒精或药物中毒、愤怒情绪和社会责任感等。同一个人在不同时间受伤的可能性也各不相同。

2. 创伤的媒介　能量，即机体能否承受致伤的能量，取决于能量释放的速度、形态、性质，以及与机体接触的时间。

3. 环境因素　包括物质和意识两个部分。①物质环境因素，是指外在可见、可感知的；②意识环境因素，包括态度、思维及判断力。例如年轻人喜欢参与一些高危活动（物质环境），因为他们初生牛犊不怕虎（社会环境）。

例如一个充满好奇、喜欢四处走动的 2 岁幼童（宿主），注意到游泳池中漂浮的彩球（致伤媒介），而此时看护保姆跑进屋接听电话，而忘记采取必要的安全措施（环境），便有可能发生儿童淹溺。

（二）创伤的分类

1. 蓄意创伤　通常与暴力或自残行为有关，如谋杀、自杀、家庭暴力、战乱等均属于此类。人们通常认为预防蓄意创伤主要是刑事司法部门和精神健康体系的责任，但要减少暴力伤亡，还需多方努力，共同构建和谐的社会环境。

2. 非蓄意创伤　通常称为意外。但“意外”不足以表达因车辆碰撞、跌倒或触电、淹溺所造成的非蓄意创伤事故。意外似乎暗示个体受伤是因为命中注定、神的旨意或运气欠佳;常暗指受伤是偶然发生，所以不可避免。这种关于意外的理解有待于改变。

预防胜于治疗。通过预防避免伤害，潜在伤员及其家人便不必蒙受痛苦或经济损失。识别高危人群、高危的物品和高危的环境，针对高危人群或高危环境开展相关预防工作，可以惠及社会的每个阶层。

二、创伤死亡的3个高峰期

第一高峰期:伤员在事故发生后的数分钟至1小时内死亡，称即刻死亡。重要生命器官受到严重损伤的伤员，即使给予及时的医疗救治，也是无力回天，存活机会依然很小。要降低即刻死亡的发生率，防患于未然是最佳策略，因此预防创伤事故的发生至关重要。

第二高峰期:伤员在事故发生后数小时内死亡，称初期死亡。这类伤员常存在严重的外出血和内出血。若救治措施和策略及时得当，可极大地提高伤员的存活率，这是开展自救互救的黄金时段，因此大家提出“创伤黄金抢救1小时”的概念，就是希望能在创伤事故发生后的第一时间内积极采取合理有效的救治措施，提高伤员的存活率。受现场条件和施救者经验的限制，往往难以控制严重的外出血和内出血，更无法在现场进行输血，因此伤员和施救者除尽己所能采取自救互救措施外，最重要的是迅速呼叫120，争取在最短的时间内得到专业救治。

第三高峰期:伤员在事故发生后数日至数周内死亡，称后期死亡。现代创伤救治技术尚无能力完全阻止创伤后期发生的器官功能衰竭。多器官功能衰竭的发生除与创伤的严重程度有关外，还与第一时间的现场自救互救效果、是否及时呼叫120、院前急救人员能否快速到达事故现场，以及是否将伤员在最短时间内送达具有救治能力的创伤救治中心有着密不可分的关系。

现场自救互救是否及时有效，可以获得迥然不同的结果:生与死、短暂伤残与严重或永久伤残、重返社会自食其力与因伤残成为家庭社会负担。例如，对于一名颈椎骨折伤员，若能在现场获得适当的颈椎保护措施，则能够顺利康复，行动自如，回归正常生活和工作。相反，如果没有得到适当的救治，伤员可能会终生四肢瘫痪，卧病在床。这样的例子不胜枚举。

三、创伤的预防计划

制定创伤预防计划是为了改变创伤高危人群的认知、态度及行为。仅仅依靠宣传教育、分发科普资料，并不足以达成预防创伤的目的。创伤预防的措施必须足以影响社会的态度，最重要的是改变人们的行为，并最终养成良好的习惯。防伤计划任重道远，但却并非遥不可及。

创伤事故复杂多变，预防创伤需要一系列的预防措施，在事故发生链条的不同节点发挥作用。预防措施主要是控制能量的释放，或增加人体的承受程度。预防策略分为主动和被动两类。被动策略不需要人的参与，如自动洒水系统和汽车安全气囊。被动措施效果较佳，因为不需要人下意识地做出动作就可以得到保护。被动措施往往需要技术和成本的投入，还可能需要立法和执法的配合，在推行上可能会有难度。主动策略需要被保护者的合作才能奏效，如扣上安全带、安装儿童安全座椅、戴上安全头盔等。

可在创伤发生的前、中、后分别采取不同的防伤策略。在创伤事故发生前，可着重预防事故的发生，如限制醉酒驾车、限制车速、在事故易发路段加强警示等。在创伤事故发生时，应着重降低创伤的严重程度，如系扣安全带、安装安全气囊、强制安装儿童安全座椅、佩戴头盔等。在创伤事故发生后，则着重现场自救互救，及时呼叫120，畅通绿色通道，合理设置创伤救治中心等。

四、创伤的预防实施

一般通过3种方法实施创伤预防，即教育、执法和安全技术。

1. 教育　可以传播信息，其效果取决于受教育对象的参与程度。教育需要对象的参与配合，属于主动策略。教育普及比较常用，是最容易实施的一种，不过其成效却不显著。首先，目标对象可能从来没有接收信息。即使获悉了信息，有些人也可能采取对抗态度或并不完全接纳而不改变其行为。接纳信息的对象也可能只是出于好奇而浅尝辄止，或者只不过是三分钟热度。尽管如此，教育策略却在以下几个方面显示了特别成效：①教育儿童基本的安全行为和技巧，会令他们终生受益；②根据不同的年龄群体，进行针对性教育；③改变市民的风险观念和意识；④教导消费者使用更安全的产品。

2. 执法　是利用法律的强制力，迫使公众依从简单而有效的预防策略。政府部门有权制定法律、法规，促进公众的安全、健康和整体福利。立法在某种程度上限制了个人的自由。法规中的命令往往是要求式或者禁止式，对象可以是人、物或者环境状况。

3. 安全技术　属于被动策略。每当事故发生时，合理有效的安全防护技术能够提供重要的协助，如室内自动洒水系统、车辆的倒车报警器等。这种技术防伤策略近乎完美，但是所需费用非常高昂。在产品设计过程中加入安全元素，必然会提高产品的价格，消费者可能不愿意为此埋单。

五、公共卫生模式

对于创伤的预防，人们往往说得多做得少。创伤是一个复杂的问题，不能仅仅指望单个机构的努力。公共卫生模式就是联合多个领域、多个行业如流行病、医疗、公共卫生、社区服务、财政及司法，以社区为基础，通过数据监测、识别风险因素、评估预防措施、落实执行等步骤来达成预防创伤的目标。

1. *数据监测* 是在社区内收集数据的过程。数据资料来源包括创伤死亡数据、住院及出院统计数据、医疗记录、创伤登记资料、警方报告、院前救治、医保支付等。

2. *识别风险因素* 有时风险因素显而易见，如在致命性车祸中发现司机曾经酗酒；而有时风险因素需要反复甄别才能确定。院前急救人员在创伤事故的现场可识别引发事故的真正风险因素，在现场有更多的机会与伤员沟通，更熟悉事故发生的环境，因此其对信息的掌握更准确、更具体。院前急救人员应将相关信息提供给院内急诊医生，或及时进行总结分析。

3. *采取适当的防范措施* 对创伤预防策略优化和完善，制定可行性的工作方案，运用教育、执法或技术设计策略，使落实执行富有成效。

4. *评估创伤预防的成效* 重点分析社会人群的态度、技巧和判断力是否发生改变，行为上的转变是否降低了创伤的危害程度。

实践证明，在社区范围内，通过多方努力，可以识别创伤问题的“伤员类型、创伤种类、事故地点、时间和原因”。公共卫生模式可以有效地控制创伤的发生，降低创伤的危害程度，减少创伤导致的经济损失。

六、急救服务前移

传统上，院前急救服务是在事故发生后才开始伤员的救治，院前急救人员对创伤成因的了解还不多，对预防创伤如何发挥作用的理解还不够。结果是伤员有可能重蹈覆辙，再次受伤。另外，院前急救人员收集创伤资料的意识还不够强，数据不够完整和规范。

公共卫生模式提倡采取先知先觉的态度，重点关注如何改变宿主、媒介和环境，强调创伤的预防。院前急救在公共卫生服务体系中具有不可或缺的独特地位。院前急救服务的参与，使得公共卫生模式的创伤预防工作在每个阶段都受益匪浅。

院前急救人员要善于把握现场宣教的机会，可以将防伤信息直接传达给个别高危人员。人们大多相信医生的话，并愿意仿效他们的行为。在处理非危急伤员时，急救人员往往不需要进行救助措施，可能会觉得白跑一趟，然而此时可能是进行防伤教育的最佳时机。急救人员可以在现场提供防伤指导，此时伤员及其家属在心态上很容易接受。在运送途中，伤员及其家属也愿意倾听医务人员关于创伤的话题。完成宣教示范只需几分钟时间，并不会妨碍治疗或送院。当然，并不是每次现场急救都允许进行防伤指导。在遇到严重伤员时，急救人员需要集中精力进行抢救。

院前急救人员自身也要加强自我保护意识，必须谨记：一个急救人员最有价值的服务就是防止自己受伤。院前急救人员的日常工作往往危急四伏，随时都可能受伤致残，甚至失去生命。院前急救人员的工作不分户内、户外，也不管刮风下雨，时常需要跪下、弯腰和抬举重物。救护车警笛的噪声可使他们的听力减退；搬运伤员可使他们腰背部受伤；还要面对可能感染肝炎及艾滋病等疾病的风险，抑或被服用过量药物或精神疾病伤员暴力袭击的风险。这份工作不单费力，精神压力也很大，经常需要面对命悬一线的处境和伤员痛苦号哭的场景。长期在危险环境工作，有可能使急救人员丧失警惕性。管理不善或者急救人员对潜在危险的麻木，都会导致致命性的后果。

急救人员自身实行防伤措施至关重要。加强教育可以提升健康、预防背部受伤、增加警觉性、防范有暴力倾向的伤员。完善立法和执法，如规定救护人员必须接受适当的体能训练，合理处置有暴力倾向的伤员。提高硬件技术，如评估救护车内救护设备及座椅的位置、使用安全带、身体检查、体能训练等。

第二节 创伤机制

某种形式的物理能量作用于人体可造成伤害。能量有5种存在形式，即机械能、化学能、热能、辐射能和电能。机械能是最常见的致伤因素，如发生车祸时因机械能的作用而受伤；当身体接触到腐蚀性化学物质时，便会因化学能而受伤；烫伤因热能作用而致伤；强烈日光的辐射能可损伤皮肤；身体触电时则受到电能的损害。

理解创伤的运动学原理及损伤机制，有助于判别创伤类型，识别某些隐秘性创伤，提供合理的救治措施，避免伤情恶化。

一、一般损伤机制

车祸、高空坠落、爆炸、被枪弹射中等情形都存在撞击，即在移动的物体与人体组织或是移动的人体与静止的物体之间发生能量转换。

1. 牛顿第一运动定律　即惯性定律。当物体不受外力作用时，静止者保持静止，运动者则继续运动。例如，当汽车因撞在树上而停下来，没有系扣安全带的乘客会以原来的速度继续向前移动，直至撞到汽车仪表板或挡风玻璃上。此时乘客的躯干或头部在撞击后停止向前移动，但人体内的脏器却未停止移动，直至碰到胸壁或腹壁，造成相应脏器损伤。

2. 能量不灭定律　是指能量既不会被制造，也不会被消灭，只会从一种形式转化为另一种形式。物体在运动过程中保持了特定的动能，若要使其静止，必须将其本身的能量转变成另外的能量形式，或转移到另外的物体上，从而使其能量消散。当汽车撞击到树木、标志杆、建筑物时，汽车的动能会因车架部分扭曲而得以消散，而剩余的能量会转移到车上的乘客和他们的内脏，造成乘客受伤。

当汽车撞到路人时，路人会被撞飞。虽然这种撞击能在一定程度上使汽车速度减慢，但汽车的减速与路人的加速相比，要小很多（汽车质量 × 汽车减速 = 人体质量 × 人体加速)。由于路人的躯体比汽车的车身柔软得多，于是撞击能量大部分被人体吸收，相对于汽车身体所受的破坏更加严重。

3. 动能　简单的说，动能就是物体运动而具有的能量。当相互撞击的两个物体的质量有较大差别时，动能（质量 × 速度）较大的物体具有优势。在高速碰撞中所产生的能量交换比较低速度碰撞的大得多，人员伤亡和车辆损毁也更为严重。在发生撞击前，若采取紧急制动，车辆的能量可转换成制动系统的热能，通过制动系统而消散。刹车距离越长，制动系统消散的能量越多，车辆和乘客所承载的能量越少。系扣的安全带可替代身体吸收部分能量，使乘客受伤的程度降低。因此，不超速行驶、保持安全行车距离、系扣安全带是减轻损伤程度的重要因素。

4. 高空坠落伤　严重程度与地面硬度和坠落时的高度有关。当发生坠落时，若所接触的地面柔软、可被压缩，则可吸收部分能量，身体的损伤程度就会降低；相反，若坠落在坚硬的表面，所有的能量便只能由人体吸收，则身体损伤程度通常较重。

5. 撞击　当人体与固体发生撞击时，损伤程度与固体的密度有关，也与被撞击部位的组织密度和接触面积有关。人体有3种不同密度的组织：空气密度（肺部和肠道内气体）、水密度（肌肉和大多数实体内脏，如肝、脾）和固体密度（骨骼）。组织密度越高，受影响的细胞数量便越多。

6. 空腔效应　当物体击中人体，或人体在移动时碰撞到静止物体上，人体组织细胞会被撞离其正常位置，被撞击组织细胞进而撞击其他组织细胞，产生“骨牌效应”，其结果是在人体产生一个洞或空腔（成洞效应）。产生的空腔分为两种：暂时性空腔和永久性空腔。

（1）暂时性空腔：在撞击发生时形成，空腔的一部分或全部可以回复到原来的位置（图4-3）。回复程度取决于撞击部位组织细胞的挤压程度和组织弹性。暂时性空腔会造成组织牵张，伤情检查时可能察觉不到暂时性空腔的存在。如腹部受到撞击，撞击时腹部会内陷，然后腹部会基本回复而没有凹痕形成。同样地，当胸部受到猛烈撞击，虽然不会留下明显的空腔，但是猛烈撞击会因能量交换造成的空腔效应而损伤胸壁。仔细了解事故发生经过，有助于分析撞击时产生空腔的大小，准确推测所受创伤的严重程度。

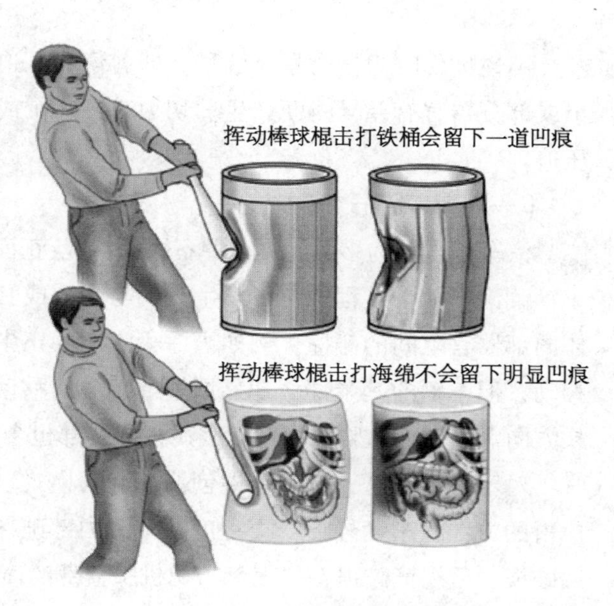

图4-3　暂时性空腔形成机制

（2）永久性空腔：在撞击发生时，组织受到压缩或被撕裂可形成永久性空腔。大多不能反弹回复到原来的形状，在伤情检查时可以察觉。当子弹穿过组织时，其动能会转移到与其接触的组织，使组织撕裂及牵拉，进而产生空腔（图 4–4）。

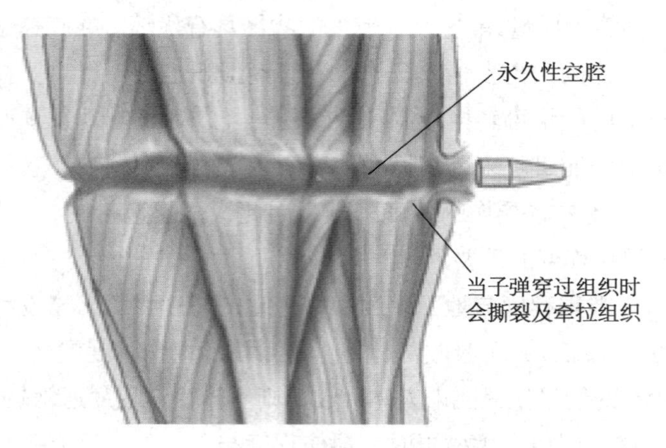

图 4–4　**永久性空腔形成机制**

当创伤接触面积较大时，能量分散在较大范围的皮肤上，不能穿透皮肤，组织被压缩，产生暂时性空腔即钝性创伤，所造成的损伤累及较大的身体范围。当撞击点面积很小时，皮肤被击破，该物体进入人体组织，组织被挤压与分离，产生永久性空腔即穿透性创伤，在该组织区域产生较大的破坏力。

二、钝性创伤

钝性创伤时撞击力量有两种，即剪切和压迫。当一个或部分器官的速度改变与另一个或部分器官有差异时便产生剪切力。当一个或部分器官被其他器官直接压迫时便产生压迫。

（一）汽车撞击

汽车撞击最为多见，有 5 种不同的情况：正面撞击、追尾撞击、侧面撞击、转向撞击、车辆翻滚。撞击过程中，可发生车辆与物体或其他车辆碰撞、乘客与车体碰撞、乘客身体内部器官之间的碰撞。例如当一辆汽车的正中部分撞到电线杆时，碰撞点停止向前的移动，但车辆的其余部分却靠惯性继续向前移动，直至能量被车身扭曲而吸收为止。如果方向盘撞到人体胸骨中部，则司机的胸部也会受到同样的创伤，发生类似的扭曲变形。

对于汽车撞击，判断钝性创伤的受伤模式、严重程度和可能涉及的器官，需要观察撞击的方向、车辆外形受损程度、车辆内部破坏情况（车厢凹陷、方向盘扭曲、挡风玻璃破损、后视镜破损、仪表盘与司机膝盖部的撞击），这些信息让施救者洞悉伤员可能受到的不同创伤。

1. 正面撞击　或称迎头相撞。一辆汽车撞向障碍物后会导致车头损毁。损毁的程度可以反映碰撞时汽车的大约时速。车速越高，车头凹陷越厉害，乘客受伤的机会也越大。在发生正面撞击时，车辆会突然停止向前的移动，然而司机会有以下两种情形的移动方式。

（1）上部移动：撞击瞬间，身体向前移动，头部会撞击挡风玻璃或车顶。头部停止向前移动，身躯却继续靠惯性前移，此时脊柱会吸收前冲力量。颈椎是整个脊柱最脆弱的一段，易致颈椎损伤。胸部或腹部会撞向方向盘，可引起胸骨、心脏、肺部及主动脉受伤，以及实质性器官被压缩，尤其是横膈及中空器官破裂，肾、脾及肝还会受到剪切力作用而发生撕裂（图 4-5）。

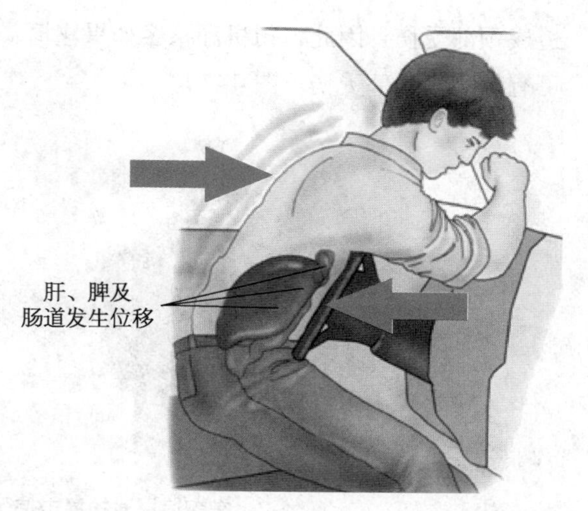

图 4-5　**撞击瞬间，身体向前移动，头部会撞击挡风玻璃或车顶，造成颈椎损伤；肾、脾及肝因受到剪切力的作用而发生撕裂**

（2）下部移动：这是下肢受伤的主要原因（图 4-6）。当脚放在车厢底板或者刹车踏板上时，膝盖处于伸直状态，躯体的向前移动可使脚部扭曲变形，导致脚踝关节骨折。大多情况下，膝盖呈弯曲状态，而使膝盖撞向仪表盘，此时脚踝不再是主要的受力点。膝盖撞向仪表盘时可能会撞击胫骨和股骨。

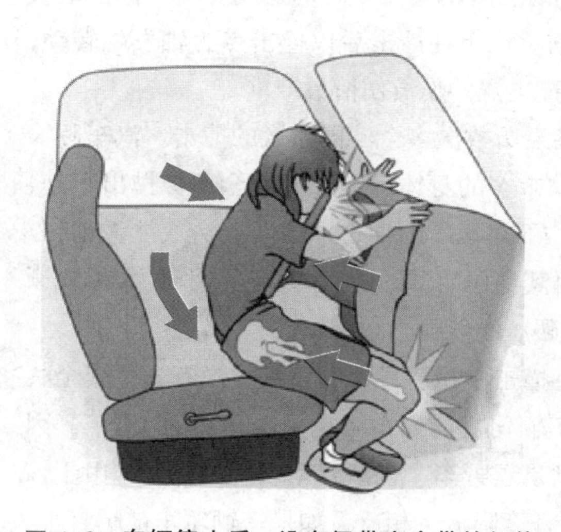

图 4-6　**车辆停止后，没有佩带安全带的躯体继续向前移动，造成更大损伤**

若胫骨撞到仪表盘，则股骨会继续前移而越过胫骨，导致膝关节脱臼，并有韧带、肌腱及其他组织撕裂。腘动脉的位置靠近膝关节，关节脱臼会造成腘动脉损伤。动脉全部破裂或者只是内膜受损，进而可能导致膝盖以下血液供应减少。尽早识别和处理腘动脉损伤，可显著降低因肢体远端血运障碍而引发的并发症。组织的血液灌注最好在 6 小时内恢复。观察膝部伤势及仪表板遗留的撞痕有助于早期伤情判断。当撞击点在股骨上时，能量会被骨干吸收而导致骨折。若股骨完好，则盆骨会继续前移，导致髋关节脱臼。

2. *追尾撞击*　车辆追尾时，两车均会受损，并使前车（被追尾车辆）加速。两车动量的差别越大，撞击瞬间产生的力量便越大，破坏力也越大，前车加速也越明显。

前车被撞击后，会产生车体加速，而车内缺乏附着的物体包括乘客由于惯性作用而保持原来的速度。如果乘客的座椅头部缺乏适当的保护措施，可能会使颈部过度伸展，造成颈部受伤。因此，司机和乘客如果座椅头靠处于恰当位置，使头部与身躯同步移动，可有效防止颈部受伤（图 4–7）。

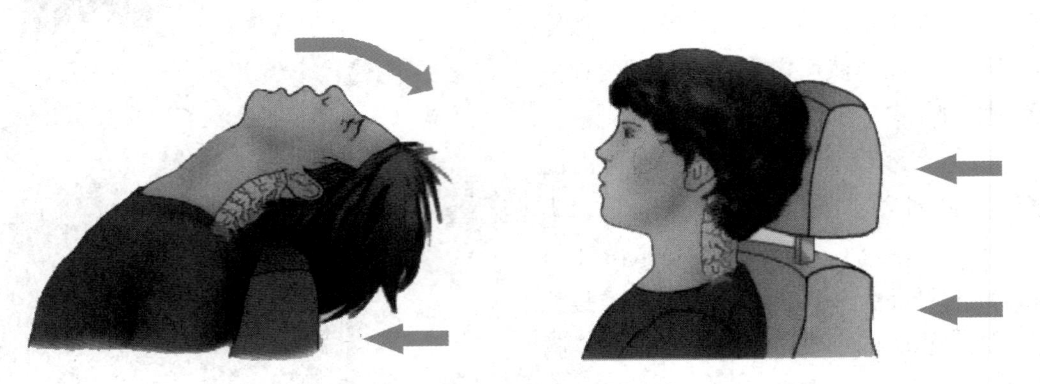

图 4–7 **车辆追尾时的撞击使颈部过度伸展，造成颈部受伤**

3. 侧面撞击 车身被从侧面撞击时，乘客会发生侧向加速而受伤，也可能受到车体变形而造成伤害。如果胸壁向内受压，可能导致肋骨骨折、肺挫伤或实质性器官挤压伤。侧面加速可导致主动脉剪切伤，25% 的主动脉剪切伤在侧面撞击时发生。如果力量朝向肩部，锁骨可因压迫而发生骨折；腹部可发生骨盆骨折；头部有可能撞向门框导致受伤。车辆被撞击时乘客将随车辆一起向侧面移动，如果佩戴安全带，可显著降低受伤程度。

4. 转向撞击 当汽车的一角撞击到障碍物时，车辆会发生转向运动。转向撞击造成的伤害包含正面撞击和侧面撞击所造成的创伤。汽车在撞击后以撞击点为轴发生转动，乘客先是向前移动，随后发生侧面撞击。接近撞击点的伤员伤情最严重。

5. 车辆翻滚 在车辆发生翻滚时，乘客会经历数次多个不同角度的撞击。汽车翻滚时会产生相当大的力量。若没有佩戴安全带，乘客的身体可能部分或全部被抛出车外，抑或在车内撞来撞去，此时会造成不同部位、不同程度的损伤，通常会造成严重创伤。若佩戴安全带，乘客身体可被安全带固定，但其身体内部的器官却会发生移位，形成撕裂伤。如果乘客被抛出路面，还有被其他车辆碾压的危险。

6. 车辆类型的不对等性 车辆类型在车辆撞击中扮演重要的角色。没有安装安全气囊的相同车辆，如果发生侧面撞击时，被撞车辆司机的死亡率是撞击车辆的 5.6 倍。因为车身的保护作用远小于车头。如果被撞车辆是越野车、轻型客车或小型货车，由于该类车辆内司机座位相对较高，而使司机的受损程度降低。相反，如果一辆轿车被越野车、轻型客车或小型货车侧面撞击，则司机的受损程度加重，且死亡率显著提高。原因是越野车、轻型客车或小型货车的重心较高，车身较重。

7. 安全带 汽车司机及乘客不佩带安全带，被抛出车外的可能性显著增加。被车辆抛出后，身体将面临第二次撞击，而第二次撞击所造成的伤害比第一次更严重，被抛出后的死亡风险增加 6 倍。

正确使用安全带可将撞击的力量从伤员的身体转移到安全带及附带系统，佩戴正确的安全带应在身体两侧的髋骨前上缘以下、股骨以上的位置，碗形的盆骨可保护腹腔内的柔软器官。另外，安全带应松紧适宜。若安全腰带佩带过松，或捆扎在髋骨前上缘以上时，可能导致腹腔内的柔软器官（脾、肝和胰）受压迫而损伤。腹腔内的压力增加可导致横膈破裂及腹腔内器官突出，也可能造成脊柱腰段压迫性骨折。

8. 安全气囊　安全气囊和安全带均可缓冲前排乘客的向前移动，通过增加身体的停止距离而吸收能量。当发生迎头撞击时，安全气囊可以提供非常有效的保护。安全气囊在撞击后随即放气（0.5 秒内完成打开和放气过程）。如车辆在首次撞击后发生转向，在后发生二次撞击时，便没有气囊保护作用了。气囊打开时可能造成轻微的外伤，如手臂、胸部、面部擦伤、面部或眼部异物、眼镜破碎。另外，前排乘客座位的安全气囊可能对儿童或身材较小成人构成威胁，特别是儿童被安放在前排不正确的位置或不正确安装的儿童座椅。

（二）摩托车碰撞

资料显示，每年所发生的致命性车祸中，摩托车占了相当大的数量。摩托车碰撞可分为迎头相撞、斜角碰撞、弹出撞击。

1. 迎头相撞　当摩托车迎头撞向障碍物而停止了其向前移动，由于摩托车的重心在前轮的上后方，摩托车会向前倾斜，司机会撞向把手，其头、胸、腹或盆骨可能会受伤。若司机双脚仍然在摩托车的踏板上，其大腿就会撞向把手，前冲的能量会被股骨中段吸收，则导致股骨骨折（图 4–8）。

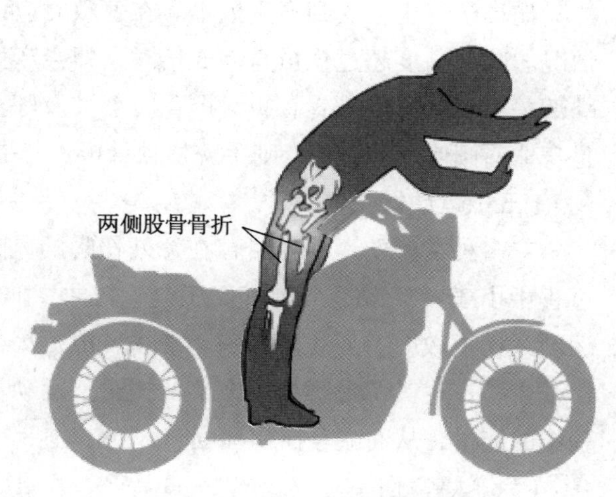

图 4–8　**摩托车迎头撞击的后果**

2. 斜角碰撞　当摩托车以一定角度撞向障碍物时，摩托车会倒在司机身上或者司机被摩托车挤压在障碍物之间，这时司机的上下肢都可能受伤，还会发生骨折及大范围的软组织损伤。腹腔内器官也可因为能量转换而受伤。

3. 弹出撞击　因为无安全带可佩带，摩托车司机在碰撞时很容易被弹出去，司机的头部、手臂、胸部、腹部或腿部与障碍物都会发生撞击。

4. 预防受伤　摩托车司机的保护措施有长靴、皮衣和头盔，其中头盔的保护作用最大。头盔能够吸收大部分的撞击能量，因而使面部、头颅骨、脑部受伤程度降低。头盔虽然对颈部的保护很少，但它不会造成颈部受伤。若没有佩戴头盔，头部受伤的机会则增加 300%。为了避免被摩托车挤压，摩托车司机可以将摩托车扭向一边，并以同侧脚着地，使车体与人体分离。司机虽然会在路面继续滑行而造成擦伤或轻微骨折，但却避免了其他严重的撞击创伤。

（三）行人受伤

行人与汽车发生撞击有3个阶段，即腿部或髋部被撞击、身躯滚到车头上方、行人被撞起然后头着地。

汽车保险杠首先撞击到小腿，引起胫骨和腓骨骨折，并将腿部从身躯和盆骨下推开。伤员身躯向前弯曲时，盆骨及上股骨受到车头的撞击，进而胸、腹部倾倒在车头上方，此时可引起上股骨、盆骨、肋骨和脊柱骨折，胸腔和腹腔内脏器严重损伤。如果伤员没有下意识地用手臂保护自己，则其头部和面部就会撞击到车头盖上，以及挡风玻璃上，伤员的面部、头部和脊柱便可能受伤。随后伤员会从车头上跌落并撞向路面，此时会伤及头部、肩部和髋部。因此，院前急救人员必须重点关注头部损伤，假定伤员的脊柱已不稳定，移动伤员前必须加以保护脊柱。

（四）坠落伤

伤员坠落也会受到多重撞击。在急救时应评估坠落高度、伤员着地部位，以及地面情况。坠落高度超过伤员身高3倍时，即会产生严重创伤。若是双脚着地，可能会发生踝部关节、胫骨或腓骨骨折，严重时会波及膝盖、股骨、髋骨骨折，以致脊柱折断。若是身体前倾使双手着地，则手腕桡骨骨折。若是头部先着地，则会发生颈椎骨折。

（五）运动伤

有多种类型的运动项目存在意外伤害的风险，如滑雪、潜水、棒球、足球等。运动过程中由于突然减速或者过度压迫、扭曲、伸展等而受到伤害。随着运动项目的普及，运动致伤事故时有发生。滑雪、滑水、滑板等都属于潜在的高速活动，在高速运动过程中发生撞击，其情形类似于车辆的撞击。运动员佩戴的保护性装备可有效地吸收撞击过程中的能量，从而减轻损伤程度。

（六）爆震伤

战争以及恐怖爆炸事件中会涉及爆震伤。矿场、船厂、化工厂、炼油厂、烟花工厂等属于有高度爆炸危险的场所。车辆运输易燃易爆危险品，以及家庭使用燃气，使得爆炸风险广泛存在。爆震伤可划分为5个阶段，爆炸本身造成3个阶段的损伤。

1. 原发性损伤　剧烈爆炸时会产生强烈的压力波，并以每秒7 000 m的速度传播，可造成多种类型的损失。大部分非致命损伤见于不同密度组织的交界处，尤其是有气囊空腔的器官如耳鼓、肺部、肠道等。原发性损伤包括肺部出血、气胸、空气栓塞及胃肠穿孔。压力波可使有气体空腔器官上的小血管及薄膜破裂和撕裂，也可能伤及中枢神经系统。耳膜破裂是原发性爆震伤的典型现象，是压力波在毫无外伤征象的情况下对人体造成的严重损害，甚至导致死亡。心脏骤停及肺部损伤最为常见，而肺部损伤即爆肺则是常见的死亡原因。临床症状可以即时出现，也可能延时出现，因此面对遭受爆震伤的伤员，应当格外注意。

地雷爆炸时产生的超高压力会作用在脚掌及大腿上，产生毁灭性损伤。水中爆炸也同样产生原发性爆震伤，由于水密度较高，其压缩性较低，受伤的风险也显著提高。

2. 继发性损伤　或称碎片损伤。碎片包括汽车零件、玻璃碎片、石块等。爆炸碎片可造成穿透性创伤、撕裂及骨折，伤员的皮肤和肢体常可见多处表面伤口。此时应特别注意，胸部及眼睛受伤导致伤残的风险性较高，应优先处理。

3. 第三类损伤　见于爆炸抛起的重物，或者气流造成的建筑物倒塌击中伤员的情形。重物与身体发生撞击，撞击能量被机体吸收，而形成间接伤害。此类损伤常常比较明显，如肋骨及脊柱骨折，类似于坠落伤。

4. 第四类损伤　指爆炸时产生的热力或烟雾所造成的伤害，如烧伤、吸入性损伤，乃至窒息。

5. 第五类损伤　涉及化学武器、生物武器、核武器，还包括人体炸弹爆炸时产生的尸体碎片，此类损伤影响范围很大。

原发性损伤可能是最严重的，但也是最容易被忽视的。继发性和第三类损伤，伤情明显，故能获得积极的治疗。爆震伤还会引发严重的并发症，若得不到及时处理可导致致命性伤害。因此对于距离爆炸中心很近的伤员，需密切观察，积极进行自救互救。

（七）钝性创伤的局部效应

1. 头部　受到压伤和剪切伤时，可有头皮软组织损伤、头皮挫伤，或者挡风玻璃撞击裂痕。当身体前冲，发生头部撞击时，首先是头部受到撞击，然后躯体的惯性使颈部压缩。最初的能量转换位于头皮和颅骨。颅骨可能受压破裂，而形成的颅骨碎片可能进入脑组织。

当头颅因撞击而停止前冲后，颅骨内的脑组织却依然凭惯性前行，与颅骨撞击而发生挤压，产生震荡、挫伤或撕裂。由于脑组织柔软可压缩，后部脑组织可能与颅骨分离，血管被拉扯或断裂，造成硬膜外血肿、硬膜下血肿，或蛛网膜下隙出血。在脑干部位有可能发生脑组织和脊髓的分离。

2. 颈部　颅骨的圆形顶部颇为坚固，具有抗撞击能力，然而脊柱颈段则比较柔韧。头部撞击后，躯体继续依靠惯性前冲，颈部会发生扭曲或被压缩。头颈过度伸展或过度扭曲通常会引致椎骨骨折或脱臼，并造成脊髓受伤。垂直受力可压碎脊椎骨。当躯体受到侧方撞击时，会发生侧向屈曲和转动，由于过度屈曲或伸展也可引起颈部软组织拉伤。

3. 胸部　若撞击部位在胸部的前方部位，最初的能量会由胸骨承受。胸骨停止移动后，后胸壁的脊椎和胸腔内器官依靠惯性继续前冲，直至挤压到胸骨上。肋骨发生弯曲，超过一定限度即发生肋骨骨折。在正面或侧面的汽车碰撞中大多有胸部受压现象，并常产生“纸袋效应”。在车辆发生撞击前的一瞬间，伤员会本能地深吸一口气并屏住呼吸。紧闭声门后，肺部处于密封状态。随后发生的撞击所产生的能量传递到肺部时，肺部就像充满空气的纸袋一样被爆破。肺部受到挤压和挫伤，造成换气功能受损。胸腔内的心脏可受到压缩而产生挫伤，导致严重的心律失常。

胸腔内的心脏、升主动脉和主动脉弓相对游离，降主动脉紧贴后胸壁和脊柱。车辆撞击后，胸骨停止移动，而心脏及其所连接的主动脉继续前移，可引起主动脉撕裂。大多数情况下主动脉只是部分撕裂，剩余的组织所受压力会增加，常常形成创伤性动脉瘤。

动脉瘤会在伤后数分钟、数小时，或数日后破裂。据研究报道，大概有八成的伤员在现场死亡，1/3 伤员在 6 小时内死亡，另外 1/3 在 24 小时内死亡，还有 1/3 能够存活较长时间。

4. 腹部　在汽车发生正面撞击时，司机腹腔内器官可能受到脊柱和方向盘的前后挤压而破裂，常见的是实质性的器官如胰、脾、肝和肾。横膈是一层厚约 5 mm 的肌肉组织，当腹内压增加时，横膈有可能撕裂或破裂。横膈的破裂会导致以下后果：①失去通常由横膈产生的风箱效应。②腹腔内器官可进入胸腔，肺部的可拓展空间缩小。③器官脱位后可因血液供应减少而缺血。④若有腹内出血，会造成血胸。

腹腔内压力增加还可能造成血液逆行而引起主动脉瓣膜破裂。在塌方事故中，伤员腹部被压迫，腹腔压力急速上升，导致主动脉血液突然增多，血液回流至主动脉瓣膜处引起主动脉瓣膜破裂。腹腔的肠系膜、肾、小肠、大肠、脾等还会出现牵连组织的撕裂损伤。

车辆突然减速时会出现肝裂伤。肝悬吊于横膈处，只有少部分连接腰椎骨附近的后腹部。肝圆韧带连接于肚脐与前腹部，在人体中线位置与左肝叶连接。肝与肝圆韧带碰撞可引起肝裂伤。正面撞击或者双脚着地的坠落，会使肝连同横膈一起下坠直至圆韧带，圆韧带因此导致肝破裂，或将肝横断切开。

外腹部受伤时会导致盆骨骨折，进而伤及膀胱，或使盆腔内血管破裂。盆骨骨折伤员中，约 10% 出现泌尿生殖道损伤。

三、穿透性创伤

高速飞行的物体例如发射出来的子弹击中人体后，子弹的动能便转移到机体组织上，巨大的能量将细胞压碎，并使组织细胞从弹道轨迹中移开（即成洞效应）。子弹半径越大，创伤面积越大。高速飞行物（子弹）与机体之间发生能量交换受 3 种因素的影响，即外形、翻滚、碎片。

一般来说，子弹被发射出来后在空中飞行过程中，圆锥状弹头的顶部与空气接触面积很小，且呈流线型，因此可有较远的射程。有一种弹头在击中皮肤后会发生膨胀，使得弹头的正面接触面积扩大，可对更多的组织细胞造成伤害，能量转换也大幅度提高。这种弹头杀伤力过于强大，已被禁止使用。

圆锥形弹头的重心靠近底部。当弹头前端击中目标后会很快缓慢下来，但子弹底部由于重心惯性可使弹头发生前滚翻，撞击到更多的组织细胞，而加重组织的损伤程度（图 4–9）。

配有软尖端或尖端具有垂直切割的弹头，在撞击后会分散形成多个碎片，造成更大的撞击面积，能量快速地播散到组织中，造成受损细胞数量增加，伤势范围扩大。霰弹枪造成的损伤结果就是这种伤害模式。

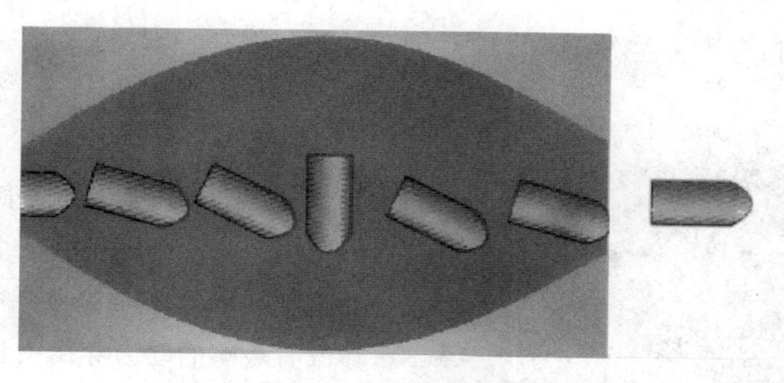

图 4-9 **子弹翻滚 90° 时造成的损伤最大**

（一）损伤程度

根据造成伤害物体的能量容量，可将其分成低、中和高能量物质，并以此估计穿透性创伤的损害程度。

1. 低能量损伤　手持的刀具或冰锥属于此类，仅依靠其尖端或切割边缘造成伤害。由于刺入人体时速度较低，因此较少有继发性损伤。依据其刺入轨迹，可基本预测伤员的伤势。男性凶手倾向于刀锋向前，用力向上或向内刺入；女性凶手倾向于刀锋向后，用力向下刺入。凶手将刀刺入后，有可能在体内晃动刀尖，因此伤口虽然不大，但内部损伤范围可能较大。

2. 中、高能量损伤　手枪和部分来复枪属于中能量武器。中、高能量的武器不单损害直接位于子弹弹道的组织，也损害弹道周围的组织。伤害的程度和方向，受子弹的外形、翻滚和碎片等因素的影响。位于子弹弹道轨迹的组织细胞在压力作用下被移除，弹道周围的组织被挤压和牵扯。中、高能量武器总会造成暂时性空腔，空腔面积大小约是子弹弹头正面面积的 3~6 倍（图 4-10）。子弹弹头穿透组织时会造成真空，将衣物、细菌及其他碎片从伤口周围拉近伤口内。

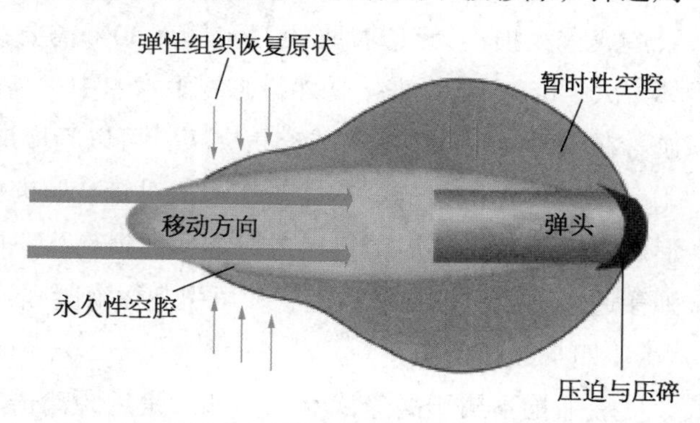

图 4-10 **子弹射入机体形成暂时性和永久性空腔**

评估枪伤时还要考虑射击距离。空气阻力可使子弹减速，远距离射击造成的伤害程度降低。大多枪击事件是近距离击杀，因此受伤程度通常较重。

（二）出入伤口

子弹弹头进入身体时的部位、射入时的轨迹以及穿出身体时的部位都存在组织损伤。射入伤口是一个圆形或椭圆形伤口，而穿出伤口则呈星形。旋转的子弹弹头进入皮肤时，留下一道细小的粉红色擦伤（直径 1~2 mm）。如果枪口是抵在身体表面发射，膨胀的气体会进入组织中，检查时会发出摩擦声音；如果枪口距离身体 5~7 cm，灼热的气体会把皮肤灼伤；如果枪口距离身体 5~15 cm，硝烟残迹会附留在皮肤上；如果枪口距离身体在

25 cm 之内，枪口火焰会在伤口形成 1~2 mm 的烧伤。

（三）枪伤部位

1. 头部　当子弹弹头穿透头骨后，其能量分布于一个封闭的空间内。脑组织被弹头挤压与坚硬的头骨撞击，造成大范围的损伤。如果子弹从某一角度射入头骨，却没有足够的动力穿出头骨时，弹头会循着头骨内部的弧度移动，此轨迹可产生重大的损伤（图 4-11）。因此，中能量的手枪被称为"杀手武器"。

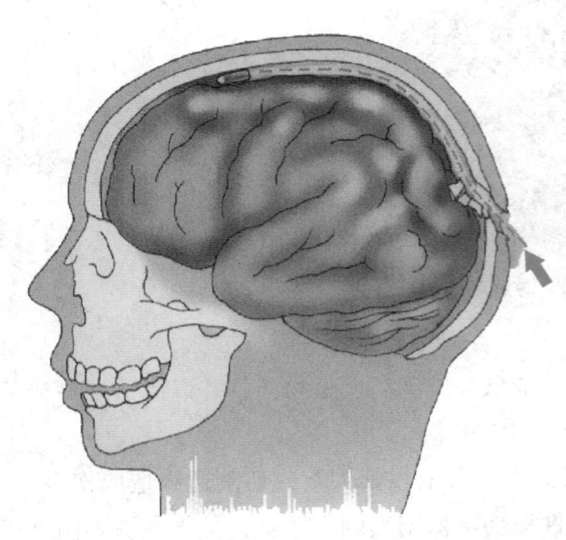

图 4-11　弹头沿颅骨的弧度移动

2. 胸部　胸腔内有三大组织结构，即肺组织、血管系统和食管。肺组织的密度较低，大多是空气，被子弹穿透时，被击中的组织细胞较少，转移的能量幅度降低，因此其损伤相对较轻。不依附于胸壁的较细小血管，可被推向一旁而没有重大的损害。较粗的血管如主动脉，被击中时却不能轻易地向一旁移动，因此易于受到损害。子弹穿透心肌时，心肌的伸缩使得伤口较小。心肌的厚度可控制低能量的穿透，防止即时失血致死。食管若被击穿，里面的物质可能漏入胸腔。

3. 腹部　腹部内包含 3 类结构，即充气的、固态的和骨质的。低能量子弹的穿透不会造成重大损伤；穿透腹腔的刀伤只有 30% 需要接受外科探查修复损伤。中能量武器破坏力大，85%~95% 需接受外科修复手术。中、高能量损伤也未必会造成腹腔内的即时失血。在腹部使用压力绷带或充气夹板，可以间接地暂时控制出血。

4. 四肢　四肢的穿透性损伤包括对骨、肌肉或血管造成的损伤。当骨被击中时，会形成骨质碎片，对周围组织造成继发性损伤。肌肉组织被弹头挤压推移而导致出血。子弹穿透血管或靠近弹道的血管，可引起血液凝固，并在数分钟或数小时内堵塞血管。

（四）霰弹枪伤

霰弹枪不属于高速武器，但如果是近距离击发，其杀伤力比高能量的来复枪还要显著。手枪和来复枪主要利用枪管内的来复线使子弹旋转飞出枪口。而霰弹枪的枪管是平滑的圆柱管，射出的弹丸自枪口喷射出来。霰弹枪射出的弹丸很容易受空气阻力的影响，因此有效射程相对较短。

枪口抵在身体上发射时，可形成典型的圆形射入伤口，可能留下硝烟痕迹，伤口边缘常会灼伤。若枪口的灼热气体从组织中溢出，可使伤口呈星形。接触性伤口通常造成大面积的组织损伤，且死亡率甚高。

枪口稍远离身体时，除有一个中央的射入伤口外，周边还有多个卫星形的弹孔，造成深层的穿透性伤口、表面伤口及擦伤。此类伤员死亡率仍较高。

远距离枪伤一般不会致命，多个散在的弹丸伤口散布于身体。然而，即使弹丸速度较低，也会对某些敏感组织如眼睛造成重大的伤害。

第三节　创伤的急救技能

创伤是各种致伤因素造成的人体组织损伤和功能障碍。轻者造成体表损伤，引起疼痛或出血；重者导致功能障碍、残疾，甚至死亡。创伤急救技能包括脱困、通气、止血、包扎、固定和搬运，可降低伤员的伤残程度。遇到出血、骨折的伤病员，现场救护人员应保持镇静，在做好自我保护的前提下，迅速检查伤情，根据现场可利用的条件正确采取自救互救措施，及时呼叫 110 和 120。救护人员在救治过程中，应严密观察伤病员的生命体征（如意识、呼吸、心跳），避免增加伤员的损伤及痛苦。

一、脱困

在交通、爆炸、触电、中毒、溺水、施工事故及火灾、地震等灾难事件中，致伤环境常存在危险因素，需将伤员尽快转移脱离危险环境，以避免对伤员造成再次伤害，同时也是为了保护施救人员的安全。此类伤员若伴有脊柱脊髓损伤，不恰当的脱困措施有可能加重损伤程度，甚至造成伤残或死亡。危险的情况包括火情、触电、建筑物坍塌、爆炸物品、危险品、环境过冷或过热、来往车辆、洪水等。若怀疑可能存在骨盆或脊椎损伤，则不移动伤病员尤为重要。若环境不存在危险因素，则无需移动伤员，可耐心等待专业急救人员的到达，并密切观察伤员生命体征的变化。但当环境不安全时，则应将伤员转移到安全的地点。

（一）脊柱的结构及功能

脊柱是人身体的支柱，位于背部正中线，上端承托颅骨，下联髋骨，中附肋骨，并作为胸廓、腹腔和盆腔的后壁。脊柱内部自上而下形成一条纵行的椎管，内有脊髓。脊柱具有支持躯干、保护内脏、保护脊髓、负重、减震和运动等功能。

脊柱由 33 块脊椎骨借助韧带、关节及椎间盘连接而成，分颈椎、胸椎、腰椎、骶椎及尾椎 5 段；上部长，能活动；下部短，比较固定。脊椎骨借助韧带相连，维持相当的稳定，并通过椎骨间关节相连，具有相当程度的活动。脊柱各段的运动度不同，骶部完全不动，胸部运动很少，颈部和腰部则比较灵活。随着身体的运动载荷，脊柱的形状可有相当大的改变。脊柱的活动取决于椎间盘的完整及相关脊椎骨关节突间的和谐。

脊柱有 4 个生理性弯曲，从侧面看呈“S”形，即颈椎前凸、胸椎后凸、腰椎前凸和骶椎后凸，使脊柱如同一个弹簧，能增加缓冲震荡的能力，加强姿势的稳定性。脊柱的弯曲，特别是颈曲与腰曲，随重力的变化而改变其曲度。在剧烈运动或跳跃时，可防止颅骨、大脑受损伤。

（二）脊柱损伤的临床特征

高空坠落、重物撞击头颈或肩背部、塌方事故、交通事故等可造成脊柱及脊髓损伤，一般伤情严重复杂，多发伤、复合伤较多，并发症也多。合并脊髓损伤时预后差，甚至可造成终生残废或危及生命。脊柱前后两面之间为椎管，内藏脊髓，创伤可引起脊髓压迫症，甚至仅小量出血即可引起截瘫。

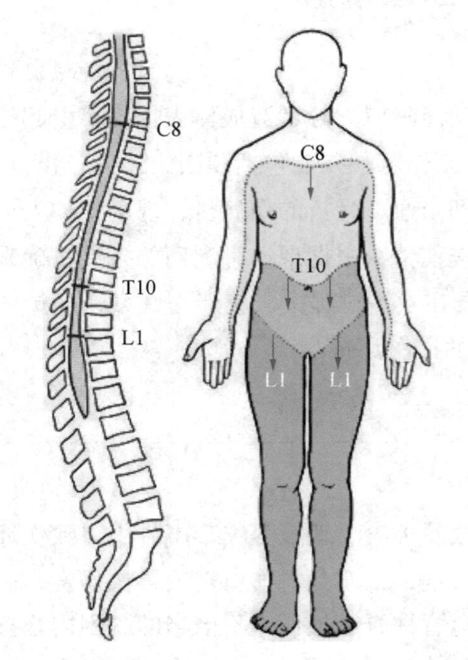

图 4-12　**脊髓损伤平面以下的运动、感觉等损害的相应体表部位**

注：C 表示颈髓；T 表示胸髓；L 表示腰髓

脊柱损伤后伤员可有局部疼痛，颈部活动障碍，腰背部肌肉痉挛，不能翻身起立，骨折局部可触及局限性后突畸形。脊髓损伤后，在损伤平面以下的运动、感觉、神经反射及括约肌和自主神经功能受到损害，表现为损伤平面以下的痛觉、温度觉、触觉及本体觉减弱或消失；脊髓损伤节段以下表现为软瘫，神经反射消失（图 4–12）。

（三）急救搬运技巧

如果现场环境安全，应在事发现场对伤员进行及时救治。多数情况下，导致创伤发生的环境存在不安全因素，或救治局部环境条件限制如空间狭小、光线不足等，此时应采取安全和适当的措施，将伤员转移至安全环境，防止发生二次损伤。

在转移伤员前，应注意观察伤员的颈部有无挫伤、擦伤、裂伤或变形。伤员声音嘶哑、喉部有摩擦声及皮下气肿，是喉部骨折的典型特征。若颈椎位置无触痛，基本可以否定颈椎骨折；触痛一般提示骨折、关节脱位或韧带受损。检查时应谨慎触诊，通过徒手制动的方式将伤员的颈部保持在中立位。对颈椎损伤的伤员，应有专人扶托其下颌和枕骨，沿纵轴略加牵引力，使颈部保持于中立位并将伤员置于木板上，然后可用折好的衣物放在其头颈的两侧，防止头部转动。注意保持呼吸道通畅。根据伤员的损伤程度和部位，选择徒手搬运或借助器械搬运。

1. 徒手搬运　对于伤情较轻、无骨折、无脊柱损伤的伤员，可采取徒手搬运。对于单侧下肢有轻伤但无骨折、在协助下能够行走的伤员，可扶行其转移。对于老弱或年幼、体型较小、体重较轻、上肢没有受伤或仅有轻伤，没有骨折的伤员，可背负或抱持其转移。对于无法行走、体型较大、体重较重的伤员，可拖曳其衣物或将其置于床单上拖行转移。

空间狭窄或有浓烟的环境下，若伤员上肢没有受伤或仅有轻伤，救助者可骑跨于伤员躯干两侧，使伤员双手环扣救助者脖颈，救助者双手着地或用一只手保护伤员头颈部，使伤员头、颈、肩部离地，拖带伤员转移。特别注意此法不适用于可能有脊柱损伤的伤员。

救助人员较多时，可采用轿杠式、椅托式将伤员转移。上下楼梯时，可借助椅子转移伤员。

2. 担架搬运　对于伤情危重、有骨折或怀疑有脊柱脊髓损伤的伤员，则应借助器械搬运，避免加重损伤。凡怀疑有脊柱脊髓损伤的伤员，应使其脊柱保持正常生理曲线，切忌使脊柱过伸、过屈。在确保伤员脊柱不受旋转外力的情况下，三人同时用手将其平抬平放至木板上，人少时可采用滚动法。将伤员整体转动并转移至硬质木板上时可检查伤员背部，触诊伤员脊柱，判断有无触痛或变形。

救助者从下蹲到站起时，头颈和腰背部应挺直，尽量靠近伤员，用大腿的力量站起。避免弯腰，防止腰背部扭伤。从站立到行走时，脚步要稳，双手抓牢，防止跌倒及滑落伤员。

二、通气

最常见的致命性损伤是机体组织缺氧。在缺氧的状态下，机体组织产生的能量不能满足机体的需要。无法维持氧合作用和有效换气将导致继发性脑损伤，使初始的脑部创伤更加恶化。确保气道畅通、维持氧合作用和给予辅助呼吸，可使大脑和身体重要器官获得氧气供应，减轻对脑部的损害并改善预后。因此，在创伤抢救过程中气道管理极其重要。

（一）呼吸系统的构成及功能

呼吸系统包括上呼吸道和下呼吸道（图 4–13） 上呼吸道包括鼻腔、口腔、咽部和

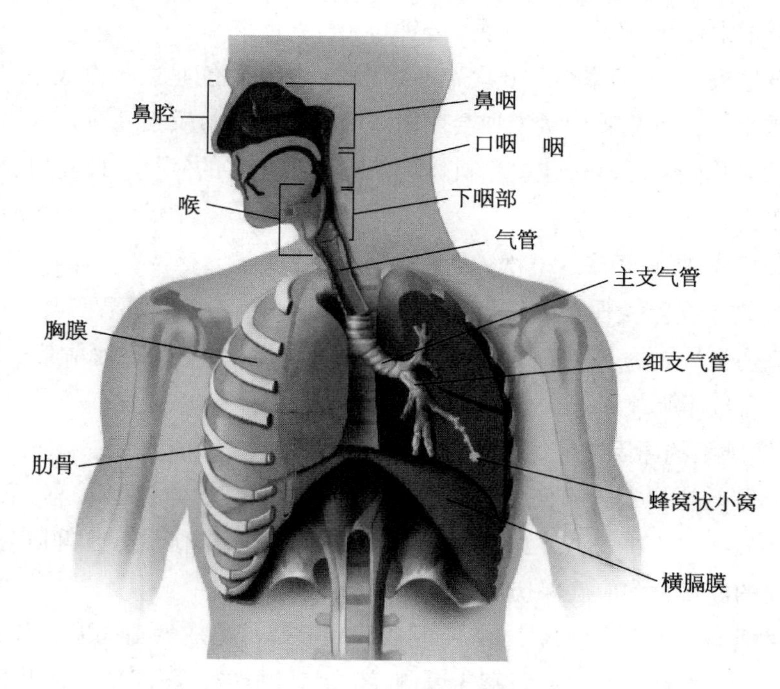

图 4–13　呼吸系统的构成

喉部。咽部分为鼻咽、口咽和下咽 3 个部分。喉部有声带，其正上方有会厌，通过开闭使空气进入气管，使食物进入食管。下呼吸道包括气管、支气管及肺。肺泡是一些被毛细血管包绕的细小气囊，是呼吸系统和循环系统进行气体交换的部位。

空气经鼻、口、咽、气管和支气管到达肺泡。通过气体交换，氧气进入血液，二氧化碳排除体外。如果呼吸系统无法为机体提供氧气，则伤员迅速死亡。如果无法将二氧化碳排除体外，则导致伤病员昏迷。

（二）呼吸异常

创伤可影响呼吸系统吸入氧气和呼出二氧化碳的能力。脑部创伤可使伤员丧失换气的驱动力、气道受阻、肺部扩张不足均可导致换气不足。肺泡部位的血流量减少、肺泡内充满液体或碎片，空气无法到达毛细血管，可造成组织缺氧。在评估伤员的气体交换能力时，必须考虑伤员的呼吸频率异常和呼吸深度异常。

成年人平均每次吸入约 500 ml 的空气。由于气道本身的容积，其中有 150 ml 并不能到达肺泡，也不能参与气体交换。这部分容积通常称为死腔。头部或胸部创伤伤员由于换气不足，其身体内积聚二氧化碳。当患者清醒程度下降也可影响换气的驱动力，降低呼吸频率和换气量。肋骨骨折伤员，由于疼痛而呼吸浅促，若每次吸入的空气 <150 ml，则新鲜空气无法到达肺泡，换气不足会迅速使伤员严重不适，甚至死亡。

呼吸频率可分为 5 个层次。

（1）呼吸停顿：伤员无呼吸。应立即开放气道，并给予人工呼吸。

（2）呼吸缓慢：呼吸频率 <12 次 / 分钟。氧气吸入减少可导致脑组织缺氧，需要进行人工辅助吸氧。

（3）呼吸正常：呼吸频率 12~20 次 / 分钟。

（4）呼吸过快：呼吸频率 20~30 次 / 分钟。呼吸加快可能是由于血液中二氧化碳含量增加或氧气减少，二氧化碳含量增加会刺激呼吸中枢，通过反射系统加快呼吸频率，以呼出过多的二氧化碳。呼吸过快提示机体组织得不到足够的氧气，此时应密切观察伤员的生命体征变化。

（5）呼吸超快：呼吸频率 >30 次 / 分钟，提示缺氧。

张力性气胸、脊髓受伤、脑部创伤等都会引起呼吸障碍。如果伤员出现呼吸异常，则应尽快松解伤员的衣物，观察伤员胸廓的起伏；聆听伤员的说话，评估其意识是否清醒；如条件允许，可给予吸氧。

（三）气道梗阻的原因

1. 舌根后坠堵塞气道　当伤员清醒程度下降时可出现舌体松弛下垂，舌根后坠，堵塞下咽部（图 4–14），呼吸时常发出鼾声。清醒程度下降的伤员处于仰卧时，无论是否出现呼吸受损的症状，均应确保伤员气道的通畅。

2. 口腔内异物　口腔内的异物卡住下咽部或喉部可造成气道闭塞，如创伤发生时，口腔内的义牙、口香糖等有可能阻塞气道；喉部或气管折裂、面部受伤时出血、骨头和组织碎片可能阻塞气道；面部受伤的伤员气道梗塞异物多为血液或呕吐物。

清理口腔异物的步骤：使伤员头部偏向一侧，液状异物可自行流出；用一手的拇指、食指拉出舌头；另一手的食指沿着伤员脸颊的内侧伸入口腔和咽部，小心将伤员口腔内的固体异物清除。若伤员无颈椎损伤，为防止气道误吸，可使其侧卧。

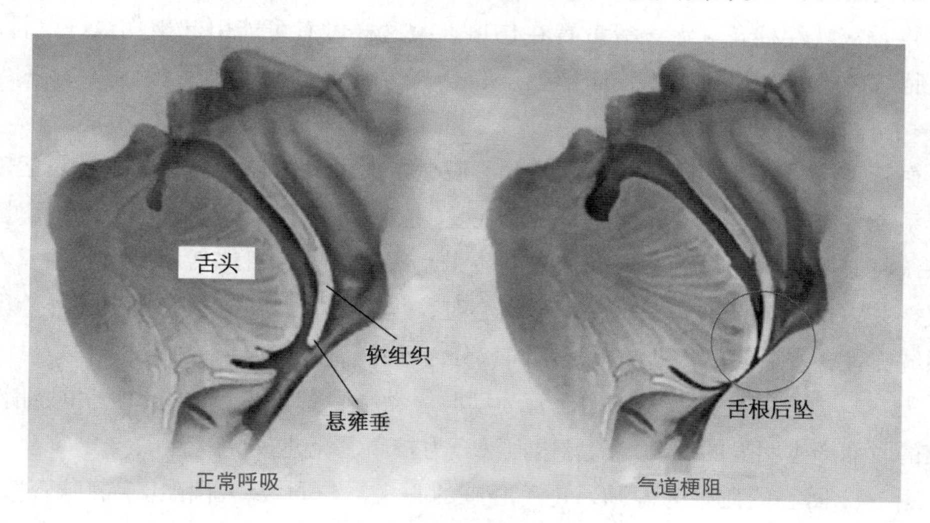

图 4-14 **舌根后坠堵塞气道**

（四）畅通气道

施救人员应迅速检查伤员气道，确保气道畅通，避免发生气道梗阻的危险。

1. *仰头抬颏法* 这是开放气道最常用的方法。将伤员取仰卧位，施救人员位于伤员头部一侧，一手放在伤员前额，另一手的食指及中指指尖对齐，置于下颏的骨性部分（注意避免压到颏下软组织，以免阻塞气道），向后、向下用力压前额，同时抬起下颏，使头部充分后仰，使下颌角与耳垂的连线与地面垂直，使气道开放。上抬力度以使牙关接近合拢，但口腔不完全闭合为宜。

2. *推举下颌法* 若头、颈、面部受伤伤员的气道受阻，易采取推举下颌法开放气道。施救人员应先将伤员的颈椎维持在正中线位置，在畅通气道过程中基本保持伤员头颈部不发生移动。舌头肌肉连接于下颌，可随下颌一起向前移动，将两手拇指分别放在伤员的颧骨位置，同时用食指和中指置于下颌，将下颌前推，使舌体离开下咽，确保气道开放。

除非能够肯定伤员没有颈椎受伤，施救人员一般应将所有严重创伤伤员当作疑似颈椎受伤进行处理，大幅度地移动颈椎可能加重伤员的神经损伤。这里强调的不是限制急救人员开放气道操作，而是强调在开放气道的过程中应注意保护伤员的颈椎，避免不必要的移动。固定颈椎后，接着就是固定伤员的整条脊柱，使伤员的整个身躯固定在自然直线位置。

三、止血

外伤大出血非常危险，是导致休克或死亡的原因之一，必须争分夺秒进行止血处理。但切忌将香灰、烂棉花、泥土等散置在伤口上，这样做有可能引起破伤风、气性坏疽、创口化脓。一般小血管出血采用加压包扎法，大血管出血采用止血带法。

（一）心血管系统的构成及特征

心血管系统是一个密闭的管道系统，心脏是泵血的动力器官，血管系统是运输血液的管道系统。血管系统布散全身，除角膜、毛发、指（趾）甲、牙质及上皮等外，无处不至。血管系统将心脏泵出的血液输送到全身的各个组织器官，为机体活动提供各种营养物质和氧气，并将代谢终产物和二氧化碳运回心脏，再通过肺、肾等器官排出体外。人体的血管系统庞大，按血管的构造与功能不同，分为动脉、静脉和毛细血管。

1. 动脉　由心脏的心室发出的血管为动脉。动脉管壁较厚，富有弹性和收缩性，可随心脏的收缩产生明显的搏动。动脉内血液压力较高，流速较快。

2. 静脉　回心的血管为静脉，止于心脏的心房。与同级动脉相比，静脉管壁较薄，管腔较大，四肢和肋间静脉还含有静脉瓣。静脉内血液压力较低，流速较慢。

3. 毛细血管　在动、静脉之间有一种极细的血管称为毛细血管（图 4–15）。彼此连结成网，管径很细，管壁薄，通透性高，血压低，血流缓慢，有利于血液与组织之间充分进行物质交换。各器官和组织内毛细血管网的疏密程度差别很大，代谢旺盛的组织和器官如骨骼肌、心肌、肺、肾和许多腺体，其毛细血管管网很密；代谢较弱的组织如骨、肌腱和韧带等，其毛细血管网则较稀疏。

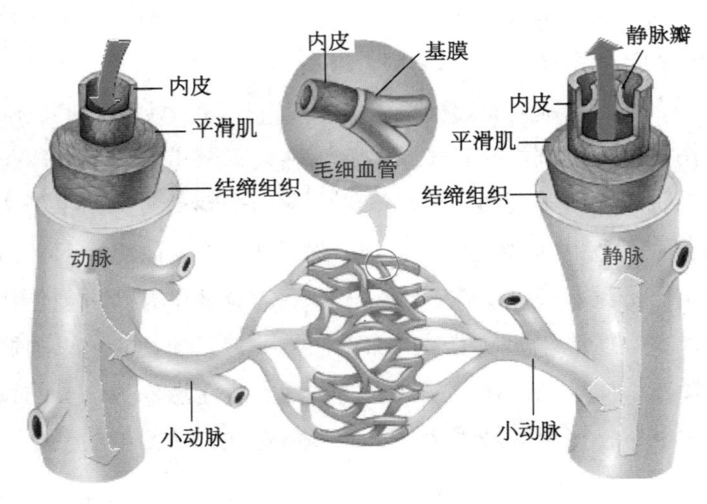

图 4–15　**动脉、静脉和毛细血管的结构**

4. 特征

（1）体动脉血因含 O_2 较多，故颜色鲜红；体静脉血中因含有较多的二氧化碳，所以颜色暗红。肺循环与体循环相反，肺动脉流动的为静脉血，而肺静脉中是含氧丰富的动脉血。

（2）动脉出血时通常颜色鲜红，随心脏搏动而呈喷射状涌出。大动脉出血可在数分钟内导致伤员死亡。此时应立即采取止血措施，防止失血过多。较大动脉出血时，除在现场采取紧急止血措施外，应尽早就医。

（3）静脉出血时，通常颜色呈暗红，持续不断地从伤口流出。

（4）毛细血管出血时，呈细点状从伤口表面渗出，出血缓慢，出血量少，一般可自然止血。

（二）估计出血量

成年人全身血液约占体重的 8%。一次出血超过全部血量的 20% 时，会出现脸色苍白、脉搏细弱等表现。当出血量达到总血量的 40% 时，可出现意识丧失，甚至死亡。因此，快速估计失血量并采取有效的止血措施非常重要。

失血量 <500 ml 时，所减少的血容量可由组织液及体内藏血补偿，循环血量在 1 小时内即可得以改善，通常无自觉症状。当急性失血 >500 ml 时，可出现头晕、心慌、冷汗、乏力、口干等症状。失血量 >1 000 ml 时，可出现晕厥、四肢冰凉、烦躁不安。若出血仍得不到有效控制，则可出现晕厥、呼吸短促。

脉搏的改变可用于估计失血程度。急性失血时，机体代偿性地加快心率，脉搏细弱，脉搏 >100~120 次 / 分时，失血量估计为 800~1 600 ml。失血 >1 600 ml 时，脉搏细微而不易扪及。有些伤员在平卧时脉搏、血压可接近正常，但坐起或半卧位时，脉搏会立即加快，出现头晕、出冷汗，也提示失血量较大。

（三）止血措施

止血是公众应掌握的一项重要的现场急救技能，根据损伤部位和伤情严重程度，可采取直接压迫、点状压迫、局部冰敷、使用止血带和止血敷料等止血措施。

1. 直接压迫止血　对于开放性出血进行现场急救的标准措施是在出血部位进行直接压迫。可采用清洁纱布、毛巾、衣服等折叠成相应大小的衬垫，置于出血部位上方，适当加压达到止血的效果。一般适用于小动脉和小静脉出血，但伤口内有碎骨片或刺入物时禁用此法，以免加重损伤。

2. 点状压迫止血　是在动脉出血的近心端，用手指将血管压向骨骼表面，使血管闭塞、血流中断而达到止血目的。施救者需要掌握人体动脉血管的走向，才能准确找到止血压迫点（图 4–16）。点状压迫止血是一种临时止血法，仅限于身体较表浅的部位、易于压迫的动脉，多用于头部、颈部及四肢的动脉出血。目前，国际上不推荐采取点状压迫或抬高伤肢控制开放性出血。

（1）颞动脉止血法：一手固定伤员头部，另一手拇指垂直压迫耳屏前一指宽、齐耳屏处跳动的颞动脉，其余 4 指同时托住下颌。适用于头部发际范围内及前额、颞部的出血。

（2）面动脉止血法：一手固定伤员头部，另一手拇指在下颌角前上方约 1.5 cm 处，向

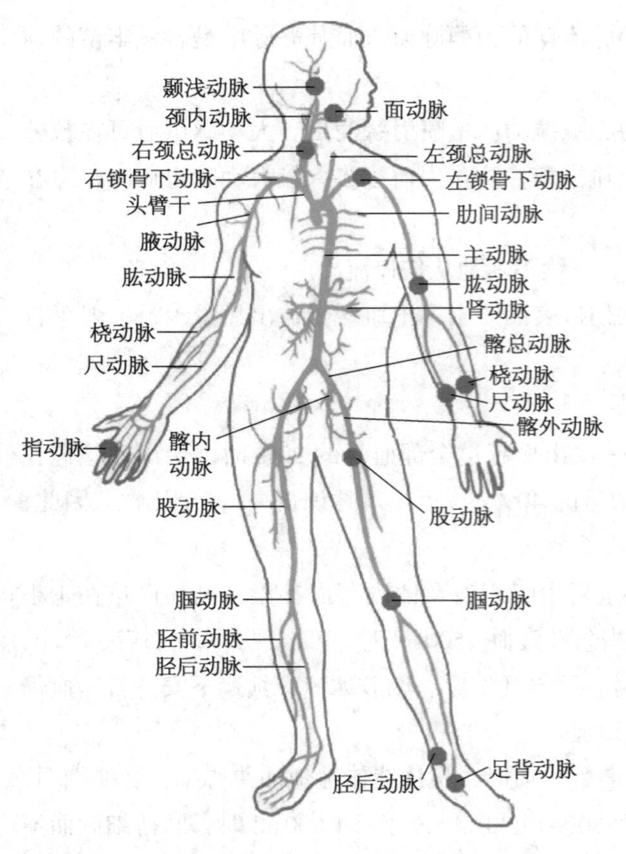

图 4-16　**点状压迫止血的压迫点**

下颌骨方向垂直压迫，其余 4 指托住下颌。适用于颌部及颜面部的出血。

（3）颈总动脉止血法：用拇指在甲状软骨、环状软骨外侧与胸锁乳突肌前缘之间的沟内搏动处，向颈椎方向压迫，其余 4 指固定在伤员的颈后部。适用于头、颈、面部大出血，且压迫其他部位无效时。**非紧急情况，勿用此法。**不得同时压迫两侧颈动脉，以免引起脑缺血。

（4）锁骨下动脉止血法：用拇指在锁骨上窝搏动处向下垂直压迫，其余 4 指固定肩部。适用于肩部、腋窝或上肢出血。

（5）肱动脉止血法：一手握住伤员伤肢的腕部，将上肢外展外旋，并屈肘抬高上肢；另一手拇指在上臂肱二头肌内侧沟搏动处，向肱骨方向垂直压迫。适用于手、前臂及上臂中或远端出血。

（6）尺、桡动脉止血法：双手拇指分别在腕横纹上方两侧动脉搏动处垂直压迫。适用于手部的出血。

（7）指动脉止血法：用一手拇指与食指分别压迫指根部两侧，适用于手指出血。

（8）股动脉止血法：用两手拇指重叠放在腹股沟韧带中点稍下方、大腿根部搏动处，用力垂直向下压迫。适用于大腿、小腿或足部的出血。

（9）腘动脉止血法：用一手拇指在腿窝横纹中点处向下垂直压迫。适用于小腿或足部出血。

（10）足背动脉与胫后动脉止血法：用两手拇指分别压迫足背中间近脚腕处（足背动脉），以及足跟内侧与内踝之间的胫后动脉，适用于足部出血。

3. 止血带　可有效控制严重肢体开放性出血。在重大群体性伤亡事件中，伤员有多发性创伤、环境不安全、无法触及伤口时，可采用止血带进行初步救护。使用止血带可能发生的并发症包括骨室筋膜综合征、神经损伤、血管损伤、截肢或肢体短缩。并发症与止血带的压力和闭塞时间相关，可避免发生不可逆并发症的最长时限尚不明确。使用止血带时应注明开始使用止血带的时间，并转告专业急救人员。

（1）止血带类型：①血压计袖带压迫面积大，对受压迫的组织损伤较小，并容易控制压力，放松也方便。②橡皮止血带弹性好，易使血管闭塞。使用时不宜直接结扎在皮肤上，应先加好衬垫，以免对局部组织造成损伤。使用止血带止血时，将止血带放平，环绕肢体一周后将拉环扣入环扣，拉紧固定。③条件有限时，也可将三角巾、绷带、领带、布条等折叠成条带状，在出血部位近心端缠绕，打一活结、插入木棍等，旋转绞紧。

（2）结扎部位：止血带结扎部位通常靠近伤口处近心端的健康部位，有利于最大限度地保存肢体。上肢大动脉出血应结扎在上臂的上 1/3 处，避免结扎在中 1/3 处以下的部位，以免损伤桡神经。下肢大动脉出血应结扎在大腿中部。

（3）结扎松紧度：结扎止血带要松紧适度，以远端出血停止、不能摸到动脉搏动为宜。结扎过紧，可损伤受压局部，引发组织坏死；结扎过松，达不到止血目的，且因静脉回流受阻，使出血加重。

（4）结扎时间：为防止远端肢体缺血坏死，原则上应尽量缩短使用止血带的时间，一般止血带的使用时间不宜超过 2~3 小时，每隔 40~50 分钟松解一次，以暂时恢复远端肢体血液供应。松解止血带时，可暂时采用直接压迫或点状压迫，以防再度出血。止血带松解 1~3 分钟后，在比原来结扎部位更靠近出血部位重新结扎。

4. 局部冷敷　冷敷能促使血管收缩、减少流血。对于闭合性出血如擦伤或血肿、肢体或头皮出血特别是鼻子出血，局部冷敷优于直接压迫。速冷冰袋、碎冰用毛巾或衣物包裹后冷敷伤处。对儿童冷敷应谨慎，有出现低体温症的风险。

5. 止血敷料　直接压迫止血无效、无法使用止血带（躯干或腋窝、腹股沟等交界区）、没有止血带、止血带不能有效止血时，可使用止血敷料控制严重开放性出血。

四、包扎

包扎是创伤现场急救的重要措施之一。有出血时，应首先止血，再行包扎。有时候，包扎本身也是止血的措施，如毛细血管出血时，加压包扎可起到止血和包扎的双重效果。及时正确的包扎，可以达到压迫止血、保护伤口、减少疼痛、减少感染，以及固定敷料和夹板等目的。相反，错误的包扎可导致出血增加、加重损伤及感染等不良后果。

包扎时，不可忽略内在的损伤。如骨折时，应考虑骨折部位的固定；发生肝脾破裂、腹腔内出血、血胸等脏器损伤时，应优先考虑内脏损伤的救治，不能因外伤包扎而延误；有颅脑损伤时，除进行包扎外，还应加强监护伤员的意识。因此，在对明显可见的外伤进行包扎前或同时务必了解有无其他部位的损伤，特别要注意是否存在不易感知的内脏损伤。

（一）清洁伤口

现场处理时，要仔细检查伤口，注意判断伤口的位置、大小，污染程度，血管、神经、肌肉、肌腱损伤及骨折情况，根据不同的伤口进行不同的处理。

伤口周围有泥土等污染时，避免清水冲洗。若有 75% 乙醇或碘伏等消毒液，可对伤口周围皮肤由内往外进行消毒处理。消毒自伤口边缘开始，逐渐向周围扩大消毒区，使得越靠近伤口处越清洁。刺激性较强的消毒液不可直接涂抹在伤口上。

伤口内有大而易取的异物时，可酌情取出；刺入较深不易取出的异物切勿强行取出，以免增加出血或加重污染。刺入体腔的异物，切不可轻率拔出，以免损伤内脏，引起危险，可留待专业急救人员处置。

对于与体腔相通的开放性伤口，可进行简单的覆盖，等待专业急救人员的救治。如腹部伤口，可采用干净的纱布、毛巾、衣物等覆盖，如有肠管从创口处膨出，可用干净的碗状物将其盖住，在对膨出的肠管不造成挤压的前提下进行包扎，切勿试图将其回纳腹腔内，以免加重腹腔污染。胸部伤口可造成开放性气胸。对于贯通型气胸，应尽快采用无菌纱布或其他清洁的敷料封闭伤口，包扎固定，防止反常呼吸，以便减轻症状和减轻持续伤害；而对于张力型气胸，创口形成单向活瓣，吸气时创口开放，气体进入胸腔，呼气时创口关闭，使得胸腔内压力不断增加，导致进行性呼吸困难，需做紧急排气处理。头颅外伤存在颅底骨折、伤口与颅腔相通时，鼻孔、耳朵可流出较大量的淡红色液体，不要试图压迫和填塞伤者的鼻孔、耳朵，以免造成颅内感染。

（二）包扎方法

伤口经过止血、清洁处理后，可进行包扎。包扎具有保护伤口、压迫止血、减少感染、减轻疼痛、固定敷料和夹板等作用。包扎前，应适当放置敷料衬垫。托举扶持患肢时要用手掌，避免用手指。包扎时要做到快、准、轻、牢。快，动作敏捷迅速；准，部位准确、严密；轻，动作轻柔，不碰撞伤口；牢，包扎牢靠，过紧会影响血液循环，过松纱布易脱落。包扎材料常用的是绷带和三角巾，条件有限时也可用其他材料代替。

1. 绷带包扎　主要用于四肢及手、足部伤口的包扎及敷料、夹板的固定等，如腕部和颈部可用环形包扎法，关节部位可用“8”字形包扎法，上肢和大腿可用螺旋形包扎法，前臂和小腿可用“人”字形包扎法（图4-17）。使用绷带进行包扎时，无论采取何种包扎形式，均应以环形起（即一边展开，一边缠绕），再以环形止，松紧适当，平整无褶，最后将绷带末端剪开成两半，打方结固定。打结应避开伤口和坐卧受压的位置。露出伤肢末端，以便观察肢体血液循环的情况。

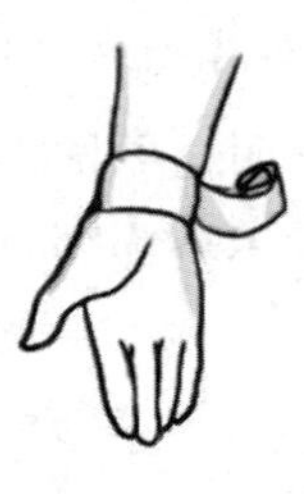
环形包扎法

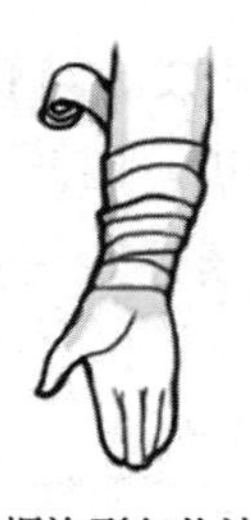
螺旋形包扎法

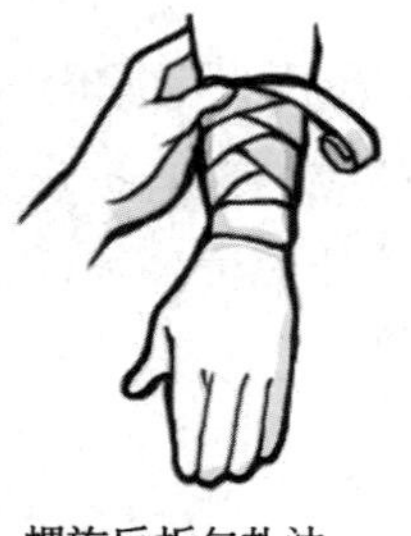
螺旋反折包扎法

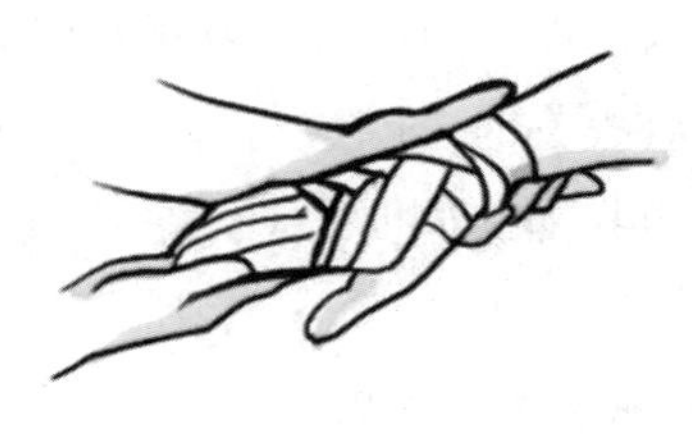
“8”字形包扎法

图4-17　**绷带包扎法**

（1）环形包扎法：是绷带包扎最基本、最常用的手法，适用于头部、颈部、腿部及胸腹等处。具体手法：第一圈稍作斜状环绕，第2~3圈做环形，并将第1圈斜出的一角压于环形圈内，使其更牢靠；最后将带尾剪开为两头打结，或用胶带固定带尾。

（2）螺旋形包扎法：适用于粗细较均匀的部位。具体手法：先按环形法缠绕数圈后固定起始端，再以覆盖前圈1/2的间隔呈螺旋形缠绕。

（3）"8"字形包扎法：在关节上下将绷带由下向上缠绕，再由下向上形成"8"字来回缠绕。

（4）蛇形包扎法：多用于固定夹板，主要用于四肢骨折、重度关节扭伤、肌腱断裂等，可用竹板、木板、树枝、厚纸板等作为夹板材料，依患部的长短、粗细及形状制备夹板。夹板的两端应稍向外弯曲，以免对局部造成压迫。具体手法：先将绷带以环形法缠绕数周后固定，再按一定间隔斜向缠绕。

2. 三角巾包扎　三角巾包扎面积大，适合各个部位的包扎固定。不同部位可采用不同的包扎手法。三角巾用途较广，应配备。也可用一米见方的布料，对角线剪开制作三角巾。

（1）帽式包扎法：适用于头顶部伤口。将三角巾底边折叠约3cm宽，底边正中放在眉间上部，顶尖拉向枕部，底边经耳上向后在枕部交叉并压住顶角，再经耳上绕到额部拉紧打结，顶角向上反折至底边内（图4–18）。

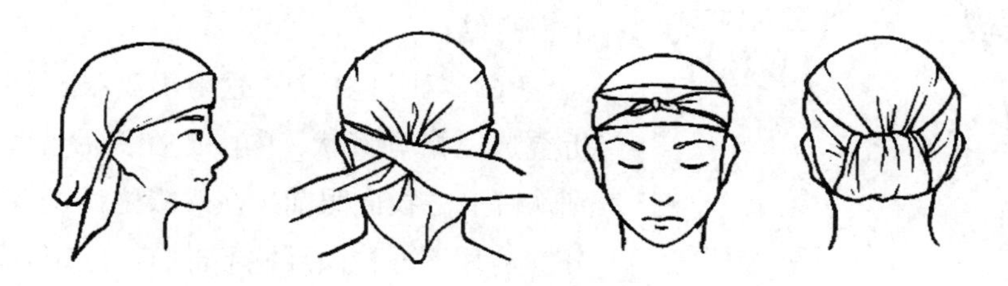

图4–18　**帽式包扎法**

（2）风帽式包扎法：适用于头顶、面部或枕部伤口。将三角巾顶角打结放在额前，底边中点打结放在枕部，底边两角拉紧包住下颌，再绕至枕骨结节下方打结（图4–19）。

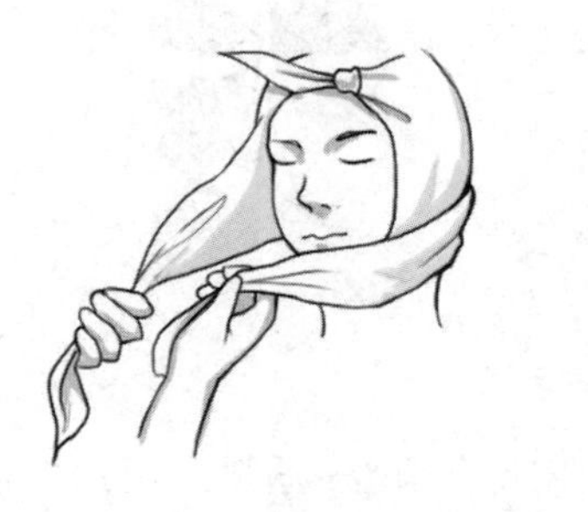
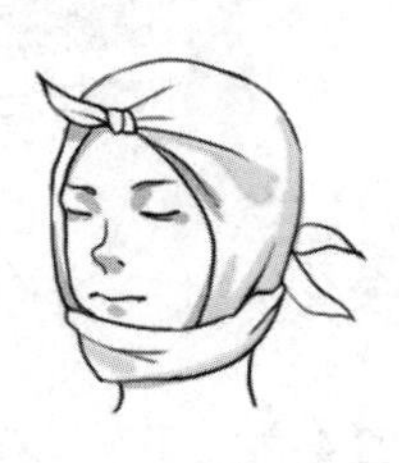
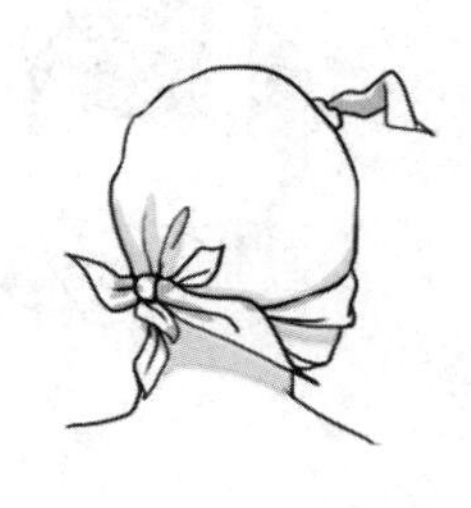

图4–19　**风帽式包扎法**

（3）面具式包扎法：适用于颜面部较大范围的伤口。将三角巾顶角打结，放在下颌处，上提底边罩住头面，拉紧两底角至后枕部交叉，再绕至前额打结。包扎好以后，根据伤情，在眼、鼻、口处剪洞（图 4–20）。

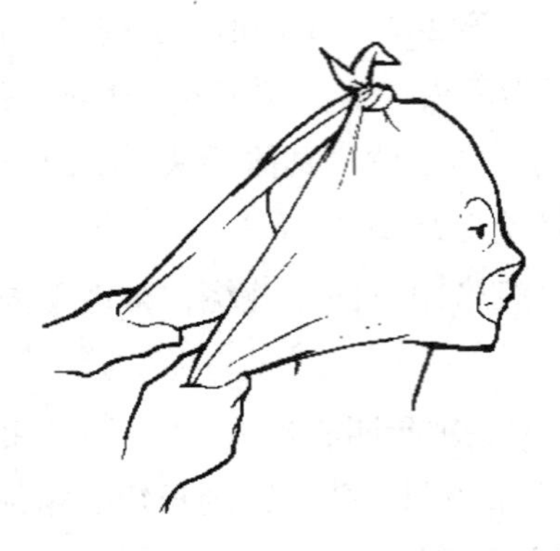
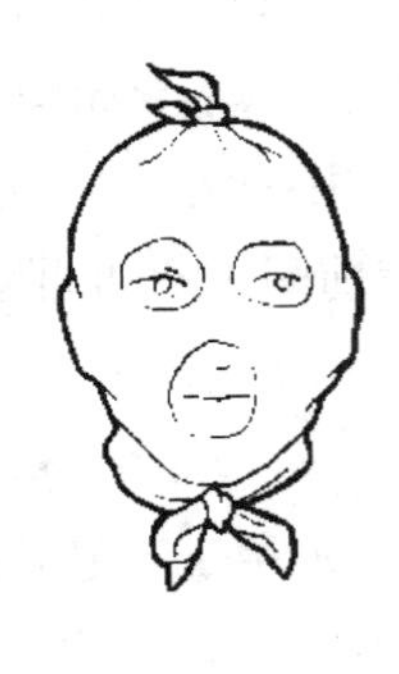

图 4–20　**面具式包扎法**

（4）头眼包扎法:适用于头、眼、耳处外伤。三角巾底边打结放在鼻梁上，两底角拉向耳后下，枕后交叉后绕至前额打结，反折顶角向上固定。

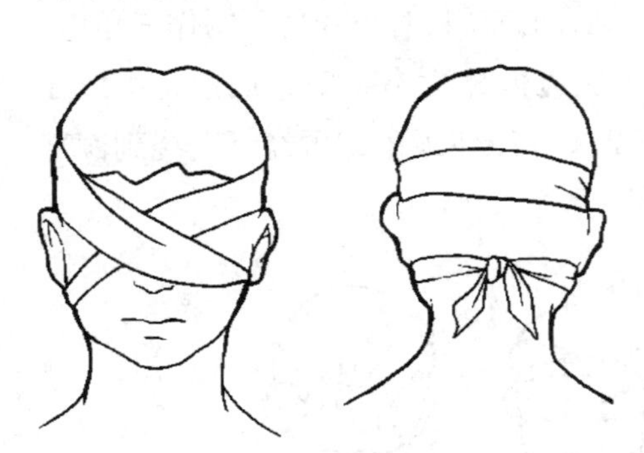

图 4–21　**双眼包扎法**

（5）单眼包扎法:适用于单损伤。将三角巾折叠成 4 指宽的带形，将带子的上 1/3 盖住伤眼，下 2/3 从耳下方至枕部，绕经健侧耳上方至前额，压住另一端，最后绕经伤侧耳上方、枕部至健侧耳上方打结。

（6）双眼包扎法:适用于双眼损伤。将三角巾折叠成三指宽带状，中段放在头后枕骨上，两旁分别从耳上方拉向眼前，在双眼之间交叉，再持两端分别从耳下方拉向后枕下部打结固定（图 4–21）。

（7）下颌带式包扎法:适用于下颌、耳部、前额或颞部伤口。将带巾经双耳或颞部向上，长端绕经头顶后在颞部与短端交叉，将两端环绕头部，在对侧颞部打结（图 4–22）。

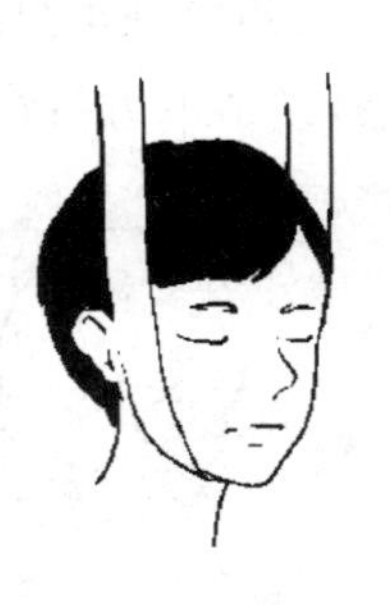
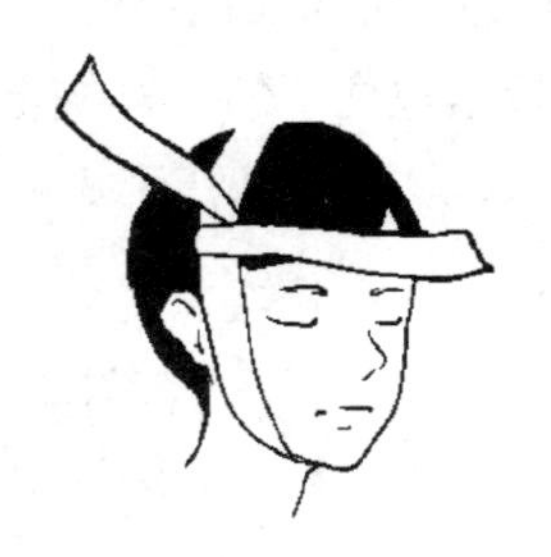
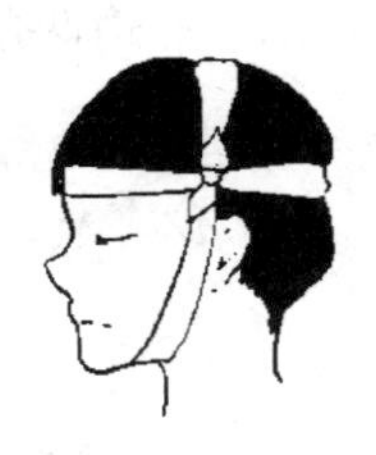

图 4–22　**下颌带式包扎法**

（8）肩部三角巾包扎法、燕尾式包扎法或衣袖肩部包扎法:适用于肩部伤口。将三角巾折成燕尾式放在伤侧，向后的角稍大于向前的角，两底角在伤侧腋下打结，两燕尾角于颈部交叉，至健侧腋下打结（图 4–23）。

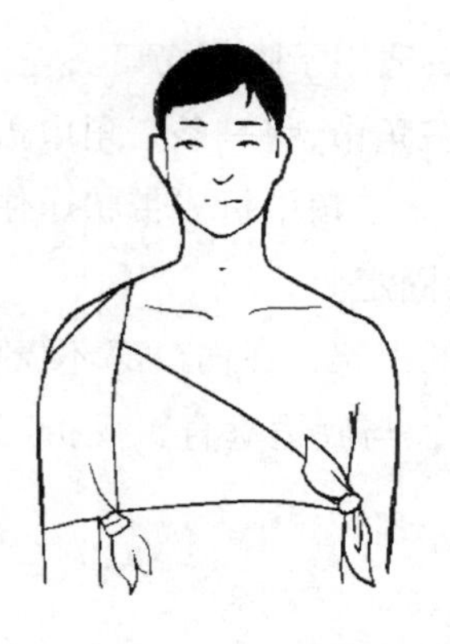
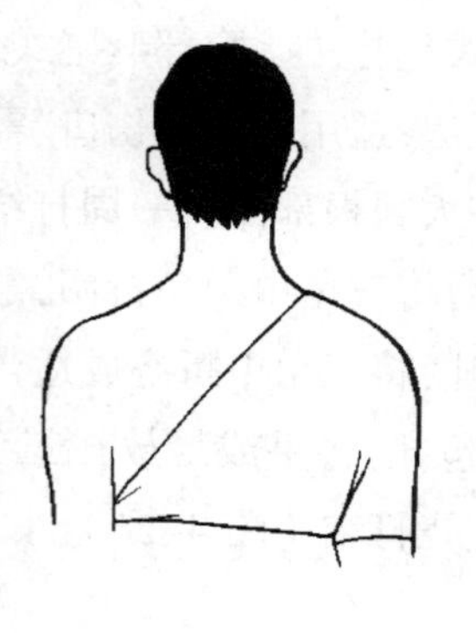

图 4-23 **燕尾式包扎法**

（9）前臂悬吊带

1）前臂大悬吊带：适用于前臂外伤或骨折。将三角巾平展于胸前，顶角与伤肢肘关节平行，屈曲伤肢，提起三角巾下端，两端在颈后打结，顶尖向胸前外折，用别针固定（图 4-24）。

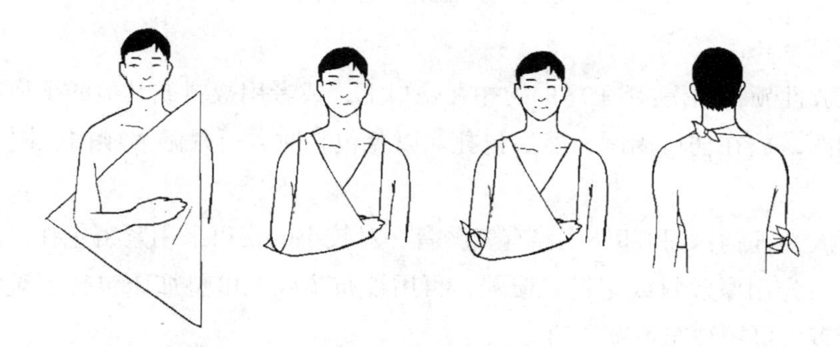

图 4-24 **前臂悬吊带**

2）前臂小悬吊带：适用于锁骨、肱骨骨折，肩关节损伤和上臂损伤。将三角巾叠成带状，中央放在伤侧前臂的下 1/3，两端在颈后打结，将前臂悬吊于胸前。

（10）单胸包扎法、胸背部燕尾式包扎法、胸背部双燕尾式包扎法：适用于胸脊部伤口。一侧胸部受伤时，可将三角巾顶角放在伤侧肩部，将两个底边扯到伤侧背后打结，再拉到肩部与顶角打结。背部包扎与胸部包扎的方法类似，只是在胸部打结（图 4-25）。

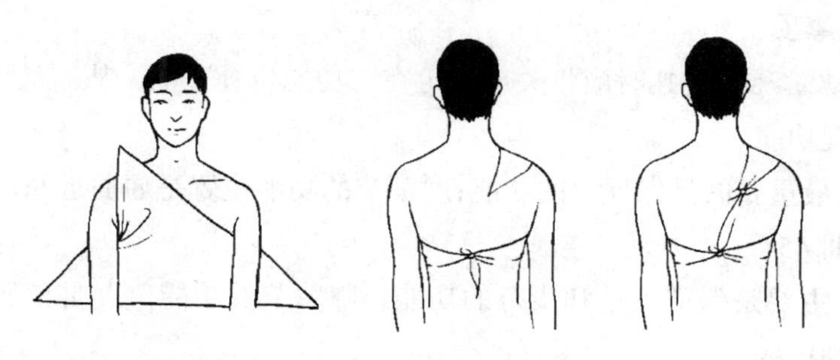

图 4-25 **单胸包扎法**

（11）腹部兜式包扎法、腹部燕尾式包扎法：适用于腹部伤口。

（12）单臀包扎法：适用于臂部伤口。需两条三角巾，将一条三角巾盖住伤臀，顶角朝上，底边折成两指宽在大腿根部围绕一周打结；另一条三角巾折成带状压住三角巾顶角，围绕腰部一周打结；最后将三角巾顶角折回，用别针固定。

（13）四肢包扎：将三角巾折叠成适当宽度的带状，在伤口部环绕肢体包扎。

（14）手足部包扎：将手或足放在三角巾上，与底边垂直，反折三角巾顶角至手背或足背，两个底边缠绕打结（图 4–26）。

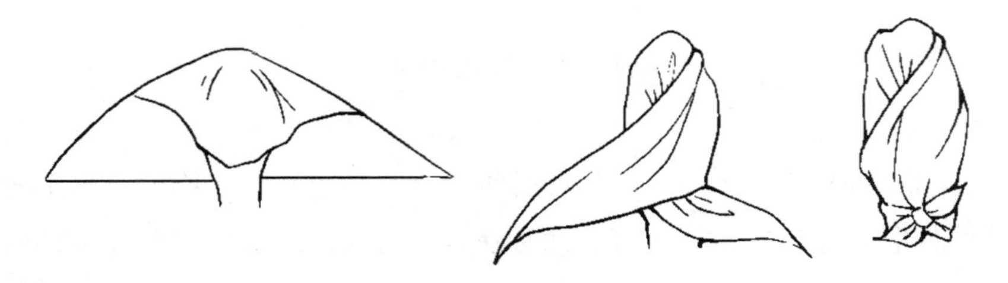

图 4–26 **三角巾包扎手部**

3. 特殊损伤的包扎

（1）开放性颅脑损伤：用干净的碗扣在伤口上，或者用敷料或其他的干净布类做成大于伤口的圆圈，放在伤口周围，然后包扎。以免包扎时骨折片陷入颅内，同时保护膨出的脑组织。

（2）开放性气胸：如胸部外伤伴有气胸者，对较小的伤口采用紧密包扎，阻断气体从伤口进出。可先用厚敷料或塑料布覆盖，再用纱布垫或毛巾垫加压包扎。对伤口较大或胸壁缺损较多，可用纱布填塞压迫。

（3）肋骨骨折：胸部外伤伴有多发肋骨骨折者，可用衣物、枕头等加压包扎伤侧，以遏制胸壁浮动，必要时可将伤员侧卧在伤侧。

（4）开放性骨折合并骨端外露：包扎时外露的骨折端不要还纳。

（5）腹部外伤合并内脏脱出：脱出的内脏不能还纳，包扎时屈曲双腿，放松腹肌，将脱出的内脏用大块无菌纱布盖好，再用干净饭碗、木勺等凹形物扣上，或用纱布、布卷、毛巾等做成圆圈，放置伤口周围以保护内脏，再包扎固定。

（三）注意事项

1. 保持功能位置　包扎时应将关节固定在“功能位置”上，从而最大限度地保留原关节的一些生理功能。

（1）上肢：最重要的是保证手的功能；肘关节的功能位置是屈曲近 90°，手指关节的功能位置是屈曲 45°。

（2）下肢：主要是保证负重和步行的功能。膝关节的功能位置是稍屈 10°，踝关节的功能位置是 90°~95°。

2. 切忌随意移动伤员　包扎时不适当地移动损伤部位，可能会加重损伤程度，如长骨骨折时，骨折端可能会刺伤重要血管、神经；脊柱骨折时，在没有保护脊柱的情况下移动伤员，可能会损伤脊髓而发生截瘫。

3. 包扎的松紧应适度　包扎松散、固定无效是骨折、脱位时导致畸形愈合，或假关节形成的重要原因。包扎松散，还可能诱发出血、疼痛、休克等。包扎过紧，可影响损伤部位的血液循环，导致肿胀、苍白、发绀、发冷、麻木等，甚或造成缺血、坏死。

五、骨折固定

由于受直接外力（撞击、机械碾伤）、间接外力（外力通过传导、杠杆、旋转和肌肉收缩）、积累性劳损（长期、反复、轻微的直接或间接的损伤）等原因的作用，使骨的完整性和连续性发生改变，称为骨折。

（一）骨折的类型

骨的完整性和连续性全部破坏或中断时，为完全性骨折。单纯性骨折只有一条骨折线，粉碎性骨折可碎裂成两块以上。骨未完全断裂，仅部分骨质破裂，如裂缝、凹陷、青枝骨折，为不完全性骨折。断骨两端互相嵌在一起时，为嵌顿性骨折。闭合性骨折时，骨折断端未刺穿皮肤，与空气不相通，骨折处的皮肤完整。开放性骨折时，骨折断端刺破皮肤，骨折处与外界相通，易继发感染（图 4–27）。

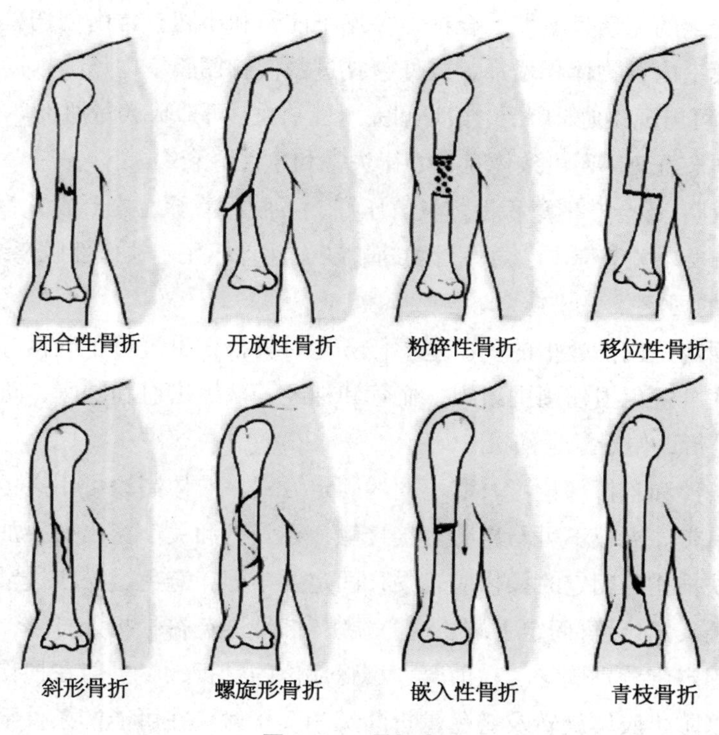

图 4–27　**骨折类型**

（二）骨折的判断

（1）剧烈疼痛：受伤处有明显的压痛点，移动时有剧痛，安静时则疼痛减轻。根据疼痛的轻重和压痛点的位置，可以大体判断骨折的部位。无移位的骨折只有疼痛，没有畸形，但局部可有肿胀和血肿。

（2）肿胀或瘀斑：出血和骨折端的错位、重叠，都会使外表呈现肿胀，瘀斑严重。

（3）功能障碍：原有的运动功能受到影响或完全丧失。

（4）畸形：骨折时肢体会发生畸形，呈现短缩、成角、旋转等。

当伤员出现以上症状和表现时，应怀疑发生骨折，此时应检查是否存在血管、神经损伤。上肢损伤时，检查桡动脉有无搏动；下肢损伤时，检查足背动脉有无搏动。触压伤员的手指或足趾，询问有无感觉，手指或足趾能否自主活动。

（三）骨折并发症

（1）休克：严重创伤时，多因骨折引起大出血或重要器官损伤所致。

（2）脂肪栓塞综合征：发生于成人，由于骨折处骨髓被破坏，脂肪滴进入破裂的静脉内，可引起肺、脑脂肪栓塞。患者可出现呼吸困难、烦躁不安、嗜睡，甚至昏迷和死亡。

（3）重要内脏器官损伤：如肝、脾破裂，肺损伤，膀胱和尿道损伤，直肠损伤。

（4）周围组织损伤：重要血管、周围神经和脊髓损伤。

（5）骨筋膜室综合征：由骨、骨间膜、肌间隔和深筋膜形成的骨筋膜室内肌肉和神经因急性缺血而产生的一系列早期综合征。多见于前臂和小腿，常由创伤骨折的血肿和组织水肿使骨筋膜室内容物体积增加，或外包扎过紧使骨筋膜室内压力增高所致。当压力达到一定程度，可出现缺血，广泛、长时间完全性缺血，可造成大量肌肉坏死，常需截肢。如有大量毒素进入血液，还可致休克、心律失常和急性肾衰竭。

（6）骨折后期：还会产生坠积性肺炎、压疮、下肢深静脉血栓形成、感染、损伤性骨化、创伤性关节炎、关节僵硬、急性骨萎缩、缺血性骨坏死、缺血性肌挛缩等并发症。

（四）骨折的固定

现场骨折固定是创伤救护的一项基本任务。对骨折伤员进行正确良好的固定，可以减少伤员的疼痛，避免损伤周围组织、血管和神经，减少出血和肿胀，防止闭合性骨折转化为开放性骨折，便于搬运伤员。

根据现场条件和骨折部位可采取不同的固定方式。肢体制动可用夹板，躯干制动可借助于担架和束带。夹板不可与皮肤直接接触，在骨折和关节突出处要加衬垫，以加强固定和防止皮肤损伤。固定时操作应轻柔，固定要牢固，避免过松或过紧。先固定骨折的上端（近心端），然后再固定下端（远心端），绑带避免在骨折处打结，骨折两端应该采用至少两条固定带分别固定。在前臂、小腿部位的骨折，尽可能在损伤部位的两侧放置夹板固定，以防止肢体旋转及避免骨折断端相互接触。在可能的条件下，固定时上肢为屈肘位，下肢呈伸直位。另外需露出指（趾）端，便于观察末梢血液循环。如发现指（趾）端苍白、发冷、麻木、疼痛、水肿或青紫时，应立即松开检查并重新固定。

1. 锁骨骨折固定方法　多由摔伤或车祸引起，表现为锁骨变形，有血肿，肩部活动时疼痛加重。固定时，伤员取坐位，双肩向后正中线靠拢，可用两条三角巾对伤肢进行固定。一条三角巾悬吊衬托伤侧肢体；另一条三角巾折叠成宽带在伤肢肘上方将其固定于躯干（图 4–28）。

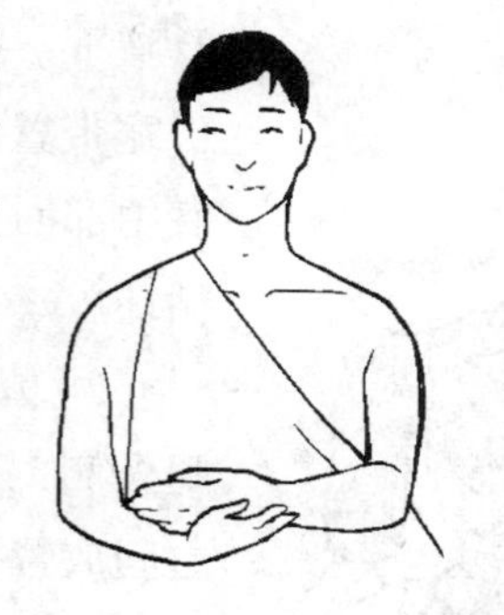
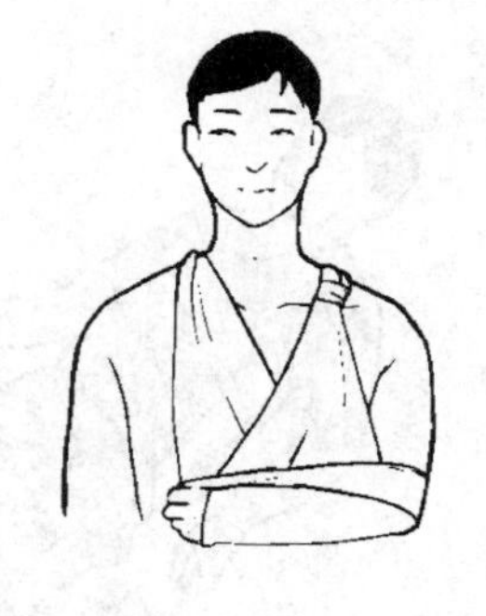

图 4–28　**锁骨骨折固定方法**

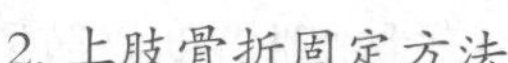
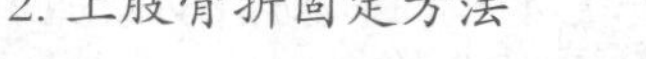
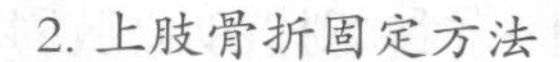

2. 上肢骨折固定方法

（1）上臂骨折（肱骨干骨折）：多由摔伤、撞伤和击伤所致。表现为上臂肿胀、淤血、疼痛，有移位时可出现畸形及上肢活动受限。桡神经紧贴肱骨干，易损伤。固定时，骨折处要加厚垫保护，以防止损伤桡神经。可取夹板、木板、纸板、书本等，置于上臂内、外两侧，伤肢与固定物间加衬垫，用绷带或三角巾固定骨折部位的上、下两端，悬吊前臂呈屈肘位。注意露出指端，便于检查末梢血液循环（图 4–29）。现场无夹板或其他可利用物时，可用三角巾做成宽带将伤肢固定于躯干。

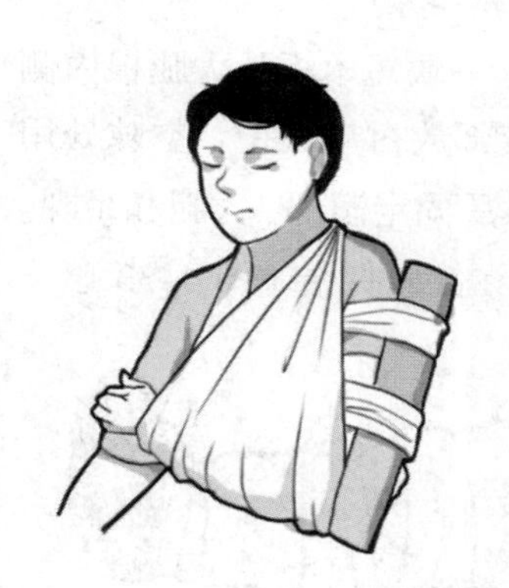

图 4–29　**上臂骨折固定方法**

（2）接近肘关节的上臂下段骨折（肱骨髁上骨折）：容易损伤肱动脉、尺神经及正中神经，不宜用夹板固定。可直接用三角巾或围巾等将上肢固定于躯干。

（3）前臂骨折：分为桡骨或尺骨骨折，也可为桡、尺骨双骨折。前臂骨折相对稳定，血管、神经损伤机会较小。可取夹板、木板、纸板、书本等，置于前臂内、外两侧，伤肢与固定物间加衬垫，用绷带或三角巾固定骨折部位的上、下两端，屈肘位将伤肢悬吊于胸前。注意露出指端，便于检查末梢血液循环（图 4–30）。

3. 下肢骨折固定方法

（1）大腿骨折：常由巨大外力，如车祸、高空坠落及重物砸伤所致，一般损伤严重，出血多，易出现休克。骨折后大腿肿胀、疼痛、变形或缩短。

1）双木板固定方法：取两块木板，一块长木板自伤侧腋窝延伸至外踝，一块短木板从大腿根内侧至内踝。在腋下、膝关节、踝关节骨突部放棉垫保护，空隙处用柔软物品填实。取 7 条三角巾做成宽带，依次固定骨折上、下两端，以

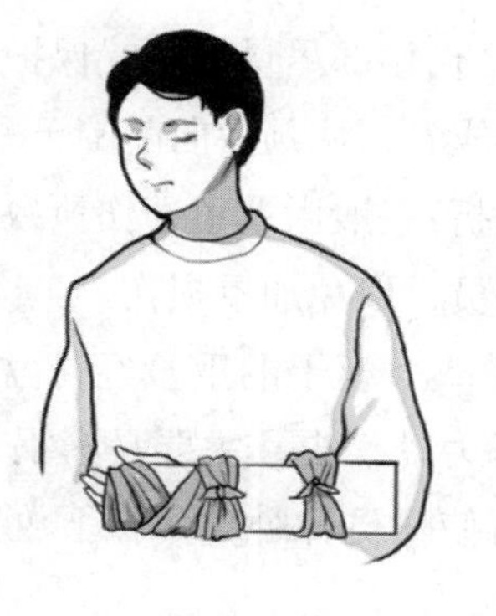
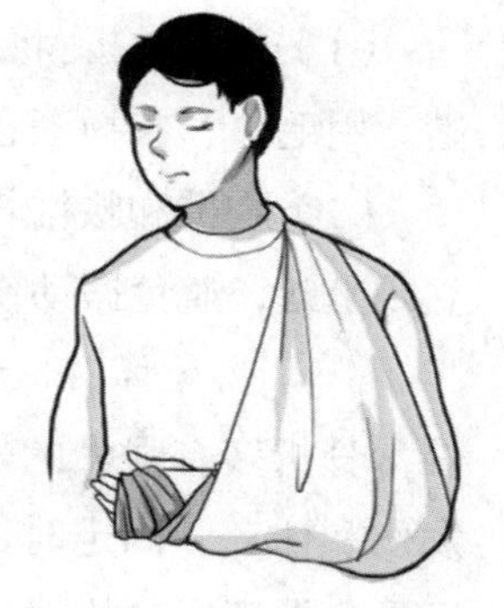

图 4–30　**前臂骨折固定方法**

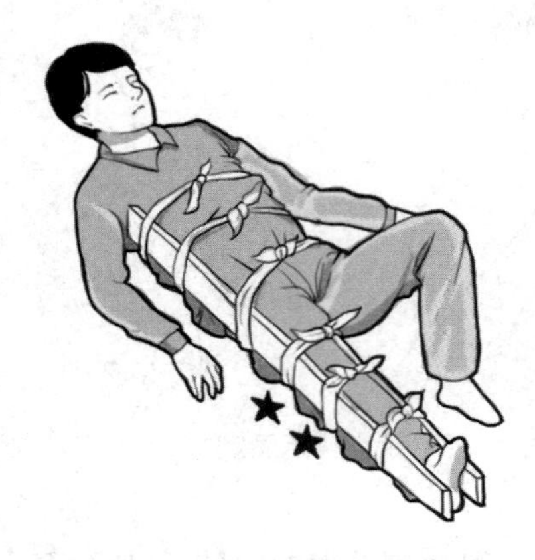

图 4–31 **大腿骨折双木板固定方法**

及腋下、腰部、髋部、小腿、踝部（图 4–31）。将三角巾宽带置于踝部，用“8”字法环绕足背交叉，再经足底中部回至足背并打结。露出趾端，便于检查末梢血液循环。

2）单木板固定方法：只有一块木板时，则放置于伤腿外侧，自腋下到外踝，内侧用健肢代替木板，两下肢之间放置衬垫，然后用宽带固定，方法因双木板固定法。

3）健肢固定方法：若无木板时，则借助健肢固定。在两腿间从膝关节以上到踝关节之间加垫衣物等，用宽带依次固定踝部、膝部和骨折上、下两端，并在健侧打结（图 4–32）。

（2）小腿骨折：尤其是胫骨骨折，骨折端易刺破小腿前方皮肤，造成骨外露。因此，在骨折处需加用厚垫保护。出血、肿胀严重时会导致骨筋膜室综合征，造成小腿缺血、坏死，发生肌肉挛缩畸形。**小腿骨折固定时切忌固定过紧**。

固定方法：取两块木板，一块长木板从伤侧髋关节至外踝，一块短木板从大腿根内侧至内踝，分别放于伤肢的外侧及内侧，在膝关节、踝关节骨突部放衬垫保护，空隙处用柔软物品垫实。取 5 条三角巾宽带，先固定骨折上、下两端，然后固定髋部、大腿和足踝。借助健肢固定时，依次固定踝部、膝部和骨折上、下两端，并在健侧打结（图 4–33）。

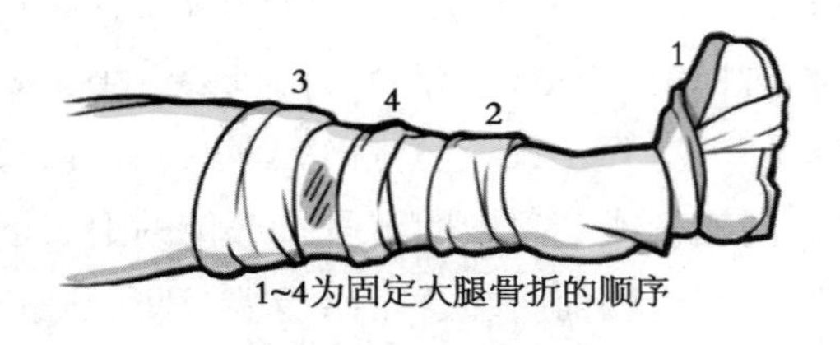

图 4–32 **大腿骨折健肢固定方法**

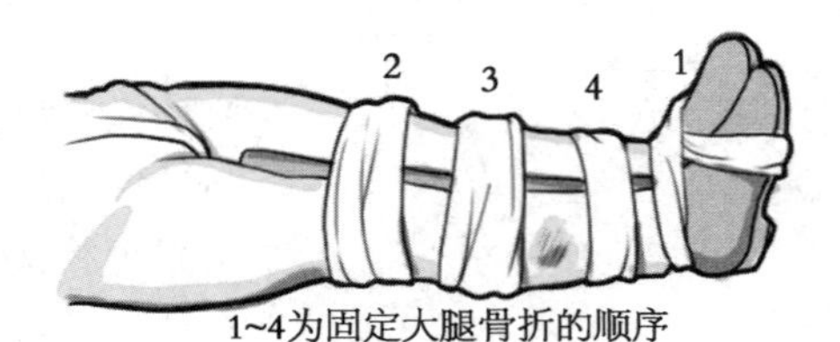

图 4–33 **小腿健侧固定**

4. 脊柱骨折固定方法　可发生在颈椎、胸椎和腰椎。如果骨折移位，可压迫脊髓造成截瘫、大小便失禁。

（1）颈椎骨折：将受伤颈部尽量制动，保护受伤的颈椎免受进一步损害，防止伤及脊髓。用毛巾、衣物等卷成卷，从颈后向前围于颈部。

（2）胸椎和腰椎骨折：一般由严重外伤所致。疑有胸椎和腰椎骨折时，禁止使伤员站立或坐起，避免搬动伤员，以免加重损伤。

5. 骨盆骨折固定方法　躯干的重量经骨盆传递至下肢，骨盆具有支持脊柱的作用。骨盆骨折多有强大的暴力外伤史，主要是车祸、高空坠落和工业意外。多存在严重的多发伤和休克。固定时可使伤员仰卧，两膝下放置软垫，使之微屈，用三角巾或大块布料沿骨盆做环形包扎固定。

6. 开放性骨折固定方法 通常是高能量损伤，骨和软组织受到严重的损伤，骨折端与外界相通，易受污染。感染是对骨折愈合最不利的影响因素，导致治疗时间延长，影响肢体功能的恢复，严重时可致肢体残废，甚至危及生命。

首先应止血、清创、包扎，然后再固定骨折部位。刺出的骨折断端在未经清创时不可直接还纳伤口内，以免污染伤口深部，造成血管、神经的再损伤。出血量较大时可用止血带进行止血。保持伤口清洁，可用敷料覆盖外露骨及伤口，在伤口周围放置环形衬垫。肢体如有畸形，可按畸形位置固定，严禁当场整复。夹板固定时，其长度与宽度需与骨折的肢体相适应，长度必须超过骨折部位的上、下两个关节；除固定骨折上、下两端外，还应固定上、下两个关节。骨折固定后应避免不必要的搬动，不可强制伤员进行活动。

第四节　现场救治的原则与处置方法

在事故现场救助伤员时，应首先对现场情况进行快速评估，了解现场事故类型、伤员创伤类型及机制、伤员人数，是否需要呼叫 120。同时确保环境安全，并准确判断事故性质。救治原则是让伤势最重的伤员最先得到救治。优先次序为：可能导致死亡的严重创伤，可能导致肢体残障的创伤，其他非致命性或非伤残性创伤。若同时出现大量伤员，救治原则为尽量多地挽救伤员。

一、现场安全

在试图接近任何事故现场前，救助人员必须首先考虑自身安全。同时，必须确认现场安全，才能开展救援工作。未接受过培训的人员不应自行尝试救援。一旦在救助过程中负伤，不但不能对伤员进行施救，反而会增加伤员的数量，同时也削弱救援能力。

在高速公路发生车祸时，救助车辆应停泊在事故车辆的后面，使用反光三角架示警，避免后面驶来车辆的无意碰撞（图 4-34）。

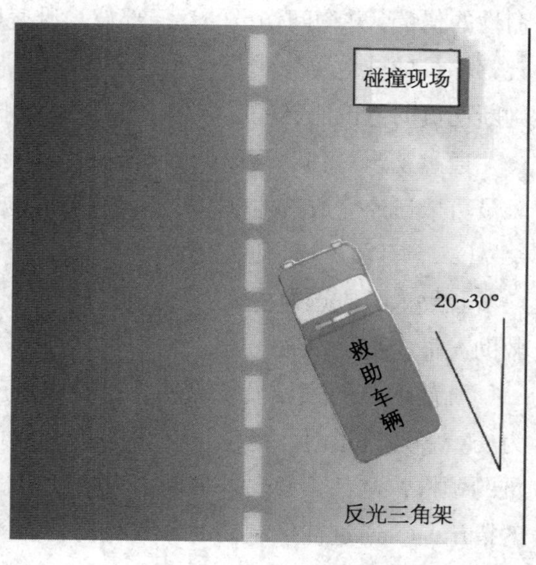

图 4-34　正确停泊车辆

伤员通常都有外部出血，由于没有办法判断伤病员是否具有潜在传染性，应采取适当的防护措施，如对血液或体液进行适当的隔离尤为重要。如果不慎沾染了血液或体液，应立即用肥皂和水冲洗，或者使用消毒液。脱去手套后，也应该用清水和肥皂洗手。

除了救助人员的安全，伤员的安全也必须加以考虑。一般来说，应首先把身处险境的伤员转移到安全地带，然后再开始评估和施救。

在凶杀现场，行凶者可能依然在现场逗留，可能再次施暴，对伤员、救助人员或其他人造成伤害。如果怀疑现场存在某种风险或威胁，应该立即撤离现场。

二、伤情评估

对伤员的伤情进行评估是正确救治的起始。首先确定伤员呼吸、循环和意识的基本状态，迅速评估伤员是否存在生命危险，然后再根据伤情实施必要的抢救措施。

考利·亚当斯医生提出了“黄金 1 小时”的创伤救治概念，他认为伤员受伤后至获得相应处理的时间间隔的长短对救治效果具有极其重要的影响。如果时间间隔 >1 小时，则伤员的生存机会急剧下降。救助人员需在现场迅速判断伤员的伤情，并做必需的挽救生命的救治处理，同时呼叫专业急救人员，将伤员转运到有救治能力的创伤中心。

（一）整体印象

总体观察伤员的呼吸、循环和意识，识别是否存在明显的缺氧、出血、严重畸形等严重伤情。

在接近伤员时，救助人员可以观察伤员的呼吸是否通畅、意识是否清醒、有无反应、能否自我支撑、有无自主动作等。救助人员到达伤员身旁后，可以向伤员进行适当的提问，如果伤员能够清楚地、完整地进行回答，可以断定伤员气道通畅、换气充足、脑部血液灌注充足、意识清醒，推测伤员没有致命性伤情。

如果伤员不能清楚地回答提问，救助人员应进行详细的基本检查，以确定是否有致命性的伤情，并询问伤员的疼痛部位。迅速检查伤员的桡动脉（脉搏），判断其循环情况，观察伤员的肤色和末梢循环，感觉伤员的体温和皮肤干湿度。根据伤员的语言反应能力判断伤员的意识清醒程度和思维能力，然后按照从头至脚的顺序，评估伤员有无出血征象。

通过初步评估，可以判断伤员的生命是否处于危难境地或伤情正在恶化，之后救助人员可以迅速完成其他基本检查及进行相应急救措施。

（二）开放气道，固定颈椎

救助人员应迅速检查伤员气道，确保气道畅通，排除堵塞的危险因素。如果气道受阻，救助人员应徒手畅通气道，如清理口腔异物。

既使伤员的颈椎没有受伤，一般应将所有严重创伤伤员当作疑似颈椎受伤者处理。为伤员畅通气道时，应谨记有颈椎受伤的可能性。在开放气道的过程中，应注意保护伤员的颈椎，避免不必要的移动，大幅度地移动颈椎可能加重伤员的神经损伤。较为安全的措施是，通过徒手制动的方式将伤员的颈部保持在一个中间位置。固定颈椎后，再固定伤员的整条脊柱，使伤员的整个身躯固定在自然直线位置。

（三）评估呼吸情况

肺部换气不足可导致身体组织处于缺氧状态。给伤员开放气道后，需评估伤员的呼吸情况。如无呼吸（呼吸停顿），应给予人工呼吸。如有呼吸，则评估换气频率及呼吸深度是否足够。

如果伤员呼吸异常（过快或过慢），应尽快松开伤员的衣服，观察伤员的胸廓起伏；如果伤员清醒，聆听伤员说话，评估其意识。张力性气胸、脊髓受伤、脑部创伤等都会引起呼吸障碍，需立即进行人工呼吸。

（四）评估血液循环及止血

1. 找出外出血部位并进行止血

（1）外出血的类型

1）毛细血管出血：表皮擦伤，引起皮下毛细血管破裂渗血，一般可自行止血。

2）静脉出血：位于深层组织内，给予适当压力就可以达到止血的目的。通常静脉出血属于非致命性的，除非伤势严重或流血不止。

3）动脉出血：动脉血管破裂喷流出的血液呈鲜红色，即使动脉直径不大也可能是致命性的。

（2）止血方法：伤员失血过多可导致死亡，为伤员止血应排在急救措施的首位。

1）直接加压：将纱布敷料直接放置在伤口部位，然后采用弹性绷带等施压包扎。

2）止血带：在直接按压不能有效控制出血时，可采用止血带。

（3）怀疑伤员存在内出血：在现场有效制止出血并非易事，应设法尽早尽快将伤员转送至有救治条件的创伤中心。

2. 判断伤员的循环系统功能状态

（1）评估伤员是否有脉搏、脉搏的质量及规律：触诊远端脉搏可以估计血压。查看伤员的脉搏是否过速、过慢或不规则。如果伤员没有受伤的上肢触摸不到桡动脉，则表示伤员可能已进入休克的代偿失调阶段，伤情危重。做基本检查时，无需确定准确的心率，只需要作粗略的评估。如果触及不到伤员的颈动脉或股动脉，表示伤员的心、肺功能已经停止。

（2）肤色：血液灌注充足可令皮肤呈现淡红色。倘若身体某部位的血液供应减少，该处的肤色会变得苍白。肤色发紫代表缺氧，苍白代表血液灌注欠佳。皮肤色素成分会干扰对肤色变化的判断，但可以借助指甲甲床和黏膜的色调变化来帮助判断。

（3）皮肤温度：受环境的影响。采用手背感触伤员的皮肤来评估皮肤温度。正常情况下感觉皮肤温暖。若皮肤冰冷，提示血液灌注减少。

（4）皮肤黏湿：与休克及血液灌注减少有关。体表血管收缩或者血液被再分配到身体的重要器官均可减少血液灌注。

（5）评估末梢循环的回流：按压伤员的指甲甲床而后松开，观察甲床血液回复的速度（充盈时间）。如果充盈时间 >2 秒，则表示指端的毛细血管得不到足够的血液灌注。

（五）评估神经系统功能

评估伤员的脑功能及意识清醒程度，确定是否存在缺氧。

在没有特别原因的情况下，可将表现好斗、敌意和不合作的伤员视作有缺氧可能。自知生命陷于危机时，大部分伤员都希望获得他人救助。如果伤员拒绝接受救助，救助人员应思考其拒绝的原因。如果现场依然存在令伤员惊恐的情况，救助人员应帮助伤员消除恐惧；若现场并无令人恐惧的情况，救助人员应积极寻找病因。

当伤员清醒程度下降时，应考虑是否存在以下可能性：①脑部氧气供应减少（缺氧、血液灌注减少）；②中枢神经系统受损；③过量服用药物或酗酒；④代谢紊乱（糖尿病、癫痫、心跳停止）。

（六）敞露检查

为了探查伤情，需要除去伤员的衣物。隐秘部位也可能存在严重的创伤，有必要对伤员进行全身检查。伤员的衣物往往可将血液积聚或吸收，使得某些伤情不能被直接发现。松解伤员衣物前，要考虑为伤员采取适当的保暖措施，防止体温过多丧失。敞露的程度视情况而定，如果必须除去衣物才能妥善完成检查和救治，则无需有太多顾虑。对于多种原因造成的创伤，如果检查过于简单草率，可能会忽略某些致命性伤情。

三、伤情处置

（一）异物刺入

进入肌体内的异物对周围伤口有压迫保护作用，一旦祛除异物，容易造成破裂血管压力瞬间减少，短期大量出血，引起失血性休克。头颅内出血可致昏迷，骨骼受损引起骨折，神经受损引起功能性残疾。因此，保持异物稳固，避免晃动，减轻患者伤痛，禁忌随意从机体组织内拔除异物，需采用正确的处置方式，减轻对患者的伤害。

伤口表浅异物可以祛除，然后包扎伤口。如异物为尖刀、钢筋、木棍、尖石块，且扎入机体较深时，禁忌拔除，以免引起大出血、神经损伤或内脏损伤。这时应维持异物原位不动，待转入医院后再作处理。施救现场可采取以下措施：①在敷料上剪洞，套过异物，置于伤口上，保护伤口；②用敷料卷放在异物两侧，将其固定；③用绷带或者三角巾包扎。

（二）肢体离断

1. 离断性质　严重创伤可造成肢体离断。根据离断性质，可分为以下几类。

（1）切割性离断：由锐器所造成，如切纸机、铣床、剪刀、镰刀、利刀等，再植手术的成功率较大。

（2）辗轧性离断：由汽车轮或机器齿轮等钝器伤所致。辗轧后仍有一圈辗伤的皮肤连接被轧断的肢体，表面看来似乎仍相连，实际上皮肤已被严重挤压，而且被压得很薄，失去活性，应视为完全性肢体离断。

（3）撕裂性离断：是肢体被连续急速转动的机器轴心皮带或滚筒（如车床、脱粒机），或电动机转轴卷断而引起。撕裂性肢体离断，在血管离断的远近端往往有严重的血管痉挛和潜在的血管内膜损伤，给血液循环重建带来一定困难。

（4）爆炸性高温滚筒引起的离断：由于肢体被炸成若干碎块，肢体残缺不齐，或因高热而使蛋白质凝固，难以行离断肢体再植的手术。

2. 离断程度

（1）完全性离断：是指离断肢体的远侧完全脱离机体，无任何组织相连。

（2）大部离断：是指肢体局部组织大部分离断，并有骨折或脱位残留有活性的相连软组织少于该断面软组织总量的 1/4，主要血管断裂或栓塞，肢体的远侧无血液循环或严重缺血，不接血管将引起肢体坏死。

3. 现场处置方法　多数肢体离断组织碾挫伤较重，血管很快回缩，并形成血栓，出血并非呈喷射性。可用大量纱布压在肢体残端上，用回返式包扎法加压包扎，用宽胶布从肢端开始向上拉紧粘贴，以加压止血和防止敷料脱落。离断的肢体尚有部分连接，则直接包扎，并按骨折固定法进行固定。如有大的骨块脱出，应同时包好，一同与伤员送医院。如果出血多，呈喷射性，先采用指压止血法止血，然后给予止血带止血，再进行包扎。使用干燥冷藏法保存离断肢体，禁止直接放置在冰水混合物中浸泡。离断的肢体可用布料包好，外面套一层塑料袋，放在装有冰块或冰棍的塑料袋中保存（图 4-35）。在常温（20℃）下，离断肢体缺血时间过长组织将发生坏死，应快速将离断肢体与伤员同时转运到有条件的医院，力争在 6 小时内进行再植手术。

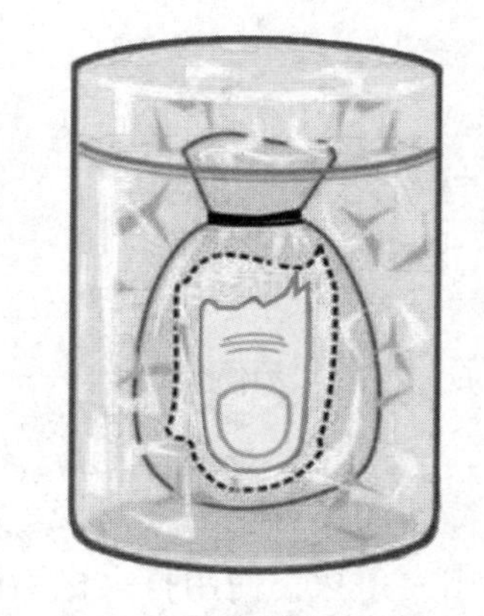

图 4-35　**离断肢体保存方法**

（三）牙齿脱落

外力撞击颌面部可造成牙齿脱落。牙冠连同牙根从牙槽窝中脱落分离，同时伴随牙龈撕裂和牙周黏膜损伤。牙齿脱落后半小时内尚有机会再植入牙槽窝，牙周组织有希望存活并形成对患牙的再次固定。脱落牙齿再植越快越好，脱落半小时后再植存活率较低。脱落牙未污染时，可以将脱落牙还原至牙槽窝内；如果脱落牙已污染，可以用清水冲洗后保存于生理盐水或牛奶中。

（四）关节脱位

关节脱位，是指关节面失去正常的咬合关系。由于直接或间接暴力作用于关节，或关节有病理性改变，使骨与骨之间相对关节面正常关系破坏，发生移位。四肢大关节中以肩关节、肘关节脱位最为常见，髋关节次之，膝关节、腕关节脱位则少见。

1. 一般症状　①疼痛明显，活动患肢时加重；②肿胀，因出血、水肿使关节明显肿胀；③功能障碍。关节脱位后因结构异常，失去正常活动功能。

2. 特殊表现　①畸形：关节脱位后肢体出现旋转、内收或外展和外观变长或缩短畸形，与健侧不对称。②弹性固定：关节脱位后，未撕裂的肌肉和韧带可将脱位的肢体保持在特殊位置，被动活动时有抵抗和弹性的感觉。③关节盂空虚。

（五）肌肉拉伤

1. 轻度拉伤　是指仅少数肌纤维受损，而其周围筋膜完好无损。临床上主要表现为轻度疼痛、肿胀，局部有压痛。

处置方法：可在伤后24小时内给予冰敷、压迫包扎制动、抬高伤肢。冷敷使受伤区域麻木，可减轻疼痛，且越早越好，注意防止冻伤。冰敷一般为30~60分钟。禁止按摩。

2. 中度损伤　是指较多肌纤维断裂，筋膜可能也有撕裂，肌腱连接处有部分断裂，但并不丧失肌肉的外形及功能。主要表现为明显的疼痛、肿胀，肌肉紧张、发硬、痉挛，局部压痛明显，常可摸到肌腱连接处略有缺失与下陷。

处置方法：往往需要冰敷1小时以上，伤后48小时可采用按摩、理疗、热敷等方法。热敷可加速局部区域的供血，注意防止烫伤。

第五节　烧伤的救治

一、案例资料

2016年3月1日晚，唐某，女性在一家咖啡馆二楼与朋友聚会时，与其同伴因纠纷引发争执，使用打火机不慎点燃自身衣物。目击者称，在咖啡馆一楼通往二楼的楼梯上见一名女孩全身起火，大声喊救命。仅数秒钟时间，火就从头发蔓延到全身。在场者被吓懵了，“像灵魂出窍一样没有反应”。当听到大声呼叫：“水，水，水！”，这时人们才反应过来，有人用水将火扑灭，并拨打120求助。唐某当日穿着丝袜，因此火势蔓延很快，体表烧伤面积达80%左右。

二、基本知识

在各种创伤中，烧伤给人的感觉最恐怖。几乎每个人都体验过烧灼带来的痛感和焦虑，烧伤在现代生活中属于常见的损伤。

（一）皮肤组织的构成及功能

1. 皮肤组织的构成　皮肤包绕着身体的表面，是人体最大的器官，总重量占体重的5%~15%，成年人皮肤总面积为1.5~2m^2。皮肤由表皮、真皮和皮下组织构成，并含有附属器官（汗腺、皮脂腺等），以及血管、淋巴管、神经和肌肉等。皮肤厚度因人或部位而异，通常为0.5~4 mm（不包括皮下脂肪组织）。最厚的皮肤在足底部，厚度达4 mm；眼睑的皮肤最薄，<1 mm。儿童皮肤较成人薄。皮肤颜色（白、黄、红、棕、黑色等）因人种、

年龄及部位不同而异。

2. 皮肤的功能　皮肤覆盖全身，是人体健康的第一道防线。皮肤的功能包括保护、调节体液、调节体温、感觉和代谢调节等。皮肤使体内各种组织和器官免受物理性、机械性、化学性和病原微生物的侵袭，防止体内水分、电解质、其他物质的丢失，阻止外界有害物质的侵入。皮肤保持人体内环境的稳定，同时皮肤也参与人体的代谢过程。

（二）烧伤类型

热液（汽）、化学物质、电能、放射线等作用于人体皮肤、黏膜、深部组织，可造成不同程度的即刻损伤反应，轻者局部皮肤红肿、疼痛，重者可危及生命。按致伤的原因，烧伤可分为以下几种类型。

1. 干性烧伤　由各类火焰或高温物体的表面热传导引起，如点燃的香烟、加热的熨斗、篝火的木炭。皮肤长时间接触高于体温的低热物体（如暖水袋）也可造成烫伤，老年人因皮肤敏感度降低，长时间接触暖水袋造成烫伤的例子不在少数。

2. 湿性烧伤　一般习惯上把热液（如热汤、热油）造成的烧伤俗称为烫伤，在家庭的发生率较高。

3. 摩擦伤　皮肤与物体表面以一定的速度进行摩擦时所导致的损伤。如绳索或金属线快速滑过皮肤时可造成此类损伤。

4. 放射性损伤　过度暴露于紫外线辐射所造成的损伤，如日光浴、紫外线灯烧伤。在特殊行业中，由于操作不当或意外事故所造成放射性损伤，如放射科的X线、钴-60、加速器等。战争状态下，原子弹、氢弹等核爆炸时，沾染含有放射性物质的灰尘。

5. 化学性烧伤　家用和工业化学制品所含有的强酸、强碱、氧化剂等刺激性和有毒化学物质（如漂白剂、氨水、洁厕剂、食用碱、防腐剂、磷等）可造成皮肤损伤。化学性烧伤可引起组织坏死并在伤后数小时慢慢扩展。当使用这些产品时，应佩戴合适的防护手套，或穿戴防护性服装。

6. 电烧伤　人体接触或接近高压电流时所造成的损伤，包括雷电击伤。人体某部位触电后，电流进出身体部位的皮肤常被完全破坏和烧焦；同时，电能也可严重损伤皮下组织，其影响范围可能比烧伤皮肤的面积大得多，称为电接触性烧伤。人体接近高压电时，瞬间产生的电弧（俗称电火花）造成的皮肤烧伤，称为电弧烧伤。

（三）烧伤特性

在高温作用下，皮肤中的蛋白质可发生变性坏死。烧伤的皮肤部位可形成3层不同类型的组织区域，即坏死带、淤滞带和充血带。中心区为坏死凝固区，其组织破坏最严重，会坏死，无法修复。与中心区相邻的是淤滞区，受损的细胞可以修复。若氧或血流供应不足，这些有存活机会的细胞可发生坏死。在烧伤以后，进入淤滞区的血流停止，如果措施得当，可以保持供给这些受损细胞的血流和氧。常见的操作误区就是冰敷烧伤部位，因低温导致血管收缩，阻止血液的重新注入。有人提出冰敷可降低伤员的痛苦，但用此方法止痛，则会加重组织的破坏。合理的做法是：使用室温水冲洗创面。最外层为充血区，细胞损伤程度轻微。炎症反应使该区血流增加。

（四）伤情评估

伤情评估是为了判断烧伤是否会危及伤员的生命安全。准确判断烧伤伤情的严重程度并非易事。大多数人误认为烧伤只局限于皮肤，这是常见的误解。实际上，大面积烧伤可造成广泛的影响，对心、肺、肾、肠胃和免疫系统产生致命性损害。火灾死亡常见的原因并非直接源于烧伤创面，而是由吸入性损伤引起。

了解烧伤的深度、面积和部位具有重要意义，例如头颈部的烧伤常伴随呼吸道损伤。若烧伤过深，则自身皮肤组织无法自行愈合或产生严重瘢痕。若烧伤累及的体表面积过大，则不可避免地会发生休克，需尽快寻求专业医疗帮助。

1. 评估烧伤的深度　烧伤所累及组织的范围不确定，可从相对表浅的损伤到穿透肌肉、神经和骨骼的深部损伤。烧伤的深度取决于致伤强度、暴露时间和致伤性质（如热、化学腐蚀性）。烧伤的深度决定了伤员是否会出现并发症，深度烧伤常伴有并发症。在医学上，烧伤深度分为Ⅰ度、浅Ⅱ度、深Ⅱ度及Ⅲ度；公众可按浅度、中度、深度对烧伤进行初步判断（图 4–36）。

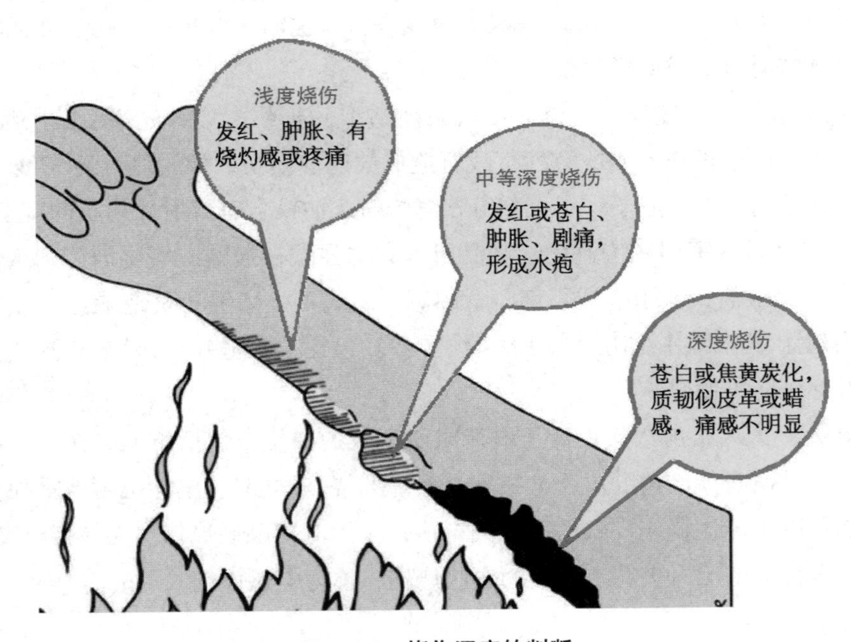

图 4–36　**烧伤深度的判断**

（1）浅度烧伤：即Ⅰ度烧伤。仅累及皮肤的浅层表皮，其下各层组织包括神经末梢不受影响。特征包括：①局部皮肤发红、肿胀，有烧灼感或疼痛，无水疱；②按压时皮肤发白；③通常 3~5 天痊愈，痊愈后不留瘢痕，可有暂时性色素沉着。

（2）中等深度烧伤：即Ⅱ度烧伤。损伤深及皮肤表皮的生发层和真皮层。特征包括：①局部皮肤发红或苍白、肿胀，因神经末梢未被全部损毁而疼痛明显，渗液较多而形成大小不等水疱。②若无感染，可于 1~2 周内痊愈，几乎不残留瘢痕。若创面较深则愈合时间会延长，痊愈后可能留有瘢痕，但皮肤功能基本保存。③若烧伤面积较大，会有大量体液自创面渗出。

（3）深度烧伤：即Ⅲ度烧伤。损伤超过真皮层，包括皮下脂肪、神经、肌肉、血管等可遭到损毁。真皮层内的毛囊、神经和汗腺一旦被破坏将不能自行再生修复。特征包括：①局部皮肤苍白或焦黄炭化，质韧似皮革或蜡感，无水疱。②皮肤内的神经末梢受损，知觉丧失，疼痛感不明显；③受损皮肤无法自愈，需进行皮肤移植手术；④体液不经受损皮肤渗出，但会经体内途径丢失；⑤痊愈后遗留瘢痕，皮肤功能丧失，可能造成畸形。

2. 评估烧伤的面积　判断烧伤的面积，有助于估计体液的丢失量。烧伤部位的组织液自真皮层的毛细血管渗漏并聚集形成水疱。烧伤面积越大，体液丢失就越多，发生休克的风险也越高。

对于公众，可用伤员的手掌面积（包括手指）作为其全身体表总面积的1%，快速估算烧伤面积（手掌法）。专业急救人员常使用“九分法”精确评估烧伤面积，身体的各部分面积以9%或9%的倍数进行标记（图4–37）。当中等深度的烧伤面积 >1% 时，则应紧急就医。一般而言，对于深度烧伤，无论面积大小，都属于急症，须即刻紧急就医，以免贻误伤情。

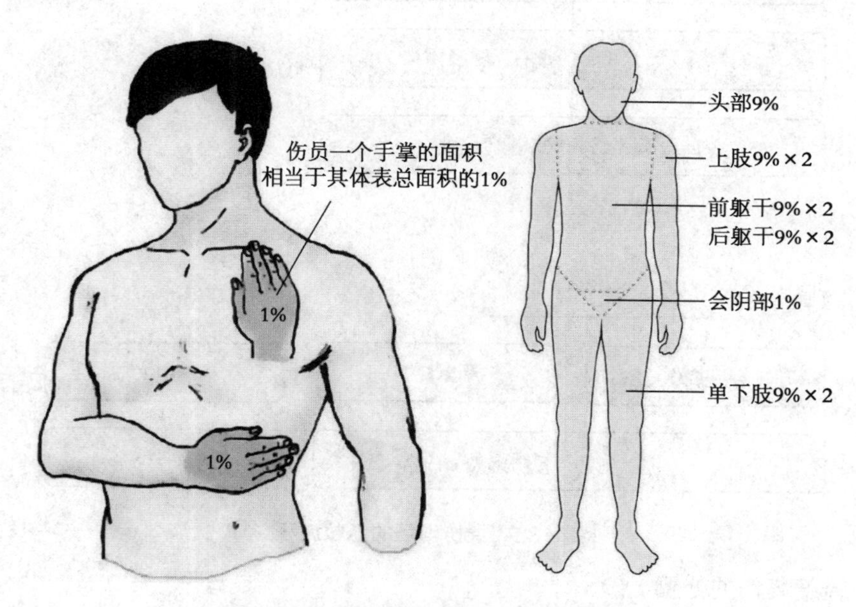

图4–37　**烧伤面积的估算方法（手掌法与九分法）**

（五）烧伤并发症

严重烧伤时，可能会存在威胁生命的并发症。

（1）呼吸道水肿：火灾时，伤员常存在呼吸道损伤，继而出现呼吸道水肿，严重时可因窒息而死亡。

（2）休克：严重烧伤时可导致大量体液丢失，若补液不及时，可发生休克（参见休克章节）。

（3）环形烧伤：即环绕肢体或胸部的烧伤。若整个胸部被烧伤，伤员不能进行有效的胸式呼吸。若烧伤部位在手或上肢，应及时去除所佩戴的戒指、手表、手镯等限制性物品，因为烧伤后组织会因体液自毛细血管外渗而发生肿胀。

（4）其他损伤：因跳楼逃离火灾现场或曾发生现场爆炸，伤员可能存在其他部位的损伤。

三、自救互救

现场急救对意外烧伤至关重要。现场急救是否及时正确，对烧伤所造成的后果有重要的影响。如果烧伤累及皮肤深层组织，则会出现愈合困难，甚至需要进行皮肤移植手术。因此，一旦发生烧伤，应立即采取措施。

（一）烧伤救治流程

烧伤现场的急救流程如图 4-38。

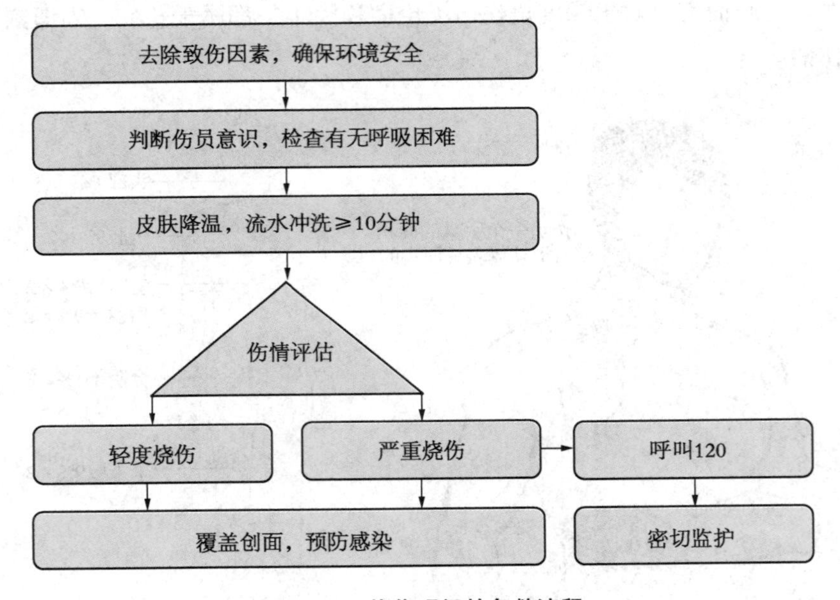

图 4-38　**烧伤现场的急救流程**

（二）轻度烧伤的处置

1. 去除致伤因素　对于任何烧伤，无论其严重程度，急救的第一步就是快速有效地处理所有危险源，远离火源并扑灭火灾现场，确保伤员不再受到烧伤的进一步伤害。此时若有厚实、不易燃的非化纤布料如纯棉毯子、窗帘、外套等，可用其包裹伤员，通过隔绝空气以熄灭火焰。切忌在全身着火时狂奔求救，使得“火借风势，风助火威”，加重损伤。

2. 去除衣物

（1）干性烧伤（如火焰）：宜用水对燃烧的衣物进行灭火和降温。若伤员身上的衣物妨碍皮肤降温，则应去除烧伤创面的衣物，以便对烧伤创面进行直接降温。去除衣物时，不宜撕除粘连在创面上的衣物残片；如难以脱除时，可小心剪除与皮肤粘连处周围的衣物。

（2）湿性烧伤（如沸水）：去除衣物时应轻柔仔细，可从远离烫伤的部位开始剪除。

（3）化学烧伤（如酸或碱）：去除沾染有腐蚀性化学物品的衣物时，救助者最好佩戴保护性手套或服装，动作应轻柔，避免伤及自身或造成伤员更大范围的损伤。

3. *皮肤降温* 救治烧伤伤员时，首先要考虑的是对烧伤皮肤进行降温。烧伤皮肤的降温是关键环节，不但可以减轻疼痛感，还能减轻皮肤深层组织的损伤深度和程度，有利于创面愈合，减轻瘢痕。通常采用流动清水冲洗皮肤的受伤区域（烧伤创面），或将受伤的肢体浸泡在清水中，至少10分钟。烧伤已经削弱或破坏了皮肤的保护功能，因此冲洗时不宜让水流直接冲击烧伤创面，水流不可过急、过猛；也不可将冰块直接冷敷烧伤创面上，以防止冻伤。

4. *覆盖创面* 皮肤受到损伤后，其屏障保护功能随即丧失，容易发生感染。因此在皮肤降温后，应对烧伤创面进行适当的保护，可用各种湿润、清洁的布料（如手绢、纯棉布料）、干净的塑料袋或食用保鲜膜覆盖创面。使用塑料袋时，可先用空气将袋子鼓起，然后再将受伤的手或足轻柔地放入其中，在腕部或踝部收拢袋口；结扎时不可过紧，更不宜使用橡皮筋结扎。干燥的、带有毛絮的布料容易与创面粘连，在后续处理时会造成创面的二次损伤。

对于轻度烧伤，如果面积小、深度浅，不存在感染和形成瘢痕的风险，可自行到医院门诊就诊。

（三）严重烧伤的处置

中等深度以上的烧伤、儿童和老年人烧伤、电烧伤或化学性烧伤、环形烧伤、手部或生殖器部位的烧伤等均属于严重烧伤范畴。头面部烧伤、疑似存在呼吸道损伤、烧伤面积较大较深时，有可能会危及伤员的生命，应及时呼叫120。

1. *皮肤降温* 处理方法同轻度烧伤。肢体有环形烧伤时，应去除戒指、手表、手镯等任何限制性物品，防止继发性组织肿胀所造成的肢体血液循环障碍。若烧伤皮肤上粘连有衣物残片，不要强行去除，否则会进一步加重损伤。

2. *覆盖创面* 若现场用清水降温创面皮肤后，急救人员仍未到达，则应覆盖创面预防感染。此时应注意：①不可使用具有黏性、带有毛絮或干燥的布料，否则会与烧伤创面发生粘连；②不要尝试在创面上涂抹油质或药膏等，否则会增加专业人员清理创面的难度，影响专业人员判断烧伤的深度；③不要尝试主动刺破水疱，因为完整的皮肤能够防止感染，并能减轻疼痛感；④尽量避免用手接触创面，否则有增加感染的可能。

3. *密切监护* 将伤员转移至安全位置后，通常使其平卧；若伤员感觉呼吸困难，应使其保持坐位。抬高烧伤肢体，有助于减轻肿胀。烧伤严重时，不宜让伤员饮水或进食，可蘸湿其口唇以减轻其口渴感。仔细观察伤员的呼吸情况，观察有无休克发生。抬高双下肢有助于减轻休克的症状。仔细检查有无其他损伤。

此外，应了解烧伤过程的细节，掌握与火灾相关的任何信息至关重要。例如发生现场爆炸，伤员可能合并其他损伤。如果火灾现场存在易燃物质或环境密闭，则会存在吸入性损伤和中毒的危险。了解伤员暴露于火灾现场的时间，有助于伤情的评估。当急救人员到达现场时，应将这些信息及时进行说明。

（四）化学性烧伤

1. 一般处置　化学性烧伤大多发生在工业生产过程中，家庭使用漂白剂、洁厕剂等也可造成化学性烧伤。腐蚀性化学物质接触皮肤后，若不及时清除，将持续产生损害作用，因此，尽快去除有害化学物质是当务之急。化学性烧伤的损害进程相对较慢，若有化学物质残留，则受伤区域会逐渐延展，出现水疱和色素脱失；强碱物质可渗透深层组织，使组织蛋白发生溶解，损伤程度比强酸更为严重。

救治时切忌盲目行动，最好佩戴保护性手套，使伤员脱离污染区域，去除沾染衣物，然后再用大量清水冲洗沾染化学物质的皮肤区域，以稀释化学物质，缓冲化学物质放热反应所造成的热性损伤。冲洗时间需 >10 分钟，尽量避免冲洗废水飞溅伤及伤员和施救者。若沾染粉末状化学物质如石灰，应先用毛刷等清除后再用水冲洗。不可尝试通过酸碱反应来中和化学物质，中和反应所释放的热能将进一步加重损伤程度。

2. 常见的化学烧伤类型

（1）水泥：属于碱性，可沾染在衣物上。粉状水泥与身体汗液产生化学反应，释放热量，使皮肤过度干燥。

（2）有机化合物：长期接触汽油等有机物可引起接触性烧伤。有机化合物可融化细胞膜，导致皮肤坏死。若保留时间或程度过长过重，可引起全身中毒。

（3）氢氟酸：广泛用于家居、工业或军工企业，与机体细胞接触可造成严重的电解质紊乱，尤其是钙和镁。氢氟酸可液化组织，并使骨头溶出钙质。首先应以大量清水冲洗，然后涂以葡萄糖酸钙凝胶。

（4）磷烧伤：多见于战场环境。白磷暴露于空气中，可自燃而产生强烈的火焰。治疗时首先是阻止白磷与空气的接触，尽快除去衣物后，覆以浸水的敷料。运送途中，应保持敷料湿润，防止白磷复燃。

（5）次氯酸盐：常用于漂白剂或工业清洁剂，属于强碱类。

（6）芥子气：曾被用作化学武器，可引起皮肤烧伤、起水泡，也可刺激肺和眼睛。伤员会有喉痛和眼部灼伤感。皮肤先是泛红，而后出现水泡。严重时可有全层皮肤坏死，甚至呼吸衰竭。院前处置首要的是除污。

（7）催泪剂：属于防爆武器，可刺激皮肤、肺部和眼睛，使人快速失去反应能力。作用一般持续 30~60 分钟。

发生化学烧伤后，应尽快呼叫 120，将伤员转送至专业医疗机构进行救治。

（五）电烧伤

皮肤触电时，可在皮肤表面出现电流流入和流出的伤口，据此可判断电流在体内的穿行路径。电烧伤所造成的皮肤损伤通常看似轻微而易蒙蔽施救人员，事实上沿体内电流穿行路径的肌肉、血管和神经已遭到损伤，损伤范围远大于表观所见。救治前，不要急于接触伤员，应首先断开或脱离电源，确保环境安全。电流通过人体时，可影响心脏功能，甚至造成心脏骤停。若伤员意识丧失，则应及时进行心肺复苏，并呼叫120。

（六）吸入性损伤

吸入有害气体如高温气体或浓烟时会造成呼吸系统的损伤，包括气管、支气管和肺泡组织，严重时可危及生命。大量吸入烟雾往往可造成比皮肤烧伤更危险和可致命的伤情。评估伤员有否吸入有毒气体，更能准确预测伤员的死亡率。密闭空间发生的火灾、头面部烧伤常伴有吸入性损伤，伤员口鼻处常见烟渍和鼻毛焦化，痰内混有炭灰，声音嘶哑，伤员可出现呼吸困难、头痛、头昏、休克等症状。应将伤员转移至通风的安全地带，呼叫120，密切观察伤员意识和呼吸的改变，并做好心肺复苏抢救准备。

（七）头面部烧伤

任何类型的头面部烧伤都属于急症，处置不及时可能导致失明、呼吸困难、毁容等不良后果。头面部烧伤常伴有吸入性损伤，造成呼吸困难。面部毁容会造成极大的心理阴影。现场救治时，应迅速用清水对烧伤部位进行降温，安抚伤员。注意观察有无呼吸困难，及时就医。可用冰袋冷敷烧伤部位，冰袋外应包裹毛巾或其他布料，避免直接接触皮肤。

（八）日光晒伤

由日光紫外线造成的晒伤不容轻视。晒伤时，皮肤变红，出现瘙痒、肿胀、疼痛，严重时形成水疱并剥落，甚至产生色素沉着和瘢痕。强烈、过度的阳光辐射不仅造成皮肤损伤，还会导致中暑。日光晒伤不会立即产生损伤反应，但会在12~24小时后持续加重。

在多云的天气也会造成日光晒伤。在高海拔地区，即使较弱的阳光也会引起晒伤。水、沙地、雪、公路等可通过反射而增强阳光的辐射。皮肤的汗液可增加被晒伤的机会，使防晒霜失效。

为预防日光晒伤，可在所有裸露的皮肤上重复涂抹防晒霜。佩戴宽沿防晒帽和太阳镜，可保护面部皮肤和眼睛。尽量避免在阳光炙热时外出活动。避免在阳光下曝晒时间过长。增加饮水的次数，防止脱水、中暑。严重晒伤或有中暑征兆时，应及时就医。

四、重点提示

（1）烧伤部位必须尽快冷却，用流动清水冲洗至少10分钟，以减轻损伤。

（2）用湿润、清洁的布料覆盖创面，绝不可使用黏性或干燥、有毛絮的布料。

（3）不可自行用紫药水、红药水、酱油、牙膏等涂抹创面。

（4）不可自行挑破水疱。若水疱已破，保持破损皮肤覆盖在创面上。

（5）烧伤虽属意外，但大多能够预防。

五、自救案例

热水瓶爆炸烫伤脸，女大学生冷静自救

2007 年 1 月 10 日晚 21 点左右，就读于某医药学校的张娟（化名）独自提着新买的热水瓶去开水房打水。刚接到一半，张娟隐约听到热水瓶发出异响，等她凑近准备看个究竟时，热水瓶突然爆炸，滚烫的开水直接朝她的脸上溅去，她本能地赶紧闭上眼睛，随即发出痛苦的叫喊声。

张娟脑海中的第一个念头就是要尽量减轻伤势，把整张脸伸到自来水管下反复冲洗。张娟的呼叫声引来了其他同学，大家在慌乱中招来出租车准备送其上医院，同时拿来几条毛巾，全部浸满了冷水，一路上轮流将湿毛巾盖在脸上，直到医院。

经诊断，张娟只是浅Ⅱ度烫伤。医生对张娟被烫伤后的做法大加赞赏，表示如果不是她处理得当，烫伤可能更加严重。被液体烫伤后最简单有效的自救方法就是用大量冷水冲洗伤处，然后去医院治疗。

第六节 休克的救治

一、案例资料

2016 年 7 月 20 日，幸福通航 B-10FW 水陆两栖飞机在执飞上海金山－舟山航线起飞过程中发生事故，撞上沪杭公路 7385 号大桥。当时机上共 10 人，有 2 名机组人员和 8 名乘客。事故导致 5 人死亡，其余 5 名伤者中，1 人重伤，出现失血性休克，另外 4 人伤势较轻，生命体征均稳定。

二、基本知识

休克是机体遭受强烈的致病因素侵袭后，由于有效循环血量锐减，组织血流灌注广泛、持续、显著减少，致全身微循环功能不良，导致重要器官功能严重障碍的综合征。机体功能失去代偿，组织处于缺血缺氧状态。换言之，休克是机体对有效循环血量减少的反应，组织灌流不足引起代谢紊乱和细胞功能受损。

（一）血液循环的基本概念

人体的血液循环包括两个循环，即肺循环和体循环。肺循环由右心房收集身体回流的静脉血，右心室将血液泵入肺部进行氧合作用。体循环由左心房收集肺部回流的血液，左心室将血液泵往全身（图 4–39）。体循环比肺循环包括更多的毛细血管和更长的血管系统，左心室所承受的压力和负荷均大于右心室，故左心室的肌肉比右心室厚且强壮。

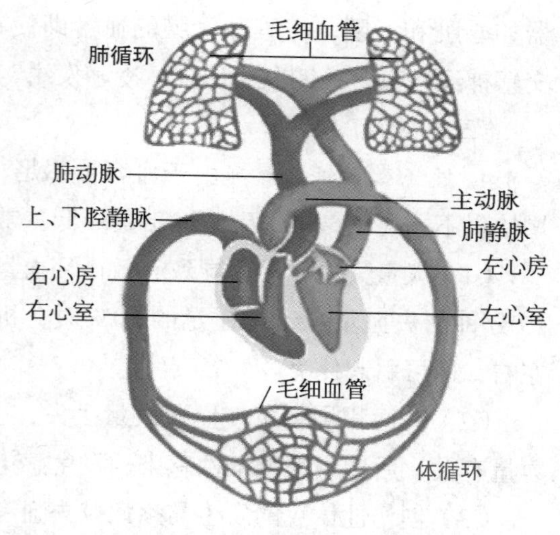

图 4–39　血液循环示意图

左心室的收缩驱动血液在血管内流动，血管内压力会有一个突然增加，从而产生一次搏动。血管内压力的最高点为收缩压，代表心室收缩时所产生的力量；当心室收缩后，心脏再充血过程中血管内还会保持适当的压力，即舒张压，可借此间接估计血管的阻力。在急救现场，只能通过触摸颈动脉、桡动脉等来判断伤员的收缩压。收缩压和舒张压的差值为脉压。

血管是血液流经的通道。血液占人体体重的 7%~8%。血管的收缩或舒张会影响血管内的血容量。有效循环血量，是指单位时间内通过心血管系统进行循环的血容量。有效循环血量依赖于充足的血容量、有效的心搏出量和完善的周围血管张力 3 个因素。当其中任何一个因素的改变超出了人体的代偿限度时，即可导致有效循环血量的急剧下降，造成全身组织、器官氧合血液灌流不足和细胞缺氧而发生休克。

血液主要在血管内流动，但血浆成分也可通过毛细血管壁渗透到组织内，引起组织水潴留或肺水肿。

（二）自主神经系统的调节作用

自主神经系统控制和协调身体的自主性功能，如呼吸、消化和心血管功能。自主神经系统包括交感神经系统和副交感神经系统。这两个系统功能相反，维持器官功能及代谢的平衡。

交感神经系统主要在遇到危机时产生兴奋，如搏斗或逃跑。交感神经兴奋使心脏跳动加速、呼吸加快，非重要器官如皮肤和胃肠道的血管分配减少，同时舒张肌肉的血管，加快肌肉的血液灌注。目的是保持重要的组织器官有足够的富氧血液灌注，满足危机情况时机体反应的需要。身体细胞对缺氧的敏感性并不完全相同，脑部、心脏和肺对缺氧最为敏感，4~6 分钟的缺氧就足以使这些组织器官受损；而皮肤和肌肉组织对缺氧有较强的耐受性，可耐受缺氧时间长达 6~8 小时；腹腔内器官如肾和肝对缺氧的敏感性介于中间，可以耐受的缺氧时间 45~90 分钟。

心血管系统的收缩和舒张由延髓中枢调节。血压的瞬间下降，可刺激颈动脉窦和主动脉弓的牵张感受器，通过脑神经传送信息，增加交感神经的兴奋性，使小动脉收缩，外周血管的阻力增加；同时增加心脏的收缩力和心率，以增加心输出量，加之静脉血管张力增加，导致循环的血容量增加。因此，四肢、肠道及肾脏的血液会暂时分流到重要脏器如心脏和大脑。心脏和大脑的血管即使在强烈的交感神经刺激下，也只会轻微收缩。交感神经兴奋时，四肢会出现冰冷和发绀，尿量和肠道灌注也会减少。

（三）休克的类型

1. 低血容量性休克　由于血容量不足，引起心室充盈不足和心搏量减少，如果心率增快仍不能代偿，可导致心输出量降低。常见于失血性休克、烧伤性休克和创伤性休克。

（1）大量失血可迅速导致有效循环血量锐减，引起周围循环衰竭，造成失血性休克。15 分钟内失血量少于全血量的 10% 时，机体可代偿。若快速失血量超过全血量的 20% 左右，即可引起休克。

（2）大面积烧伤可使血浆大量丢失，引起烧伤性休克。烧伤早期休克与疼痛及低血容量有关，后期可因继发性感染，发生感染性休克。

（3）创伤性休克的发生与疼痛及失血有关。

2. 血管扩张性休克　通常是由于血管扩张所致的血管内血容量不足，其循环血容量正常或增加，但心脏充盈和组织灌注不足。常见于感染性休克、过敏性休克和神经源性休克。

（1）因细菌感染而产生的感染性休克在临床上最为常见。

（2）发生严重过敏反应时，由于血管扩张、毛细血管通透性增加、血压下降、组织灌注不良，引起过敏性休克。

（3）严重创伤、剧烈疼痛时，可引起血管扩张，周围血管阻力降低，有效血容量减少，产生神经源性休克。常可自愈。

3. 心源性休克　当心脏泵血功能衰竭，不能维持机体最低限度的心输出量，导致血压下降，重要脏器和组织供血严重不足，引起全身性微循环功能障碍，从而发生心源性休克。心脏病变、心脏压迫或梗阻可引起心源性休克。其死亡率极高，是心脏病最危重征象之一。

（四）休克的临床特征

（1）在休克的早期，可出现轻度兴奋，如烦躁焦虑，精神紧张，面色、皮肤苍白，口唇、甲床轻度发绀，口渴，心率加快，脉搏细速（>100 次 / 分），脉压变小，呼吸频率增加，出冷汗，四肢湿冷。血压可骤降，也可略降，甚至正常或稍高。

（2）在休克的中期，可出现烦躁，意识不清，呼吸浅速，四肢厥冷，脉细数而弱，血压进行性降低，皮肤湿冷发花。

（3）在休克的晚期，可出现顽固性低血压，皮肤发绀或广泛性出血，甲床微循环淤血，呼吸急促，心率增快，意识障碍。

（五）休克并发症

掌握休克的典型临床表现，早期识别、及时发现并积极救治非常重要。如果伤员持续休克或者没有得到及时的专业救治，便可能出现多种并发症。常见的并发症包括以下几种。

（1）急性肾衰竭：休克持续时间延长，使肾脏的血液灌注受损，可导致暂时性或永久性的肾衰竭。肾小管内皮细胞对缺氧最敏感，缺氧时间 >45~60 分钟，便可造成细胞死亡。急性肾小管坏死可导致肾衰竭。

（2）急性呼吸窘迫综合征：肺部毛细血管壁受损，导致液体渗漏进入肺间隙和肺泡，从而显著降低肺的氧合作用，导致全身缺氧。

（3）凝血功能障碍：当体温下降时，凝血功能速度会显著降低，使出血持续时间延长。

（4）多器官功能衰竭：如果休克复苏不成功，则会形成多器官功能衰竭综合征。身体的重要器官如肺、肾、肝、凝血功能中的任何一个出现衰竭或障碍，死亡率约为 40%；多器官功能衰竭的死亡率基本是 100%。心源性休克和感染性休克引起的心血管衰竭，逆转的机会很小。

三、自救互救

急性大出血、心肌梗死、严重感染、过敏等可引起休克，若不采取适当措施，伤病员的情况会迅速恶化，甚至死亡。

（一）及早识别休克

休克时，中枢神经系统、心血管系统、呼吸系统、皮肤和肾脏首先发生功能改变，主要临床表现如下。

（1）清醒程度下降、焦虑、迷失方向、烦躁易怒、举止怪异。神志状态的改变提示脑血液灌注不足。

（2）心率加快、收缩压下降。如果没有桡动脉搏动，且颈动脉或股动脉的跳动细数，则表示有严重的低血容量。如果可触及脉搏，则应分析它的特征和强度，如脉搏的强弱、速率及节律。测量血压花费的时间不宜过多。

（3）呼吸浅且急促。缺氧刺激呼吸中枢，增加换气的频率和深度，呼吸急促是休克的最早征象之一。仅以慢、正常、快或非常快来评估即可，无需花费过多时间详细测量呼吸次数。如果呼吸缓慢，一般表示伤员正处于严重休克状态，随时可能发生呼吸停顿。如果伤员烦躁易怒，则提示伤员有脑缺氧。

（4）皮肤冰冷、苍白、湿腻、出汗，甚或青紫、末梢循环充盈缓慢。当皮肤的血液被分流到重要器官时，皮肤温度便会下降。肤色粉红一般表示伤员有良好的氧合作用，皮肤青紫或斑驳提示氧合作用欠佳。

（二）保持气道畅通

畅通气道，改善肺的氧合作用。遇到下列情形时，需要立即进行气道处理：①没有呼吸；②气道明显受损；③呼吸频率超过 20 次 / 分；④换气时发出杂音。若伤病员出现恶心、呕吐，应采取侧卧，避免误吸导致的窒息。

（三）控制出血

出血是创伤性休克最常见的原因，因此处理伤员休克最安全的做法就是先按失血性休克处理。首先寻找表观可见的出血部位并进行止血，可利用弹性绷带、止血带或以夹板固定肢体的骨折。如果没有明显可见的出血部位，则应怀疑存在内出血。尽管在院前无法有效处理内出血，但若能初步判断内出血的部位，对进一步的救治可提供有用的信息。内出血可发生在胸部、腹部及盆腔。

（四）保持体温

维持比较正常的体温，低体温时注意保温，高温时尽量降温。保持伤员的体温正常很重要。体温过低可引起心功能异常、凝血功能异常、高钾血症、血管收缩，从而降低伤员的生存机会。伤员体温下降是由于产热减少及热量散失。体检时会使伤员体热丧失，因此应采取适当措施进行保暖。血液浸湿的衣服应除去，因沾湿的衣物会增加热量散失。

（五）伤员体位及其他处置

1. 体位　若患者出现休克，但有反应且正常呼吸，则可将其摆放或维持于仰卧位，将双脚抬高 30°~60°，以利于下肢静脉回流。若有头部、胸部出血或疼痛、呼吸困难等症状，不宜将下肢抬高。若移动或调整体位引起疼痛，则避免抬高脚部。疑似脊柱损伤的伤员，忌用下肢抬高体位。若怀疑是心脏病引起的胸闷、呼吸困难，可垫高伤员的头部，保证呼吸道通畅。

2. 其他处置

（1）尽量保持患者安静，避免人为搬动。

（2）不要盲目给伤病员饮水。若口渴严重，可用水湿润口唇。

（3）及时拨打 120 急救电话。

四、重点提示

（1）查找病因：为专业急救人员的救治提供有用信息。

（2）针对性救治：如有严重出血，应立即止血包扎；如为过敏性休克，应尽快脱离过敏原；如因心脏病引起，则不宜人为搬动。

（3）休克体位：通常采取平卧位，可适当垫高下肢。

（4）及时呼救：拨打 120。在救护车到来之前，密切监护伤病员。

第七节 狂犬咬伤的救治

一、案例资料

2017年5月6日，闵行区姚某某在自家小区门口躺椅上休息时，被小区内一条看似正常的宠物狗咬伤左手手背，轻度咬伤，未见出血。姚某某自行对伤口进行了清洗及消毒，未做其他后续处理，未接种狂犬病疫苗。

7月12日晚，姚某某开始出现精神亢奋、吞咽困难、畏风、畏光、畏水、烦躁、易怒、胸部压迫感等症状，左手有蚁走感，并有伤人倾向。无发热，当夜未睡眠、未进食饮水。

7月14日上午，姚某某前往诊所接种了一剂狂犬病疫苗，下午又前往医院静脉输液，傍晚转诊至市公共卫生临床中心治疗。入院查体显示患者神志欠清，收治入院后对症处理。

7月17日夜间，姚某某出现血压及氧饱和度下降等，18日凌晨2:00，其生命体征消失，宣告死亡。

二、基本知识

全球每年有6万~7万人死于狂犬病，即平均每10分钟就有一人因此死亡。我国每年约有2 000人死于狂犬病。据统计，每10个涉嫌被疯狗咬伤的人当中，有4人是未满15岁的儿童。在国际狂犬病控制联盟的倡议下，将每年的9月28日设定为世界狂犬病日，其口号是：共同努力，使狂犬病成为历史。

狂犬病是由狂犬病毒引起的一种人畜共患的中枢神经系统急性传染病，是所有传染病中最凶险的病毒性疾病。人主要被病兽或带毒动物咬伤后感染。一旦被感染，如不及时采取有效防治措施，可导致严重的中枢神经系统急性传染病，病死率接近100%，迄今尚无特效治疗措施。狂犬病患者害怕喝水，因此也称为恐水病。

（一）狂犬病毒的生物学特性

狂犬病毒形态似子弹，表面有许多丝状突起。狂犬病毒宿主范围广，几乎所有哺乳动物都对狂犬病毒易感，主要在野生动物及家畜中传播，鼠、家兔、豚鼠、马、牛、羊、狗、猫等可被传染。只有储存在宿主动物种群内，狂犬病毒才能持续存在。

对于人而言，狗是最重要的狂犬病毒的储存宿主动物。老鼠不是狂犬病毒的储存宿主，被老鼠咬伤无需接种狂犬病疫苗。

人狂犬病主要是被患病动物咬伤所致，也与密切接触病畜有关。狂犬病毒的传播主要是通过皮肤、黏膜的伤口，也可经呼吸道、消化道传播。皮肤、黏膜伤口的传染最为多见：①绝大多数狂犬病为狗、猫咬伤或抓伤，狂犬病毒通过唾液进入人体所致；②在宰杀狗、猫及剥皮过程中被感染；③在狗、猫舔伤口或肛门时传染；④带有病毒的狗、猫排泄物污染皮肤伤口；⑤护理狂犬病患者时，被患者唾液污染皮肤伤口；⑥与狗、猫亲密接触时，通过口腔黏膜伤口被传染。

人与人的一般接触不会传染狂犬病，理论上只有被病情发作的狂犬病患者咬伤，才有被传染的可能。狂犬病患者在潜伏期或病情发作时，可通过性途径传染给配偶。使用狂犬病患者的生活用具被感染的可能性很小。狂犬病患者的组织器官被用于移植时，传染的可能性极高。

狂犬病毒对热、紫外线、日光、干燥的抵抗力弱，狂犬病毒对肥皂水等脂溶剂、酸、碱、45%~70% 乙醇、甲醛（福尔马林）、碘制剂、苯扎溴铵（新洁尔灭）等敏感，但不易被甲酚皂溶液（来苏水）灭活。磺胺药和抗生素对狂犬病毒无效。

（二）狂犬病毒的致病机制

狂犬病毒一般不进入血液。狂犬病毒从被咬伤部位的皮肤或黏膜侵入人体后，便在伤口部位开始繁殖，侵入附近的神经末梢。随后，病毒沿周围神经元的轴突向心性扩散，到达背根神经节后开始大量繁殖，然后侵入脊髓，再波及整个中枢神经系统，主要侵犯脑干和小脑等部位的神经元（图 4-40）。最后，病毒从中枢神经系统向外周神经系统离心性扩散，侵入组织和器官，尤以唾液腺、舌部味蕾、嗅神经上皮等处病毒最多。

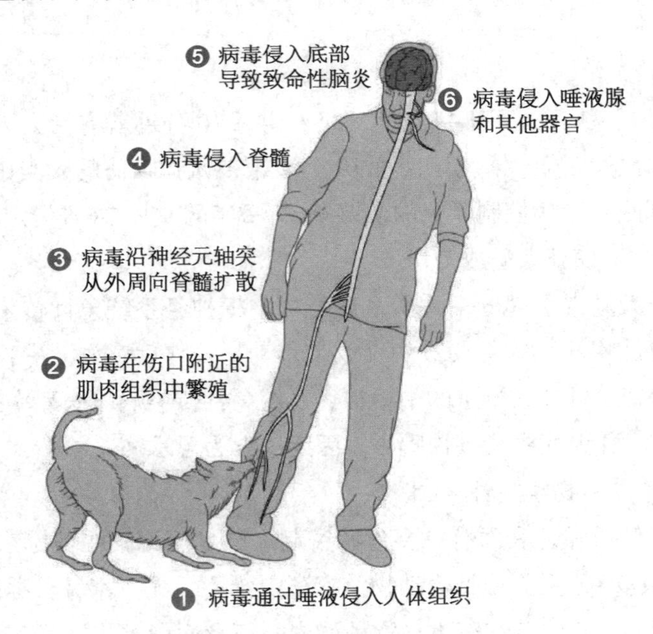

图 4-40　**狂犬病毒沿神经逆行扩散**

迷走神经核、吞咽神经核及舌下神经核受损，可导致呼吸肌和吞咽肌痉挛，患者出现恐水、呼吸困难、吞咽困难等症状。由于交感神经受到刺激，使唾液分泌和出汗增多。迷走神经节、交感神经节和心脏神经节受损，可引起患者心血管系统功能紊乱，甚至突然死亡。

（三）狂犬病的潜伏期

潜伏期长短不一。大多数在 3 个月以内发病，超过半年者占 4%~10%，超过 1 年以上者约 1%，最长可达 10 年。被狗、猫咬伤如果超过 1 年仍未发病，则发病的可能性可忽略不计。

影响潜伏期长短的因素包括年龄（儿童较短）、伤口部位（头、面部发病较早）、伤口深浅（深者发病早）、病毒入侵数量及毒力、受伤后是否进行了正规的伤口处理和接种狂犬病疫苗预防等，外伤、受寒、过度劳累等均可能促使提前发病。

（四）狂犬病的临床特征

狂犬病发病时的症状发展过程分为 3 个阶段：前驱期、兴奋期或痉挛期、昏迷期或麻痹期，整个病程平均 8 天。

1. 前驱期　大多数患者有低热、嗜睡、食欲缺乏，少数有恶心、呕吐、头痛（多在枕部）、背腰痛、周身不适等，对痛、声、光、风等刺激变得敏感，并有咽喉紧缩感。狂犬病毒繁殖会刺激感觉神经元，约 80% 的患者会在已愈合的伤口部位及神经通路上有麻木、发痒、刺痛或虫爬、蚁走等感觉异常，是比较典型的早期征兆，可持续数小时至数天。前驱期持续 1~2 天，很少超过 4 天。

2. 兴奋期或痉挛期　患者逐渐进入高度兴奋状态，典型表现为极度恐怖，有大难临头的预兆感，并对流水声、光、风等刺激非常敏感，引发咽肌痉挛、呼吸困难等。

（1）恐水是狂犬病的特殊性症状，典型患者在饮水、见水、听到流水声，或仅提及饮水时，就可出现严重咽喉肌痉挛。患者渴极而不敢饮，即使饮水也无法下咽，大量流口水，沾污床褥或向四周胡乱喷吐。声带痉挛使吐字不清、声音嘶哑，甚至失音。

（2）怕风也是狂犬病的特有症状，微风、穿堂风等都可导致咽肌痉挛。音响、光亮、触动等也可引起咽肌痉挛。

（3）咽肌痉挛使患者极度痛苦，不仅无法饮水和进食，而且常伴有辅助呼吸肌痉挛，导致呼吸困难和缺氧，甚或全身进入疼痛性抽搐状态。咽肌痉挛后患者仍会烦躁不安，并有大量出汗及脱水现象。

（4）患者自主神经功能亢进，可出现大汗、流口水，体温升高达 38℃以上，心率加快，血压升高，瞳孔扩大。患者表情痛苦、焦急，但神志大多清楚，极少有侵袭他人行为。部分患者可出现精神失常、谵妄、幻视幻听、冲撞号叫等症状。病程发展很快，多在发作中死于呼吸衰竭或循环衰竭。本期持续 1~3 天。

3. 昏迷期或麻痹期　痉挛停止后，患者暂趋安静，有时尚可勉强饮水进食，反应减弱或消失，可转为肢体软瘫。眼肌、颜面部及咀嚼肌瘫痪，表现为斜视、眼球运动失调、下颌下坠、口不能闭合和面部缺少表情，也可有失音、感觉减退、反射消失、瞳孔散大等症状。患者呼吸逐渐变为微弱或不规则，并可出现潮式呼吸、脉搏细速、血压下降、四肢厥冷，可迅速因呼吸和循环衰竭而死亡。临终前患者多进入昏迷状态。本期持续 6~18 小时。

（五）狂犬病疫苗的相关概念

1885 年，法国科学家巴斯德利用兔脑脊髓制备了减毒狂犬病疫苗并成功用于人体治疗。传统狂犬病疫苗有脑组织疫苗及鸭胚疫苗。随着组织培养技术的建立和发展，目前有高度纯化、抗原含量高、稳定性好的疫苗。我国使用较多的是地鼠肾细胞疫苗，安全有效，不良反应少。Vero 细胞疫苗是一种新型疫苗。对有可能接触到狂犬病毒的动物管理人员、兽医、野外工作者应做预防接种，在第 0、7、28 天分别肌内注射 1 次。根据 WHO 建议，被咬、抓伤后，应在第 0、3、7、14、30、90 天各注射 1 次，全程 6 针，最后 1 次为非强制性。成人必须注射于上臂三角肌部位，切勿在臀部注射；小儿三角肌群不明显，可在大腿肌肉前外侧区注射。咬伤严重者（如咬伤部位在头、颈等处，或伤口大而深），可于 0~6 天每天注射 1 次，之后分别于第 10、14、30、90 天各注射 1 次，全程 10 针。

（六）破伤风的相关概念

破伤风是和创伤相关联的一种特异性细菌感染。破伤风梭菌属于厌氧菌，在土壤中尤为常见，对环境有很强的抵抗力，可在土壤中生存数年之久。人群对破伤风梭菌普遍易感，各种类型和大小的伤口，特别是开放性骨折、含铁锈的伤口、小而深的刺伤、火器伤，都可能被含有破伤风梭菌的土壤或污泥污染，但只有少数患者会发病。患病后无持久免疫力，可再次被感染。

破伤风是一种极为严重的疾病，死亡率高，尤其是新生儿和吸毒者。破伤风潜伏期通常为 7~8 天，可短至 24 小时或长达数月、数年。潜伏期越短者，预后越差。约 90% 的患者在受伤后 2 周内发病。

破伤风梭菌经由皮肤或黏膜伤口侵入人体，繁殖过程中可产生毒性极强的神经毒素，毒素不在局部引起炎症，而是向周围扩散，侵入肌肉组织，并沿着神经元轴突逆行进入脊髓前角或脑干的运动神经核，使患者出现牙关紧闭、阵发性痉挛、强直性痉挛。破伤风的典型症状包括肌强直和肌痉挛。通常最先受影响的肌群是咀嚼肌，随后为面部表情肌，颈、背、腹、四肢肌，最后为膈肌。发生肌强直时，患者可出现张口困难、牙关紧闭，腹肌坚如板状，颈部强直、头后仰。因背部肌群较为有力，躯干被扭曲成弓，形成“角弓反张”或“侧弓反张”。面肌痉挛时，出现蹙眉、口角下缩、咧嘴“苦笑”；咽肌痉挛时，出现喉头阻塞、吞咽困难、呛咳；呼吸肌和膈肌痉挛时，出现通气困难、发绀、呼吸骤停。强烈的肌痉挛，可使肌肉断裂，甚至发生骨折。

肌强直和肌痉挛可因轻微的刺激，如光、声、接触、饮水等而诱发，也可自发。每次发作时间为数秒至数分钟不等。严重者可频发，数分钟一次，甚至呈持续状态。

与狂犬病相比，破伤风患者常见牙关紧闭、苦笑面容、全身性肌肉持续较久痉挛，常伴有角弓反张，但无高度兴奋及恐水现象；而狂犬病患者肌肉痉挛呈间歇性发作，主要发生在咽肌。

破伤风病程一般为 3~4 周，如积极治疗、不发生特殊并发症者，发作程度可逐步减轻。

重症患者多因窒息、心力衰竭或肺部并发症而死亡。

破伤风的治疗措施包括清除毒素来源、中和游离毒素、控制和解除痉挛、保持呼吸道通畅和防治并发症等。注射破伤风类毒素属于主动免疫，可使人体产生抗体。注射破伤风抗毒素属于被动免疫，可中和破伤风毒素。

三、自救互救

狂犬病病死率虽极高，但通过积极抢救，仍有存活的希望。

（一）狂犬病的预防措施

目前缺乏有效的狂犬病治疗方法，加强预防工作、迅速控制狂犬病的蔓延至关重要。

禁止养狗不现实，加强狗类管理，预防家畜及野生动物的狂犬病是重要的预防措施，需要全社会的配合支持与理解。养狗者应做好狗的登记和预防接种。健康狗的唾液不会传播狂犬病毒，而疯狗或其他患有狂犬病的动物则有传染狂犬病毒的可能性。发现野狗、病狗，要立即捕杀。对疑似为狂犬狗的，应在确保安全的情况下将其捕获、隔离观察。若 10 天不死亡，则不属于狂犬狗；若出现症状或死亡，则应取脑组织检查，并做好彻底消毒，深埋或焚毁，切勿剥皮。

在看护狂犬病患者时，应严格隔离患者，防止唾液等污染。保持房间阴暗、避光，消除噪声和流水声。不穿硬底鞋，不摇动病床，取东西轻拿轻放。不给患者吃有刺激性的食物。

（二）狂犬病的急救措施

被狗咬伤后及时（2 小时内）清除伤口中的狂犬病毒是最有效的控制狂犬病的手段。尽快清洗伤口，可用肥皂水或其他清洁剂和一定压力的流动清水交替彻底清洗，持续冲洗 >15 分钟，而后用含碘的消毒液如碘伏或其他消毒剂处理伤口。切忌用嘴吮吸伤口。除非有大血管破损需紧急止血，通常禁忌止血包扎。

经过初步的伤口清理后，仍有必要到医院接受进一步处理，注射抗狂犬病疫苗。被狗、猫等咬伤、抓伤后，为安全起见，应在 2 天内注射狂犬病疫苗。注射第一针疫苗后，约 3 周产生抗体，1 个月左右达高峰。

四、重点提示

（1）狂犬病是所有传染病中最凶险的病毒性疾病。病死率接近 100%，迄今尚无特效治疗措施。

（2）对于人而言，狗是最重要的狂犬病毒的储存宿主动物。

（3）人狂犬病主要是被患病动物咬伤所致，狂犬病毒通过皮肤、黏膜的伤口传播。

（4）狂犬病毒对神经组织有强大的亲和力，主要通过神经元的轴突逆行，从外周神经向中枢神经扩散传播，一般不入血。

（5）狂犬病潜伏期长短不一，大多数在3个月以内发病，整个病程平均8天。

（6）恐水、怕风是狂犬病的特殊症状。

（7）成人注射狂犬病疫苗应选择上臂三角肌部位，切勿在臀部注射；小儿可在大腿肌肉前外侧区注射。

（8）破伤风是和创伤相关联的一种特异性细菌感染。死亡率高，尤其是新生儿和吸毒者。

（9）与狂犬病相比，破伤风患者常见牙关紧闭、苦笑面容、全身性肌肉持续较久痉挛，常伴有角弓反张，但无高度兴奋及恐水现象；而狂犬病患者肌肉痉挛呈间歇性发作，主要发生在咽肌。

（10）加强狗类管理，预防家畜及野生动物的狂犬病是重要的预防措施。

（11）被狗、猫等咬伤后应及时（2小时内）清除伤口中的狂犬病毒是最有效的控制狂犬病的手段。

（12）经过初步的伤口清理后，仍有必要到医院接受进一步处理，注射抗狂犬病疫苗。

五、自救案例

为护幼女，父亲腿被狗咬伤

2017年2月26日下午，济南市的车先生夫妇带着3岁的女儿到某广场玩耍。当时在广场东侧有十几个老人围坐在一起打扑克，旁边围着不少市民观看，有几只小狗在他们脚边溜达，狗脖子上挂着项圈，但并未拴狗绳。

正当小女孩在广场上追逐肥皂泡泡戏耍的时候，忽然有一只黄白相间的花狗向她飞奔过来。车先生见状赶忙冲过去，一把将女儿护在怀里。花狗没能扑到小女孩，转口咬住了车先生的小腿。车先生忍痛抬腿将花狗用力甩到一边，花狗方才逃开。

被狗咬伤后，车先生夫妇顾不上追打咬人的花狗，对花狗拍照取证后，便匆忙赶到医院急诊室处理伤口。医生认为咬伤伤口虽然不深，但不能确定咬人狗是否携带狂犬病毒，在清洗伤口后，仍需要注射狂犬疫苗和破伤风疫苗。

第八节　心理创伤的处置

一、案例资料

2011年日本福岛第一核电站发生的核泄漏事故，是日本迄今为止最为严重的核泄漏事故。距今已有7年多时间，但仍有约3.5万人在福岛县之外避难。失去家园和工作的灾民们，近几年来一直住在临时搭建的避震棚中，且只能依靠救济生活。由于始终不能重返震前稳定有序的生活状态，很多人因此患上抑郁症等精神疾病，在避难所中自杀的也大幅增加。

2016年，针对生活在茨城县的避难者进行了问卷调查。结果显示，近4成受访者疑似患有"创伤后应激障碍"，约2成受访者曾于震后30天内考虑过自杀，突显大地震和核泄漏事故对民众造成深重的心理伤害，提示他们需要得到持续且长期的心理关怀。此外，67%的受访者称"仍存在着某种烦恼和压力"，72%的人认为"地震发生后自己的心理状态不好"。随着时间的流逝，多数受灾民众已恢复正常心理状态，但仍有不少民众正在遭受各种各样的心理疾患的折磨。

二、基本知识

在发生令人痛苦的危机事件，如战争、自然灾害、意外事故、火灾和人际暴力（如性暴力）时，个人、家庭或整个社区都会受到影响。人们可能会失去家园或亲人，可能与家庭和社区分离或目睹暴力、破坏或死亡。小孩和老人、有精神障碍或身体残疾、被边缘化或遭受暴力攻击而处于危险中的人尤为脆弱，需要额外的帮助。

心理创伤，又称精神创伤。人在遭遇较为严重的伤害事件时，心理、情绪会处于不正常的状态，甚至生理上也会出现异常改变。心理创伤的异常状态通常比较轻微，可在3个月内通过自我调整而自然痊愈，但也可能延续较长的时间，甚至终身受影响。

（一）心理现象

人通过各种感官认识外部世界，通过大脑的活动思考事物或事件的因果关系，并伴随着喜、怒、哀、惧等情感体验。心理是大脑对客观物质世界的主观反映，心理的表现形式称为心理现象，包括心理过程和心理特性。正常人都会有心理活动，包括认知、情绪情感和意志。人的心理活动多种多样，在相同的环境下，每个人各自的心理活动不尽相同。人的心理特性，又称人格，是区别于他人，在不同环境中一贯表现出来的、相对稳定的影响人的外在表现和行为模式的心理特征，包括需要、动机、能力、气质、性格等。人的心理特性通过心理过程而表现出来。

心理健康的标准包括：智力正常、人际关系和谐、心理与行为符合年龄特征、了解并接纳自我、面对和接受现实、人格完整独立、热爱生活和工作。

（二）性格的类型

性格是在社会生活实践过程中逐步形成的，是个性心理特征的核心部分。人的性格是对人、对事、对自己的稳固态度，也是习惯化的行为方式。由于各人所处的客观环境不一样，先天的素质不同，便形成了各种各样类型的性格，人与人的个性差别首先表现在性格上。

古希腊医生希波克拉底认为，人有血液、黏液、黄胆汁和黑胆汁4种体液，不同体液占优势时可表现出不同的气质，从而把人的性格分为胆汁质、多血质、黏液质、抑郁质4种类型（图4–41）。

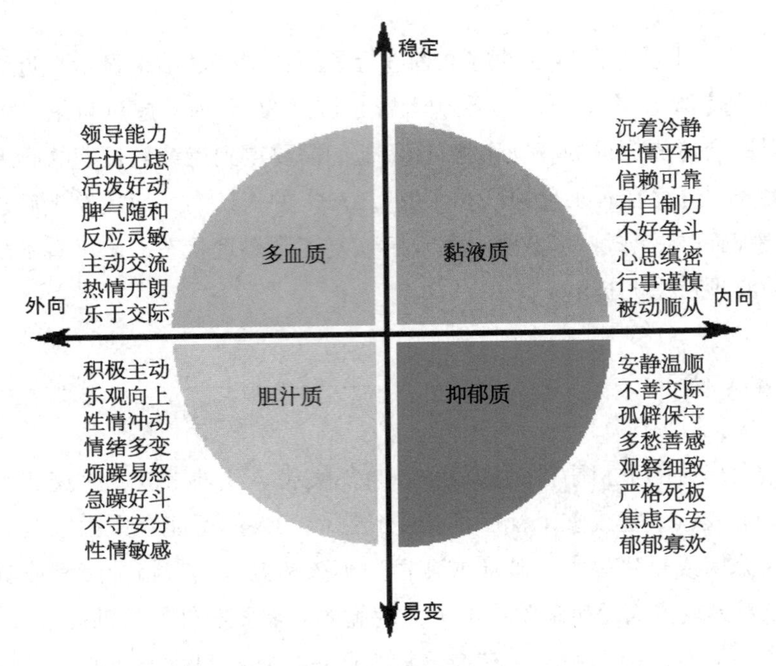

图4–41　**性格的类型**

1. 胆汁质　属于兴奋而热烈的类型。情感迅速、强烈、持久，动作迅速、强烈、有力。感受性低，而耐受性、敏捷性、可塑性均较强；反应速度快但不灵活；情绪兴奋性高，克制能力差。这种性格的人精力旺盛，不易疲倦，但易冲动，自制力差，性情急躁，办事粗心等。

2. 多血质　属于活泼型。情感迅速、微弱、易变，动作迅速、敏捷、易变。有朝气、热情、活泼、爱交际、有同情心、思想灵活，但变化无常、粗枝大叶、浮躁、缺乏一贯性。这种性格的人活泼好动、敏感、反应速度快、热情，喜与人交往，注意力易转移，志趣易变。

3. 黏液质　属于安静型。情感缓慢、内蕴、平静，动作迟缓、稳重。感受性差，耐受性强，外部表现少；情绪具有稳定性；反应速度慢，且不灵活。这种性格的人安静、稳重，反应缓慢，情感不易外露，沉默寡言，善于忍耐，注意力不易转移。面临压力时，不会主动应对，容易回避，通过各种消极形式来放松自己。

4. 抑郁质　属于弱型。体验情绪的方式较少，稳定的情感产生也很慢，但对情感的体验深刻、有力、持久，而且具有高度的情绪易感性。这种性格的人行为孤僻，不太合群，观察细致，非常敏感，表情忸怩，多愁善感，行动迟缓，优柔寡断。

（三）心理创伤的主要特征

心理创伤是一种精神疾病，包括急性应激障碍、创伤后应激障碍、适应障碍。

1. 急性应激障碍　遭受强烈的外界刺激后，可在数分钟至数小时内出现急性应激障碍。

在生理方面，可出冷汗、面色苍白、恶心、呕吐、肌肉震颤、血压升高、头痛、心率加快、呼吸困难等。在认知方面，出现思维混乱、迷茫，记忆力下降，思想不集中，思考记忆困难，自我评价减低。在情绪方面，如情绪不稳定、流泪、悲伤、激越、焦虑、愤怒、失眠、噩梦，甚至情绪失控，攻击、退缩、坐立不安、举止不协调、口味改变、拒食，或暴饮暴食、大量饮酒或服镇静安眠药等。有的还可出现幻觉、妄想、自残、自杀等。

特点：①可发生在儿童和成人不同的阶段；②时间短暂，或者是一次性；③持续时间不长，一般在3个月以内；④可自然痊愈，也可能发展成为慢性心理创伤。

2. 创伤后应激障碍　又称为慢性心理创伤。异常惊恐或灾难事件，如残酷的战争、被强暴、地震、凶杀等，常引起极度恐惧、害怕、无助之感，反复重现创伤体验，持续性过度警觉和回避。在急性期后常陷入抗争、逃避的矛盾之中，导致缺乏自信、内疚自责、持续的羞愧，表现为麻木退缩、行为轻率、易激惹、愤怒和行为暴力。多数患者在遭受创伤后数日至半年内出现。大多数可在1年内恢复，少数持续多年不愈而成为持久性精神障碍。

特点：①可发生在儿童和成人不同的阶段；②形成时间长，对身心影响广泛；③症状表现复杂多样；④一般不会自然痊愈，常遗留并发症。

3. 适应障碍　是一种短期、轻度的烦恼和抑郁的情感障碍，可出现适应不良行为（如退缩、不注意卫生、生活无规律等）、生理功能障碍（如睡眠不好、食欲缺乏等）和社会功能受损（如正常工作和人际交往障碍）。适应障碍与个人的性格类型有关。适应障碍主要表现为情绪障碍，心情抑郁者表现为对日常生活丧失兴趣、自责、无望无助感，可伴睡眠障碍、食欲减退、体重减轻。症状持续至少1个月，最长不超过6个月。

能够造成心理创伤的，不仅仅限于战争、洪水、地震、火灾及空难等强大事件，日常生活中长期被忽视、情绪虐待、躯体虐待或者遭受暴力等也可引发心理创伤。所经历事件的严重程度不完全等同于心理创伤的严重程度。内心坚强的人，非常严重的事件可能并不引起严重的心理创伤；心理比较脆弱的人，一般认为并不严重的事件也足以引发严重的心理创伤。判断一个人心理创伤的严重程度不能简单地根据事件的性质及严重程度，而应当根据当事人的心理、情绪和生理的反应程度。

（四）中医情志的基本知识

中医将人的情感和心理活动统称为情志，包括喜、怒、忧、思、悲、惊、恐7种情绪，统称“七情”。情志活动产生于脏腑精气，与人体健康关系密切。正常的情志活动，能够调达脏气，助正抗邪，增强人体抗病能力，预防疾病的发生。

情志可发无常分，触遇则发。七情过激过久，可直接损伤相应的内脏。基本规律是：怒伤肝、喜伤心、忧思伤脾、悲伤肺、惊恐伤肾，又称为自伤。

七情致病导致脏腑气机紊乱，影响肝的疏泄功能发生太过或不及，所以肝失疏泄是情志致病发病机制的关键。由于脾胃为人体脏腑气机升降运动的枢纽，为气血生化之源，故各种情志伤脏，常可损伤脾胃，导致脾胃纳运升降失常。所以，情志所伤多以心、肝、脾（胃）和气血的功能失调为多见。情志异常波动，可使病情加重，或迅速恶化。

（五）心理急救的行动原则与措施

心理急救是指对遭受心理创伤而需要救助者提供人道性质的支持和切实帮助。通常是在事件发生当中或事件刚刚发生后，对那些遭受危机事件影响的人提供帮助，有时也可能是在数天或数周后，取决于事件持续的时间和严重程度。

心理急救不是只有专业人员才能提供，不是专业心理咨询；不是心理解说，无需对引起不安的危机事件做详细的讨论；不要求受助者分析他们的经历，也不要求他们对事件发生的过程和时间重新整理。尽管心理急救包括聆听受助者倾诉，但并不强迫受助者谈论其感受和对事件的反应。

可以在任何足够安全的地方提供心理急救，通常是在事故现场或受难人员收留点，如医疗中心、避难所、学校、食品配给场所等。理想的地点是适合进行私密交谈的场所。遭遇性暴力等特定危机事件时，私密交谈可以保护当事人隐私和个人尊严。

1. 救助对象　近期因严重危机事件而遭受重大创伤的包括儿童和成年人，都应该接受心理急救。然而，并不是每个遭受危机事件的人都需要和愿意接受心理急救，不要强行帮助那些不愿意接受帮助的人。有时，受助者可能需要专业人员的救助，包括受到严重、危及生命安全的伤害，需要紧急医疗救治的人群；因过分心烦意乱而不能照顾自己或他们孩子的人群；有可能会伤害自己或者伤害他人的人群。在这种情况下，应认清自身能力的局限性并尽快寻求专业人员的帮助。

2. 行动原则　心理急救应遵循的3项基本行动原则，即为观察、倾听和联系。

（1）观察：危机事件现场情况变化迅速，及时观察现场情况有助于保持冷静、确认安全。在未能确认环境安全的情况下，不要盲目进入现场。在接近受助者时，应介绍自己的姓名和身份，询问是否需要帮助。在安全的情况下，将受助者从危险的地方撤离。如果情况允许，可以到安全和安静的地方进行交谈。尽量让受助者感到舒适，如有可能，可以提供饮用水。尽量保护受助者不被媒体曝光，保护其隐私和尊严。如果受助者存在情况异常，则不应让其独处。

（2）倾听：倾听有助于了解受助者的情况和需求，使其心情平静。倾听时应全神贯注、保持真诚和尊重。通过询问了解受助者的需求重点，帮助受助者考虑最迫切的需求和怎样安排应对的优先顺序。受助者通过处理问题可增强对情形的控制感。不要强迫其谈话，他们愿意谈论什么，就倾听什么。

如果受助者感到混乱、不知所措，如果身体有颤抖哆嗦、呼吸困难、感到心跳加快等应激反应，则应帮助其身心平复冷静。和其交谈时，保持语调平静温柔，适当给予一些眼神交流。如果受助者感到有与现实分离的感觉，则可以让其双脚平放地面，感受着地的感觉；让其用手指或双手轻敲膝盖；让其观察周围环境中的事物并做出描述；鼓励其集中注意力并缓慢呼吸。

（3）联系：让受助者与他们的亲人取得联系，能够更好地使其应对困境。帮助家庭保持关系，让孩子和父母及亲人们在一起。将受困者集中在一起，让他们相互鼓励和帮助。

3. 正确沟通　应注意与受助者的沟通方式。突遭危机事件时，当事人通常会感到心烦、焦虑和烦恼，有些人会为危机中发生的事情而自责。保持冷静和表示理解，可以帮助受助者感受到更多的安全和保障、理解、尊重，以及恰当的关怀。

刚经历过痛苦事件的人可能想倾诉他所经历的事情，倾听他的讲述会是很大的支持。但不要勉强任何人告诉你他们经历过什么。有的人可能不愿谈论发生了什么或是他们的处境，安静地陪伴就是最好的办法。让他们知道只要他们想说话你就在身边，或者给予他们一些实际的帮助，比如拿些食物或是一杯水。不要说太多的话，允许沉默，保持适当的沉默会给人一些空间，在他们愿意交谈的时候再与你分享。

良好的沟通，需要注意彼此沟通时的言辞和肢体语言，比如面部表情、眼神交流、手势、坐姿和站姿。重要的是，给予帮助和关怀时，做你自己，真实并诚恳。

4. 给予尊重　受危机事件影响的人可能有不同的文化背景，包括少数民族和其他一些被社会边缘化的群体。每种文化下都有其独特的、得体的和礼貌的行为举止。言行方式要考虑到对方的文化、年龄、性别、风俗和宗教等。

（1）道德行为准则：面对任何人时，不论他们的年龄、性别或种族背景，为了避免受助者遭受进一步的伤害，提供最好的关怀和采取让受助者得到最佳利益的行动，都应严格遵循以下的道德行为准则：诚实守信；尊重他人可以自主做决定的权利；意识到并舍弃自己的偏见；让受助者清楚地知道即使现在不愿意接受帮助，他们以后仍可以寻求协助；尊重受助者的隐私，适当地对受助者的叙述加以保密；依据受助者的文化背景、年龄和性别做出恰当的帮助行为。

（2）不适宜的行为：以帮助为由向受助者索要任何钱财或恩惠；做出虚假的承诺或给予虚假的信息；夸大自己的技能；强行帮助他人，侵扰受助者；通过施加压力的方式让受助者叙述经历；将受助者的经历与他人分享；对受助者的行为或感受做出评价。

5. 提供信息　危机事件发生后通常是混乱且需要采取紧急行动，要获得准确的信息可能非常困难，谣言很常见。施救者不可能在任何特定时候都拥有所有信息，但无论如何，应力求获取更多的有用而准确的信息：①查明官方渠道的信息源，以及更新情况；②开始实施救助前，尽可能多地搜集有关信息；③了解救援计划的相关内容；④掌握救援服务内容，如医疗中心、食物分配等信息；⑤为当事人提供获取相关服务的联系方式，或者为其直接提供服务。

在为受助者提供信息时，应说明消息来源及可信度；只说自己所知道的信息，不应编造信息或给予错误的保证；确保信息准确易懂，重复确认使受助者收到并理解信息内容；对受助人群进行信息集中传达，可以使受助者收到同样的信息；说明进行信息更新的时间和地点。

提供消息时，施救者有可能被期望没有得到满足而愤怒的人群当作宣泄的对象。在这种情况下，应尽量保持冷静，多些理解和体谅。

6. 满足需求　危机事件发生后，应在第一时间设法帮助痛苦的人们获得所需要的基本需求，如食物、水、庇护所和卫生设施。部分人群可能有特殊的需求，如医疗服务、衣物、喂养幼儿的杯子和瓶子。帮助联系可获得的支持，如帮助联系朋友或家人。确认弱势人群或社会边缘化人群不被忽视。

在大规模灾难事件中，心理急救只是各种救助措施中的一部分。救助措施还包括搜救行动、紧急医疗救治、避难庇护、食品配给、家庭追踪和儿童保护。应注意了解这些服务信息，以便让受助者及时获得切实的帮助。

7. 特别人群　危机事件中需要特别关注的特别人群包括儿童和青少年、健康状况不好或残疾群体、受歧视和暴力威胁的群体。

（1）儿童和青少年：儿童包括青少年尤其脆弱。幼年儿童特别容易受到伤害，因为他们缺乏保护自己的能力，此时的家长也可能手足无措。儿童对危机中各种艰辛（如目睹毁灭、受伤或死亡，食物饮水短缺）的反应取决于他们的年龄和发育阶段，以及受到庇护的程度。年幼的儿童可能无法完全明白正在发生着什么，他们尤其需要照顾。有沉着、冷静的成人在儿童身边给予照顾，能够使其更好地应对危机。

（2）身体状况不佳或有身心残障的群体：慢性病患者、身心残障的人群（包括严重精神疾病）或老年人需要他人帮助才能转移到安全地点；高血压、心脏病、哮喘、焦虑和其他健康和精神障碍患者的病情有可能加重；孕妇可因巨大压力而影响胎儿的健康；无法自行活动、视力和听力障碍的患者可能在寻找亲人或寻求救援时遇到困难。

（3）受到歧视和暴力威胁的群体：面临歧视和暴力风险的群体包括妇女、特定种族，或宗教群体和患有精神障碍的人群。可能在提供基本服务时被忽视，也可能在安排急救、服务和去向时被忽视，有可能成为暴力行动的目标，包括性暴力。

三、自救互救

（一）自救措施

每个人都会有自发的应对方式。应以积极的应对方式去面对，避免使用消极的应对方式。

1. 积极应对策略　①充分休息；②尽量有规律地进食和饮水；③与家人和朋友交谈，共度时光；④多做有助于放松的运动，如步行、唱歌、和小朋友玩耍；⑤多参与集体活动。

2. 努力抵制消极应对策略　①不要使用滥用药物、吸烟及饮酒；②不要整天睡觉；③不要连续工作、不休息或放松；④不要远离亲人和朋友；⑤不要忽视个人基本卫生；⑥不要使用暴力。

（二）互救措施

当有人不幸经历极度痛苦的灾难性事件时，每个人都有能力向伤者伸出援助之手，提供人性化支持和切实帮助。提供心理急救时，应确保受助者的安全，尊重其尊严和权利；调整自己的行为以适应受助者的文化背景，了解其他应采取的紧急应对措施，并注意自身安全。在准备实施心理急救时，应做好充分的准备，比如了解危机事件、可获得的服务和社会支持，以及安全和治安问题。

心理急救的主要措施　①在不侵扰的前提下，提供实际的关怀和支持；②评估需求和担忧；③协助满足基本需求，如食物，水和信息；④聆听倾诉，但不强迫交谈；⑤安慰受助者，帮助他们感到平静；⑥帮助受助者获得信息，服务和社会支持；⑦保护受助者免受进一步的伤害。

（三）创伤后应激障碍自评量表

自评项目	影响程度				
	没有影响（1）	轻微（2）	较严重（3）	严重（4）	很严重（5）
（1）危机事件对精神的打击					
（2）想起危机事件恐惧害怕					
（3）脑子里无法摆脱危机事件发生时的情景					
（4）反复考虑与危机事件有关的事情					
（5）做噩梦，梦见有关危机事件的事情					
（6）危机事件后兴趣减少了					
（7）看到或听到与危机事件有关的事情担心危机事件再度发生					
（8）变得与亲人感情疏远					
（9）努力控制与危机事件有关的想法					
（10）对同事（学）、朋友变得冷淡					
（11）紧张过敏或易受惊吓					
（12）睡眠障碍					
（13）内疚或有罪感					
（14）学习或工作受影响					
（15）注意力不集中					
（16）回避危机事件发生时的情景或活动					
（17）烦躁不安					
（18）出现虚幻感觉，似危机事件再度发生					

自评项目	影响程度				
	没有影响（1）	轻微（2）	较严重（3）	严重（4）	很严重（5）
（19）心悸、出汗、胸闷等不适					
（20）无原因的攻击冲动行为					
（21）悲观失望					
（22）遗忘某些情节					
（23）易激惹、好发脾气					
（24）记忆力下降					
你的自测得分：					

注：创伤后应激障碍自评量表由24个条目构成。理论上可划分为对危机事件的主观评定（条目1）、反复重现体验（条目2、3、4、5、17、18、19）、回避症状（条目6、8、9、10、16、21、22）、警觉性增高（条目7、11、12、15、20、23）和社会功能受损（条目14、24）5个部分。每个条目根据危机事件发生后的心理感受分为没有影响到很重1~5级评定（没有影响1、轻微2、较严重3、严重4、很严重5），累积24个条目得分为自评量表总得分，得分越高应激障碍越重。

四、重点提示

（1）心理创伤的异常状态通常比较轻微，可在3个月内通过自我调整而自然痊愈，但也可能延续较长的时间，甚至终身受影响。

（2）心理创伤是一种精神疾病，包括急性应激障碍、创伤后应激障碍、适应障碍。

（3）急性应激障碍主要表现为分离、再经历、回避和过度警觉等症状。

（4）能够造成心理创伤的不仅限于重大灾难事件，日常生活中长期被忽视、情绪虐待、躯体虐待或者遭受暴力等也可引发心理创伤。

（5）所经历事件的严重程度不完全等同于心理创伤的严重程度。

（6）近期因严重危机事件而遭受重大创伤的人，包括儿童和成年人，都应该接受心理急救。

（7）心理急救应遵循的3项基本行动原则：观察、倾听和联系。

（8）保持冷静和表示理解可以帮助受助者感受到更多的安全和保障、理解、尊重以及恰当的关怀。

（9）尊重受助者并且依照他们的文化和社会规范行事。

（10）危机事件中需要特别关注的特别人群包括儿童和青少年、健康状况不好或残疾群体、受歧视和暴力威胁的群体。

五、自救案例

某一天，你在郊区一条繁忙的道路上行驶时，前方发生了交通事故：一名男子在与妻子和年幼的女儿穿越道路时，不幸被一辆过路的车辆撞倒在地，身上流着血，一动不动。他的妻子啜泣着守在他的身旁，女儿则呆若木鸡地站着旁边。一些村民陆续聚集到事故现场。

（1）你应尽快做出反应，同时需要保持冷静。

1）于我和他人而言，是否存在任何安全问题？

2）该如何处理这种情形？

3）有什么事情需要紧急处理，尤其是针对严重受伤的男子需要采取哪些紧急措施？

4）我自己可以提供什么样的帮助？还需要什么特别的帮助？

5）可以向谁寻求援助？聚集在现场的人群可以提供哪些帮助？他们可能会怎样打扰援助过程或不会有帮助？

（2）在与交通事故受害人交谈时，为了更好地倾听他们的需求和担忧，应给予安慰。

1）该如何进行自我介绍并提供协助？

2）应如何保证现场人员的安全，以免他们受到进一步的伤害？

3）对于目睹父亲受伤而被惊吓的女孩，是否需要特别关注？女孩的母亲此刻可以照顾并安抚女孩吗？

4）如何找到安全和相对安静的场所提供心理急救？

5）该如何询问他们的需求和担忧？

6）该如何安抚受到影响的人群，帮助他们平静下来？

【对话及行动示例】

迅速审视周围环境，确定可以安全地接近事故现场。道路交通繁忙且依旧有车辆经过事故现场。令你担心的是，那位男子可能受伤严重。

你：有人叫救护车了吗？

旁观者：没有。

你：（对身旁的旁观者）能否请您马上呼叫 120？

旁观者：好的，马上！

你：（对其他旁观人）我们需努力让交通绕行。请问你们能帮这个忙吗？

（一些旁观者打手势让过往车辆停下，并请他们绕行）

（当你走近伤员时，发现其中一位旁观者正打算移动受伤男子）

你：请不要移动他！他的脖子也许受伤了，已经叫了救护车。

（如果你或旁边有人接受过急救技能培训，先对受伤男子进行止血包扎等急救措施。

你或由周围的其他人帮忙确认男子的妻子和女儿是否受伤。在对受伤男子进行初步急救措施，且确定没有其他人受伤后，便可以开始进行心理急救）

你:（对妻子）我叫张某某，已经呼叫了 120，您和您的女儿受伤了没有？

妻子:（抽泣、颤抖）没有，我没受伤。

你:（冷静、亲切地对妻子）您贵姓？

妻子:（哭泣）我姓王……哦，我的丈夫！我的丈夫！

你:王女士，我理解你现在很害怕。我们已经为您的丈夫叫了救护车。我会在这里陪着你等救护车。您和您的女儿现在有没有其他需要或担忧？

妻子:我的女儿现在还好吗？

你:您的女儿似乎没有受伤。您能告诉我她的名字吗？这样我就能和她谈谈。

妻子:（伸出手去拉女儿的手）这是芳芳。

你:（与女孩平视，亲切地）你好，芳芳。我是张阿姨，我现在是在帮助你和你妈妈。

（对话继续着，你发现女孩一直不说话。母亲说这次交通事故肯定把女儿吓到了，但母亲的注意力一直在其丈夫身上。母亲还说，她希望陪护丈夫一起前往医院，女儿晚上很有可能要独自在家）

你:王女士，让您的女儿和您或您信任的人待在一起会更好些。您的女儿似乎被这场交通事故吓得不轻，现在最好别让她独自一人。有谁让您信任可以陪在她身边的吗？

妻子:有，我姐姐。芳芳很喜欢她。

你:我可以帮你打电话联系你姐姐吗？

妻子:可以，拜托了！

（你帮助联系到了妻子的姐姐，并安排女儿今晚与她的姨妈住一起。你还建议女儿在接下来的日子如果一直沉默不语，就该带女儿去医院做适当的检查）

你:救护车来时，我会帮您确定把您丈夫送到附近的创伤救治中心，并向他们询问您和您的女儿是否可以一同前往。

（救护车到达时，你找出在将受伤男子送医院抢救时能让这一家人待在一起的方法）

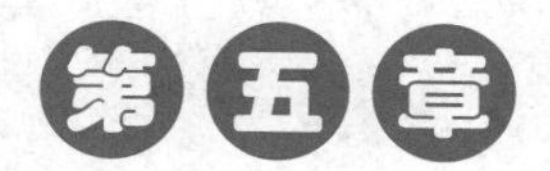

意外事故的应急处理

除了疾病对人类健康和生命安全有着直接影响以外，意外伤害的种类越来越多，造成的影响不容小觑。在任何生产、生活活动过程中都可能发生意外事故。意外事故发生的原因多种多样，多数是人为因素所致，偶然、瞬间发生，通常无法预知事故发生的时间、场所和性质。常见的意外事故包括以下方面。

1. 交通事故　据统计，2016年上海市拥有汽车322万辆。道路交通事故是目前上海发生率最高、伤亡人数最多、经济损失最大的事故种类。发生重大交通事故的主要原因有:未保持安全车距、超速、行人违法进入高速、违法变道、驾驶不符合安全标准的车辆上路行驶、超载、酒后驾驶、电动自行车超速等。

2. 踩踏事故　2014年12月31日的上海外滩踩踏事件，暴露出城市安全工作存在重大疏漏、重大隐患，安全责任没有有效落实，安全管控措施不到位。

3. 触电事故　缺乏安全用电知识或不遵守安全技术要求，违章作业常导致触电事故，夏秋两季多发。

4. 溺水事故　夏季是溺水事故的高发期,已成为中小学生非正常死亡的“头号杀手”。

5. 火灾事故　屡有发生，危害较大。2010年11月15日上海余姚路胶州路高层公寓火灾造成58人遇难，导致很大的社会负面影响，教训深刻。

6. 爆炸事故　爆炸事故破坏力强，影响面广，伤情复杂，救援比较困难。

7. 中毒事故　中毒原因多种多样，毒物可通过吸入、食入、皮肤接触等途径引起中毒，病情急骤，变化迅速，救治不及时可能导致严重后果。常见的有煤气中毒、沼气中毒、酒精中毒、药物中毒、食物中毒、农药中毒等。

社会公众应该对各类意外伤害的诱发因素、致伤原因、伤情特点和自救措施有一定的了解，一方面尽量避免意外伤害的发生;另一方面，在意外发生时，积极采取有效的应对措施，将危害程度降至最低限度。

第一节　交通事故的救治

一、案例资料

2012年4月22日上午，一辆从上海开往常熟的大客车突然冲过中间隔离护栏，与当地货车迎面对撞，致使两车侧翻，造成14人死亡，20人受伤。据官方调查，大客车司机系吸食冰毒后驾车，疲劳驾驶，操作失当。

二、基本知识

交通事故伤害是全球性问题。世界卫生组织（WHO）明确指出：道路交通安全是一个严重的人类健康问题。据2013年报道称，全球每年因交通事故死亡人数近130万，受伤3 000万人以上，致残约500万人，平均每20秒就有1人在道路交通事故中丧生。道路交通事故已成为15~29岁年轻人死亡的主要原因。据WHO报道，我国每年因交通事故死亡21.9万人，受伤1 642.5万人。随着经济的快速发展，机动车拥有量持续增长，如果不强化交通安全意识、加强交通管理，那么交通事故的发生将不可避免。

交通事故是指车辆在道路上因过错，或者意外造成人身伤亡或者财产损失的事件。交通事故不仅仅是由不特定的人员违反交通管理法规造成，也可以是由于地震、台风、山洪、雷击等不可抗拒的自然灾害造成。因交通事故造成的人体损伤称为交通事故伤，简称交通伤。广义的交通伤是指由于乘坐交通工具或交通工具所致的损伤，如汽车、火车、船舶、飞机等；狭义的交通伤是指公路运输和城市交通中司乘人员和他人的损伤。

（一）交通事故的原因

交通事故的发生与驾驶员、车辆状况、道路状况和环境等因素密切相关，其中由于人的主观故意和过失而引发的交通事故最为常见。

1. 驾驶员因素　人的因素包括驾驶员、乘员、骑车人和行人的生理和心理状况、安全意识、驾驶技术等。与驾驶员有关的原因主要为疏忽大意、操作失误、违反规定、个人防护不到位等。

（1）驾驶员由于心理或者生理方面的原因，没有正确观察和判断外界事物而造成精力分散、反应迟钝，表现为观望不周、措施不及时或者不当。还有驾驶员依靠自己的主观想象判断通行情况或者过分自信，对前方、左右车辆、行人形态、道路情况等，未判断清楚就盲目通行。

（2）驾驶员技术不熟练，经验不足，缺乏安全行车常识，未掌握复杂道路行车的特点，或者遇有突然情况惊慌失措，发生操作错误。

（3）驾驶员不按交通法规和其他交通安全规定行车，致使交通事故发生，如酒后开车、无照驾驶、超速行驶、争道抢行、违章装载、超员、疲劳驾驶等原因造成交通违法的交通事故。酒后驾车会大大增加交通事故伤亡的危险性。车速较快时，刹车距离（紧急刹车后行驶的距离）较长，驾驶员反应时间延长1.5~4秒，无法对突发情况做出有效应对。

（4）驾驶员未按规定佩戴头盔和使用安全带。头盔和安全带等个人防护措施可降低伤亡程度。两轮摩托车手死亡者中头部伤占75%以上。佩戴头盔后，头部伤大为减少，死亡率也显著降低。使用安全带可使前排乘客致死性危险减少40%~50%，后座乘客减少25%~75%。

2. 车辆因素　车辆技术状况不良，尤其是制动系统、转向系统、前桥、后桥有故障，未按规定对车辆进行例行保养和出车前的例行检查，或因车辆本身的机械质量和轮胎气压出现突发性故障如制动失灵、爆胎等。

3. 道路因素　包括道路施工质量不佳、交通设施不完善、交通标志不明确、人车混杂通行、弯道或坡度过大、路面光线和照明不足、路中无隔离带等。

4. 环境因素　恶劣天气如狂风暴雨、暴风雪、台风、大雾等，可破坏交通标志、损毁道路、造成道路积水、积雪、结冰，使驾驶员或行人视线不清。

（二）交通伤的种类

交通伤按照损伤机制可分为撞击伤、碾压伤、跌落伤、切割伤/刺入伤、挤压伤、烧伤/爆炸伤等。骨折是最常见的损伤，各个部位均可发生骨折，易发生脊椎骨折而伤及脊髓神经。颅脑外伤、胸部外伤、腹部脏器伤属于较为严重的损伤。交通伤可因大出血、窒息、休克等危及伤员的生命。

（三）伤情特点

在交通事故发生过程中，致人损伤的因素多、机制复杂，伤员个体情况不一，导致伤员的伤情变化差异大，使得交通伤救治难度加大。

（1）致伤因素多、损伤因素复杂：交通损伤过程中同一伤员可同时发生多种损伤，而同一类损伤可同时出现在多个身体部位和系统。

（2）伤情严重、死亡率高：由于交通伤的损伤机制复杂，伴随一系列复杂的全身应激反应，且相互影响，容易造成复杂的伤情，多发伤、复合伤、休克发生率高（失血性休克发生率可达50%）。主要的死亡原因为颅脑伤、胸部伤和腹部伤。

（3）救治难度大：交通伤所致损伤多为闭合伤与开放伤，同时存在多部位、多系统创伤，很多伤情症状和体征相互掩盖。病情多危急，需要紧急救治，时间紧迫，同时伤员常无法自诉伤情。对其多发伤进行及时、准确、完整的判断和救治难度较大。

（四）交通事故的安全防范

（1）严格科学的管理：加强对社会的交通安全宣传教育，提高全民交通安全意识；严格考核驾驶员和审验车辆；合理部署警力，科学管理交通，严格执法处罚，可有效控制交通事故的源头，预防和减少交通事故及其所致的伤亡。

（2）行人：穿越人行横道线时，应严格遵循“红灯停，绿灯行”。即使在绿灯通行状态下，行人也应注意来往车辆是否停稳。行人不得翻越道路中间的隔离栏。横穿道路时，不要看书、看报、玩手机或其他电子设备。横穿道路时，不要突然改变路线，突然向前猛跑或退后。不要在排队等待通行的车流中间穿行，严禁在车辆空档间急速穿插。

（3）骑车人：应确保车铃、车闸齐全有效。通过交叉路口、拐弯处及坡道时，应减速响铃示警。转弯前应伸手示意，不得突然猛拐，改变骑行方向。12 周岁以下儿童不得骑自行车、三轮车上路。骑车时不允许双手离把或单手撑伞，不准扶肩并行或曲线骑行，不准互相追逐，不准酒后骑车，不准与机动车争道抢行，不准攀扶其他机动车辆。

（4）摩托车驾驶员：应佩戴安全头盔与护目镜，不宜穿袖口过于肥大的衣服。我国交通法规规定：两轮摩托车在城市道路上的最高行驶速度为每小时 50 km，在公路上的最高行驶速度为每小时 60 km，轻便摩托车最高行驶速度为每小时 30 km。在通过狭窄路段、转弯掉头、能见度差、路况湿滑等情形下，应减速行驶，不准超过每小时 20 km。严禁酒后驾驶。驾驶摩托车时不能接听电话。尽可能保持匀速、靠右行驶，减少急加速和突然停车。超车时开转向灯，确认安全的情况下超车，不准从右侧超车。两轮摩托车只准附载一人，驾驶座前不准坐人，后座不准附载儿童。

（5）乘客：在车辆行驶中要坐好或站稳，抓牢扶手，谨防紧急刹车时摔倒。不得将头、手伸出车窗外。出租车等乘客下车前应注意后方有无行人和非机动车辆，确认安全后再打开车门下车。

（五）应对特殊情况的技巧

1. 撞车事故不可避免时　如果撞车不可避免，驾驶员应保持冷静。当撞击方位不在驾驶员一侧时，驾驶员应握紧方向盘，两腿向前蹬直，身体后倾，保持身体平衡，以免在撞击瞬间，头撞到挡风玻璃上。当撞击方位在临近驾驶员一侧或撞击力度较大时，驾驶员应迅速远离方向盘，双臂夹胸，手抱头，并将双脚抬起，避免挤压受伤。副驾驶位置乘客可双手抱头，屈膝护住胸腹部。后排乘客手抱头，身体后躺。

2. 车轮爆胎时　驾驶员应握紧方向盘，尽力控制车辆直线行驶。调整车头，动作要轻柔，不要猛打方向盘。不要急刹车。利用发动机制动减速，打开右转向灯缓慢停靠在路肩上。

3. 车辆落水时　若水较浅，未能淹没全车时，应待车辆稳定后，再设法离开车辆。若水较深，将全车淹没时，不要急于试图打开车门和车窗玻璃，此时车门是无法打开的。车内存留的空气可维持 5~10 分钟，为冷静分析险情、选择逃生策略提供了宝贵的时机。可用逃生锤或其他坚硬锐物击碎车辆侧窗玻璃的四角，而后深吸一口气，及时浮出水面。

4. 车辆自燃时　公交车一旦发生自燃，驾驶员应紧急停车，再打开车门、切断电源和油路。不要轻易打开引擎盖，可使用配备的干粉灭火器对着缝隙进行灭火。乘客可利用逃生锤砸击侧窗玻璃的四角，击碎玻璃逃生；也可扳动红色应急开关，打开车门逃生。

三、自救互救

（一）确保自身安全

交通事故后的危险因素包括车辆、危险物质、火灾、灰尘及伤员的血液和体液等。救助人员应具备自我保护意识，确保伤员和施救者自身的安全，采取有效措施来避免自身和其他人员受到伤害，将救助过程中受伤或受感染的危险降到最低。

交通事故的救助应从评估现场环境开始。救助人员应正确评估自身面临的潜在的或正在发生的危害。最基本的做法是设置提醒标志、使用灯光和反光背心等，防止其他来往车辆的伤害。同时还要注意车辆是否会燃烧或爆炸，是否有落石、坍塌等危险。

（二）评估现场情况，及时报警

在确认现场环境安全后，应尽快评估伤员的数量和严重程度，及时向110、120报警。

（三）开展自救互救

车祸时可能引起各种程度的伤害，要沉着应对，尽快了解伤情，分轻重缓急进行救助，不要随意搬动伤员。现场救助包括控制严重出血、预防休克、预防感染，最终目的是提高生存率、减少死亡率、减少致残率。

（1）对于无反应、无呼吸或不能正常呼吸者，将伤员转移至开阔安全地带，立即进行心肺复苏。

（2）对于无反应、但有正常呼吸者，则可将其摆成侧卧复原体位。

（3）对于出血者，应就地取材给予止血。常用的止血法包括指压止血法、加压包扎止血法、填塞止血法、止血带止血法等。

（4）对于骨折伤员，原则上尽量不要随意移动伤者，可对其进行临时固定；若周围环境不安全，则可小心地将伤者搬移至安全场所，但应注意保护伤员的颈椎和脊椎。

（5）对于肢体断离的伤员，应立即对伤肢残端止血，并对断离的肢体进行妥善处理。

（6）对于烧伤伤员，应使其迅速脱离热源，用清洁水冲洗烧伤创面，再用衣物等小心覆盖。

（7）对于被挤压、夹嵌在事故车辆内的伤员，不要生拉硬拖，可等待专业人员救援。

（四）注意保护交通事故现场

在救助过程中，应注意保护事故现场，以便为分析事故原因、划分事故责任提供可靠依据。

四、重点提示

（1）遵守交通规则：保持安全车速和车距，减速通过路口，避免疲劳驾驶，杜绝酒后驾车，禁止超员超载。

（2）加强安全防护：佩戴头盔，使用安全带，儿童乘车不坐前排。

（3）车辆行驶中不拨打或接听电话。

（4）救助时应确保伤员和救助人员的自身安全。

（5）救助时应遵循：先呼救、报警，再抢救；先抢救人员，后抢救财物；先抢救重伤员，后抢救轻伤员。

（6）在转移疑似颈椎、脊柱损伤者时，应注意保护颈椎和脊柱。

五、自救案例

2012 年 11 月 19 日，马先生驾驶一辆全进口跑车，从浙江萧山上了沪杭甬高速，然后转道到杭浦高速。由于高速上车辆较少，马先生便启动了定速巡航模式，将车速设定至每小时 120~130 千米。在准备下高速时，马先生突然发现车上的定速巡航系统失灵，刹车也失效。发现异常后，马先生一下子害怕起来，曾采用了多种方法如脚踩刹车、拉手刹、变换车辆挡位，甚至是按车辆启动关闭按钮，但系统似乎都瘫痪了，完全没有作用。马先生惊慌失措，开始致电向妻子和亲友求助。马先生的妻子郭女士接到电话后，边安排亲友拨打电话向警方求助，边与丈夫保持电话联系。郭女士告诉丈夫已报警求助，此时，马先生有些失控的情绪得到稳定，依次尝试了车辆上所有的制动、减速设备，但不幸的是这些设备都处于瘫痪状态。

金山交警接报后，将高速收费栏杆收起，开辟绿色通道，并派出 3 辆警车护送失控车辆。失控轿车从绿色通道通过上海金山收费站，开始往市区方向驶去。进入上海后，车流量增大，在距离庄胡公路出口约 5 千米处，马先生遇上一辆大型卡车，已无路可走，无奈之下采取手刹制动。由于车辆速度过快，车辆产生漂移，车头右侧撞击到护栏，速度有所减慢，车辆因惯性持续撞击隔离栏，终于停了下来。车辆停下来后，交警立即拿着事先准备的灭火器前去救援。马先生自行离开车辆，并无大碍。增援警车和 119、120 相继到达现场。

第二节　踩踏事故的救治

一、案例资料

2014 年 12 月 31 日晚 23 时 35 分许，上海外滩陈毅广场发生拥挤踩踏事故。事故发生时，楼梯最低处忽然有人被挤倒，附近的人群一边试图拉起他们，一边大声呼喊："不要再挤了！有人摔倒了！"可惜的是这点声音都被淹没在人群的嘈杂声中。下面更多的人被层层涌来的人浪压倒，形势逐渐失控，最终酿成悲剧，致36人死亡，49人受伤，伤员多数是学生。这是一起对群众性活动准备不足、现场管理不力、应对处置不当而引发的拥挤踩踏，并造成重大伤亡和严重后果的公共安全责任事件。事故发生后，中央和上海市领导迅速作出批示，上海市成立工作组，统一指导善后工作。

二、基本知识

随着经济、社会的发展，人们的休闲娱乐方式有所增加，常举办一些大型活动和比赛，这些公共场所或场合会在短时间内聚集大量人员，且人员密度极大，人群构成复杂。因为某种突发的原因，如突然断电、失火、雷雨袭击、建筑物倒塌、寻衅闹事、恐怖袭击等，拥挤的人群可能会出现情绪亢奋、行为过激的失控现象。在聚众集会时，特别是在拥挤的人群行进移动过程中，若有人意外跌倒，而后续不知情的人群依然前行，那么极易出现像“多米诺骨牌”一样的连锁倒地，随后惊慌、加剧的拥挤形成恶性循环，最终造成踩踏事故。群体性挤踏事件是指在人员密集场所中，由于现场秩序失去控制，发生拥挤、混乱，导致大量人员被挤伤、窒息或踩踏致死的事故。

随着城市人口密度的急剧增大和人类群体活动的经常化，群体性挤踏事件频繁发生，造成大量人员伤亡和恶劣的社会影响，引起了人们的广泛关注。人多拥挤的场所或场合容易发生踩踏事故，如学校、电影院、车站、商场、超市、医院、体育场馆、大型展览馆、学校、集会、游行等。当拥挤的人群无序地通过狭窄的通道例如楼梯、桥梁、室内通道等时特别容易发生踩踏事故。最早被研究并记入史册的群体性挤踏事件，发生于1896年5月18日，在莫斯科官方举办的活动中，沙皇心血来潮，向其臣民散发金币，结果在人们疯狂的争抢中，大约有2 000人因被挤压踩踏而丧生。

（一）踩踏事故的常见原因

1. 信息无法及时传递　人群较为集中、过于拥挤时，若有意外情况发生，后续人群往往无法及时获知信息，也无法做出合理闪避。

2. 情绪失控导致“瓶颈效应”　人在拥挤环境下容易产生焦虑和烦躁情绪，在遇到意外情况如爆炸、踩踏、谣言传播等时，人群会因恐慌、惊吓而情绪失控、行为失常，出于本能的无序逃生可加剧混乱拥挤程度，即“瓶颈效应”。心理上的失控导致群体行为的失控，恐慌心理的出现和扩散是灾难的放大器。

3. 猎奇心理加剧拥挤　每一个人或多或少会有猎奇心理，对自己尚不知晓、不熟悉或比较奇异的事物或观念等表现好奇感和急于探求其奥秘或答案的愿望。为了探寻究竟而造成不必要的人员集中在日常生活中并不少见，如观看大型文艺演出时受猎奇心理的驱使，都会希望前进至距离表演者更近的地点，以期观察得更加清楚。

（二）踩踏事故特点

人群密度较大时会产生群集现象，是群体性挤踏事件发生的直接原因。研究表明，人群的行进速度并不决定于个体的平均行进速度，而是决定于人群的密度。人群密度越大，群体的行进速度越慢；当人群密度达到一定极限时，就会由于拥挤过度而不能前进，进而发生挤踏事件。常见的群集现象有以下方面。

1. 成拱现象　成拱效应产生“瓶颈效应”，危害最为严重（图 5-1）。人群从宽敞的空间拥向较狭窄的出入口时，因行进宽度的骤然缩小而形成拱形的群集，造成通行困难。这种成拱是一种不稳定平衡，构成拱形各个方面的力量相互推挤，很快会打破这种暂时的平衡，发生“拱崩溃”，由于突然失去平衡而极易被挤倒，并被急于出去或不明真相的后来者踩踏。生活经验告诉我们，当人群通过一个入口时，如果能有序地依次行进，就可以保持畅通的流动，速度越快，流量也就越大；而当人群开始拥挤混乱时，流量会急剧减少。

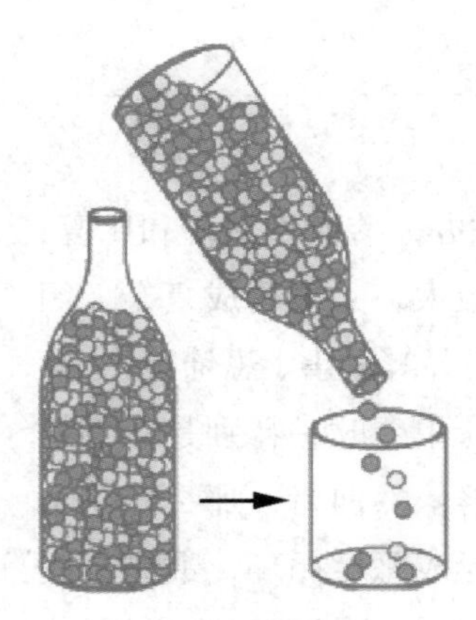

图 5-1　**瓶颈效应**

2. 硬件设施的设计与使用不合理　这是造成群体性挤踏事件的客观原因。群体性挤踏事件一般发生在出入口、狭窄的过道、看台、楼梯等处；公众聚集场所疏散走道的采光、照明不良，以及路面不平、易滑或有台阶、斜坡等，会降低人群行进的速度。因此，各种公众聚集场所出入口不仅要有足够的数量并保证其畅行无阻，而且出入口的宽度也应满足人员快速通行的需要，在人员疏散走道上应尽量避免宽度的突然变化。

3. 异向群集　是指来自不同方向的人群相遇时产生的群集现象。紧急情况下，人群中的个体总是倾向于选择走最短的路径以达到自身认为最安全的目标，当人群的行进路线发生交叉时，来自不同方向的人群短时间内发生高密度的对冲，而空间又相对封闭，人群无从分散，很容易发生踩踏。陕西省华山旅游景点多次发生的群体性挤踏事件就是由于在狭窄的山路上，上、下两方向的人流发生异向群集现象造成的。

4. 异质群集　人群中每个个体的行进速度和承受拥挤的能力并不相同。紧急情况下，人们都希望以最快速度到达自己的目的地，急于超过那些走得太慢阻挡自己行进的人。行进速度明显低于群体平均行进速度的人就成为群体中的“异质”。在人群密度不太大的情况下，行进速度较慢的人的周围会由于停滞形成一个漩涡，后面的人从两侧赶超绕行；随着人群密度的增大，走得慢的人有可能被后面的人推倒或绊倒，进而产生连锁反应，造成严重后果。群体性挤踏事件的伤亡者多为老人、小孩儿和妇女，就是由于这些人最容易成为群体中的“异质”。此外，人群中某些人由于物品失落，停下脚步弯腰拾物也会成为引发群体性挤踏事件的“异质”。

（三）踩踏事故伤情特征

踩踏事故发生后，往往造成大量人员的伤亡，踩踏伤的伤情与受到踩踏用力及受力部位有关。实际上，踩踏伤造成的内伤比外伤多。很多伤员表面并无伤口，但是内伤严重，常常伤及重要的器官和组织，造成受伤人员发生昏迷、呼吸困难、窒息等不良后果。

常见的损伤特征包括以下方面。

（1）头面部踩踏伤:可致头面部破裂、口鼻出血、颅骨骨折等，病情严重者甚至死亡。

（2）胸、腹部踩踏伤:可合并肋骨骨折、气胸、血胸、心或肺挫伤，导致呼吸突然停止，腹部重要脏器破裂，体腔内大出血，甚至死亡。

（3）四肢踩踏伤:往往造成骨折、皮肤破损等。

（四）科学防范策略

群体性挤踏事件的原因复杂，必须从人员、场地、管理等方面加强防范。

1. 改进硬件设施，避免群集现象

（1）增加安全出口的数量:通过增加出口的数量可以达到分流人群的目的，避免在出口处形成群集现象。安全出口的数量应根据场所的最大容纳人数确定。

（2）设计合理的安全出口的宽度:如果安全出口的宽度不足，会延长人群通过的时间，增加成拱现象出现的可能性。

（3）保证安全出口的畅通:在大多数案例中，安全出口处存在的最大问题是安全出口被堵。几乎所有的建筑物都不同程度地存在安全出口被上锁、遮挡、封闭和占用的现象。

（4）利用栅栏、路障等固定物对大面积的开阔地进行分割:将拥挤的人群利用各种可能的手段进行分区，是减少挤踏事件发生的有效手段之一，并且严格的控制每个区域的人群数量，保证各区有相对独立的行进路线，避免路线的交叉。

（5）路线设计:事先设计人群的进出场路线和行进路线，控制人群的行进方向，尽量保证单向行进。单向行进不仅可以保证人群的行进速度不受其他方向人群的影响，避免异向群集，而且在发生紧急情况时更容易进行有效的疏导控制。

（6）增设紧急照明设备，保证场所的亮度:照明不足不仅影响人群的疏散逃生速度，而且会造成人群的恐慌心理。

（7）建立现场信息传播系统:信息传达不充分是所有危机事件的共同特征。在群体性挤踏事件中，人群往往是由于不知道前面发生了什么事情，出于好奇而盲目地相互拥挤;一旦发现危险，或感知危险，又会慌不择路地逃离。如果能在出现意外情况时，通过适当的途径及时告知相应范围的人，就可以显著地减少人群的盲目行动。因此建立现场的信息传播系统，可以有效地防止危害后果的蔓延扩大。可以利用已有的广播系统、扩音设备、对讲系统等实施信息传播。

2. 提高公众安全素质　公众安全素质不高是群体性挤踏事件发生的根本原因，也是造成损失扩大的主要影响因素。一旦发生危险，很多人由于缺乏安全知识和技能，不知所措，盲目恐慌，仓惶逃生，反而造成了更大的伤亡。

提高公众安全素质必须依靠安全教育的普及。公众安全素质包括两个方面:一方面是安全意识，就是人们对周围可能存在的危险的正确估计和判断，安全意识可以使人们尽量远离危险;另一方面是安全知识和技能，就是当人们面对危险时，能够了解危险的性质和等级，并采取正确的措施保护自己和他人。

3. 加强组织管理　为避免群体性挤踏事件的发生，在公众聚集场所和各类大型活动举办前必须进行应急准备，制订科学合理的应急预案，对现场情况、可能发生的危险状况、应采取的应急措施、应急人员组织指挥等方面的问题做出周密的安排。现场必须安排必要的指挥疏导力量，为现场人员提供准确的信息，避免人群由于信息的缺乏而产生不安情绪。如果现场确实有危险存在，也可通过正确的指挥疏导将人群带到安全区域，并防止产生和扩散恐慌情绪。研究表明，紧急情况下，人的从众心理更加明显，指挥疏导人员稳定的情绪、镇静的行为，可以有效地对抗人群的不安和恐慌。

应急预案的内容：①现场图，包括可能发生拥堵的地点和紧急情况下的疏散路线和方案；②应急指挥控制的组织、实施方法以及实施力量；③通过出入口控制进入现场的人员数量；④秩序的维护和控制；⑤现场信息的发布方式和途径；⑥报警、处置的程序；⑦医疗救护等。必须进行必要的演练，使有关人员充分熟悉预案的内容，管理者也可以通过演练，发现预案中可能存在的不足并加以完善。

三、自救互救

公共场所发生人群拥挤踩踏事件是非常危险的，一定要提高安全防范意识。一般来讲，当人群因恐慌、愤怒、兴奋而情绪激动失去理智时，危险往往容易发生。如果你正好置身在这样的环境中，就非常有可能受到伤害。因此，如何判别危险，怎样离开危险境地，如何在险境中进行自我保护，就显得非常重要。

（一）踩踏事故的预防

1. 保持警惕　参加公众活动时，首先要观察出口位置和各种逃生标识（图 5-2）。遵守组织方制定的规章制度，服从安保人员的安排。不要被好奇心理所驱使，尽量避免到拥挤的人群中，不得已时尽量走在人流的边缘。在拥挤的人群中，时刻保持警惕，当发现有人情绪不对，或人群开始骚动时，要立即做好准备，保护自己和他人。如果带着孩子，要尽快把孩子抱起来。因为儿童身体矮小，力气小，面对拥挤混乱的人群，极易出现危险。

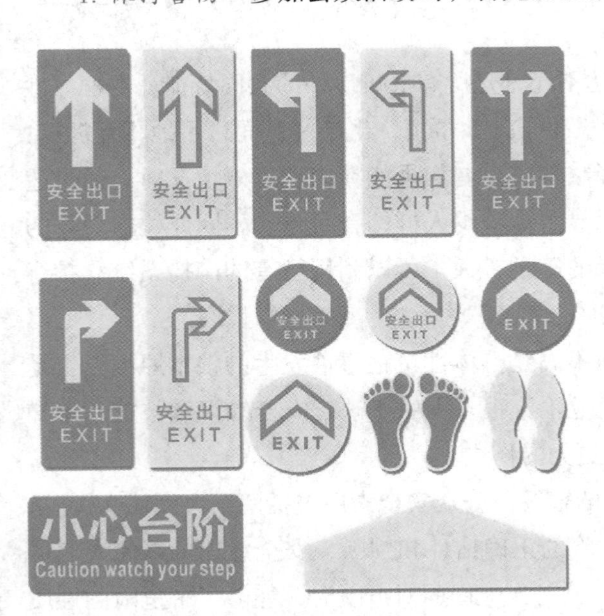

图 5-2　**逃生标识**

2. 保持镇静　心理镇静是个人逃生的前提，服从大局是集体逃生的关键。举止文明，人多的时候不拥挤、不起哄、不制造紧张或恐慌气氛。发现不文明的行为要敢于劝阻和制止。突然停电时不要走动，可坐在座位上耐心等待。面对惊慌失措的人群时，保持情绪稳定，不要被他人感染，惊慌只会使情况更糟。如有可能，抓住一样坚固牢靠的东西，待人群过去后，迅速而镇静地离开现场。

3. 主动避险　千万不能被绊倒，避免自己成为拥挤踩踏事件的诱发因素。发觉拥挤的人群向着自己行走的方向拥来时，应该马上避到一旁，但是不要奔跑，以免摔倒。在拥挤的人群中，尽量稳住双脚，不采用体位前倾或者低重心的姿势，即便鞋子被踩掉，也不要贸然弯腰提鞋或系鞋带。遇到台阶或楼梯时，尽量抓住扶手，防止摔倒。切记和大多数人的前进方向保持一致，不要试图超过别人，更不能逆行，要听从指挥人员口令。在拥挤的室内，切记远离玻璃窗，以免因玻璃破碎而被扎伤。

（二）踩踏事故的自救措施

（1）在拥挤的人群中，可左手握拳，右手握住左手手腕，双肘撑开平放胸前，形成一定的空间保证呼吸。若被推倒，要设法靠近墙壁。面向墙壁，身体蜷成球状，双手在颈后紧扣，以保护身体最脆弱的部位。

（2）出现火情、地震等紧急情况时，注意按照应急疏散指示、标识和图示合理正确疏散。

（3）如果出现拥挤踩踏的现象，应及时联系外援，寻求帮助。紧急拨打110或120等急救电话，并提供现场方位、伤亡情况等信息。

（三）踩踏事故的互救措施

（1）当发现自己前面有人突然摔倒时，要马上停下脚步，同时大声呼喊，告知后面的人不要向前靠近。

（2）在救治过程中，要遵循先救重伤员的原则。判断伤势的依据有：神志不清、呼之不应者伤势较重；脉搏急促而乏力者伤势较重；血压下降、瞳孔放大者伤势较重；有明显外伤，血流不止者伤势较重。

（3）对于呼吸、心跳停止的伤员，应采取胸外心脏按压与人工呼吸的办法进行抢救，正确及时的现场救护可挽救伤员生命。

（4）对于出血不止的伤员，应立刻采取止血措施。常用的止血方法有加压包扎止血法和指压止血法。加压包扎止血法是用干净、消过毒的厚纱布覆盖在伤口，用手直接在敷料上施压，然后用绷带、三角巾缠绕住纱布，以便持续止血。指压止血法是用手指压住出血伤口的上方（近心端），阻断血流，达到止血的目的。

（5）对于骨折伤员，应设法固定骨折部位，防止发生移位。固定时，应针对骨折部位采取不同的方式，可用木板、木棍加捆绑的方式固定骨折部位。

（6）搬抬伤员时，要注意保护伤员的颈椎及脊椎。

四、重点提示

（1）在拥挤的人群中，勿逆流而行，远离玻璃窗。

（2）人群出现骚动混乱时，发现有人摔倒要立刻呼救。

（3）发生人员踩踏时，护住脑、颈、胸腔、腹腔。

（4）开车遇到拥挤人群时，切忌驾车穿越人群。

（5）发现伤员时，应及时进行自救互救。

五、自救案例

麦加朝觐者踩踏事故

自公元7世纪麦加成为伊斯兰教圣地以来，各地穆斯林便源源不断地前往朝觐。随着伊斯兰教的广泛传播，穆斯林人数的不断增加，前往麦加的朝觐者也越来越多。第一次世界大战爆发前，前往麦加的朝觐者已达20余万人，超过了当时麦加的居民人数。受两次世界大战的影响，朝觐者的数量有所减少。从20世纪50年代起，人数又开始逐渐增多。1953年达16.4万人，1962年为21.6万人。70年代，朝觐者的增长势头十分迅猛，1970年达150万人，1980年突破200万人。到了2006年，人数已接近300万人，其中有165万人来自沙特境外。

1990年7月的麦加，大批朝圣者在麦加通过一条长500 m、宽20 m的隧道前往阿拉法特山参加朝觐仪式时发生拥挤踩踏事故，导致1 426人因窒息或踩踏而身亡。

2006年，沙特建立了一套危机管理信息与预警系统，安装上千个摄像头，覆盖事故风险较大的区域。可根据影像分析朝觐者的人群密度、人流走向和移动模式，并结合红外线电子感应器探测人群密度，及时提供预警信息，为管理者采取应对措施提供依据。此外，沙特还不断加强基础设施的建设，并按国家分配朝觐者名额控制朝觐人数，出动警察维持秩序。这些措施起到了显著的效果。

第三节　火灾事故的救治

一、案例资料

2010年11月15日13时，在胶州路728号公寓大楼节能综合改造项目施工过程中，施工人员违规进行电焊作业，电焊溅落的金属熔融物引燃堆积在外墙的聚氨酯保温材料碎块、碎屑，火势迅猛蔓延，因烟囱效应引发大面积立体火灾，造成58人死亡、71人受伤，建筑物过火面积达12 000 m^2，直接经济损失1.58亿元。

二、基本知识

人类对火进行利用和控制，是文明进步的一个重要标志。人类使用火的历史与同火灾作斗争的历史相伴相生。火灾是指在时间或空间上失去控制的燃烧所造成的灾害。与其他灾害相比，火灾最为多发。同时，火灾还是一种终极型灾害，即任何其他灾害最后都可能导致火灾。火灾常发生在居民住宅、商场、剧院等公众聚集场所，也发生于车辆、地铁、轮船等交通工具。城市高层建筑较多，火灾时由于烟囱效应，火势蔓延快，人员疏散困难，灭火难度大，严重威胁着城市公众安全和社会经济发展。

（一）火灾类型

燃烧包括三要素:可燃物、助燃物、着火源。根据可燃物的类型和燃烧特性，将火灾分为A、B、C、D、E、F 6种类型。

A类火灾:是指固体物质火灾，在燃烧时能产生灼热的余烬，如木材、煤、棉、毛、麻、纸张等。扑救A类火灾可选择水型灭火器、泡沫灭火器、磷酸铵盐干粉灭火器、卤代烷灭火器。

B类火灾:是指液体或可熔化的固体物质火灾，如煤油、汽油、柴油、原油，甲醇、乙醇、沥青、石蜡等。扑救B类火灾可选择泡沫灭火器(化学泡沫灭火器只限于扑灭非极性溶剂)、干粉灭火器、卤代烷灭火器、二氧化碳灭火器。

C类火灾:是指气体火灾，如煤气、天然气、甲烷、乙烷、丙烷、氢气等。扑救C类火灾可选择干粉灭火器、卤代烷灭火器、二氧化碳灭火器等。

D类火灾:是指金属火灾，如钾、钠、镁、铝镁合金等。扑救D类火灾可选择粉状石墨灭火器、专用干粉灭火器，也可用干砂或铸铁屑末代替。

E类火灾:是指带电火灾，包括家用电器、电子元件、电气设备，以及电线电缆等燃烧时仍带电的火灾，起火后可自行切断电源设备所发生的火灾不列入带电火灾范围。扑救E类火灾可选择干粉灭火器、卤代烷灭火器、二氧化碳灭火器等。

F类火灾:是指烹饪器具内的烹饪物，如动植物油脂火灾。扑救F类火灾可选择干粉灭火器。

（二）灭火器的基本概念

灭火的主要措施包括控制可燃物、减少氧气、降低温度、化学抑制。针对不同的火灾类型，应选择合适的灭火器。灭火器种类很多，按所充装的灭火剂可分为:泡沫、干粉、卤代烷、二氧化碳、酸碱、清水等。

1. 泡沫灭火器　泡沫灭火器能喷射出大量二氧化碳及泡沫，黏附在可燃物上，使可燃物与空气隔绝，达到灭火的目的。适用于扑救B类火灾，如油制品、油脂等火灾，也适用于A类火灾。但不能扑救B类火灾中的水溶性可燃、易燃液体的火灾，如醇、酯、醚、酮等物质火灾;也不能扑救带电设备及C类和D类火灾。

取灭火器时应注意不得使灭火器过分倾斜，更不可横拿或颠倒，以免两种药剂混合而提前喷出。可手提筒体上部的提环，迅速奔赴火场。当距离着火点2m左右，即可将筒体颠倒过来，一只手紧握提环；另一只手扶住筒体的底圈，将射流对准燃烧物。在扑救可燃液体火灾时，如已呈流淌状燃烧，则将泡沫由近而远喷射，使泡沫完全覆盖在燃烧液面上；如在容器内燃烧，应将泡沫射向容器的内壁，使泡沫沿着内壁流淌，逐步覆盖火液面。切忌直接对准液面喷射，以免由于射流的冲击，反而将燃烧的液体冲散或冲出容器，扩大燃烧范围。在扑救固体物质火灾时，应将射流对准燃烧最猛烈处。灭火时随着有效喷射距离的缩短，使用者应逐渐向燃烧区靠近，并始终将泡沫喷在燃烧物上，直到扑灭。使用时，灭火器应始终保持倒置状态，否则会中断喷射。不要将灭火器的盖与底对着人体。不要与水同时喷射在一起，以免影响灭火效果。扑灭电器火灾时，应先切断电源，防止人员触电。

手提式泡沫灭火器存放应选择干燥、阴凉、通风并取用方便之处，不可靠近高温或可能受到曝晒的地方，以防止碳酸分解而失效。冬季要采取防冻措施，以防止冻结；并应经常擦除灰尘、疏通喷嘴，使之保持通畅。使用期达2年以上的，每年应送请有关部门进行水压试验。合格后方可继续使用，并在灭火器上标明试验日期。每年要更换药剂，并注明换药时间。

2. 干粉灭火器　内充装具有灭火效能的微细粉末，在二氧化碳或氮气气体推动下喷出，可在高温作用下形成一层玻璃状覆盖层，隔绝空气，进而窒息灭火。适用于扑救各种易燃、可燃液体和易燃、可燃气体火灾，以及电器设备火灾。

使用手提灭火器时，先上下颠倒几次，使筒内的干粉松动。在距燃烧处2m左右，首先拔掉保险销，左手握住喷射软管前端喷嘴部，对准火焰根部，右手压下开启压把，由近而远，上下、左右扫射，直至把火焰全部扑灭。在使用喷射软管的灭火器或储压式灭火器时，一手应始终压下压把，不能放开，否则会中断喷射。如在室外，应选择在上风方向喷射。

干粉灭火器扑救可燃、易燃液体火灾时，应对准火焰根部扫射。如果被扑救的液体火灾呈流淌燃烧时，应对准火焰根部由近而远，并左右扫射，直至把火焰全部扑灭。

如果可燃液体在容器内燃烧，使用者应对准火焰根部左右晃动扫射，使喷射出的干粉流覆盖整个容器开口表面；当火焰被赶出容器时，使用者仍应继续喷射，直至将火焰全部扑灭。在扑救容器内可燃液体火灾时，应注意不能将喷嘴直接对准液面喷射，防止喷流的冲击力使可燃液体溅出而扩大火势，造成灭火困难。如果当可燃液体在金属容器中燃烧时间过长，容器的壁温已高于扑救可燃液体的自燃点，此时极易造成灭火后再复燃的现象。若与泡沫类灭火器联用，则灭火效果更佳。

干粉灭火器平时应放置在干燥通风的地方，防止干粉受潮变质；还要避免日光曝晒和强辐射热，以防失效。存放环境温度在 -10~55℃。进行定期检查，如发现干粉结块或气量不足，应及时更换灭火剂或充气。一经打开启用，不论是否用完，都必须进行再充装。充装时不得变换品种。干粉灭火器从出厂日期算起，达到年限的，必须报废：手提式干粉灭火器（贮气瓶式）8 年，手提贮压式干粉灭火器 10 年，推车式干粉灭火器（贮气瓶式）10 年，推车贮压式干粉灭火器 12 年。

3. 二氧化碳灭火器　内有液态二氧化碳，通过隔绝空气和降温发挥灭火的作用。适用于 B 类、C 类、E 类火灾。常应用于实验室、计算机房、变配电所，以及对精密电子仪器、贵重设备或物品维护要求较高的场所。

使用时首先拔出保险销，一只手握住喇叭筒根部的手柄，另一只手紧握启闭阀的压把。对没有喷射软管的二氧化碳灭火器，应把喇叭筒往上扳 70°~90°。使用时，不能直接用手抓住喇叭筒外壁或金属连接管，防止手被冻伤。灭火时，当可燃液体呈流淌状燃烧时，使用者将二氧化碳灭火剂的喷流由近而远向火焰喷射。如果可燃液体在容器内燃烧时，使用者应将喇叭筒提起，从容器的一侧上部向燃烧的容器中喷射。但不能将二氧化碳射流直接冲击可燃液面，以防止将可燃液体冲出容器而扩大火势，造成灭火困难。室外使用时，应选择上风方向喷射；室内窄小空间使用时，灭火后应迅速离开，以防窒息。

二氧化碳灭火器应放置在明显、取用方便的地方，不可放在采暖或加热设备附近和阳光强烈照射的地方，存放温度 < 55℃；定期检查灭火器钢瓶内二氧化碳的存量，如果重量减少 1/10 时，应及时补充罐装；在搬运过程中，应轻拿轻放，防止撞击。在寒冷季节使用二氧化碳灭火器时，阀门开启后，不可时启时闭，以防阀门冻结。灭火器每隔 5 年送请专业机构进行一次水压试验，并打上试验年、月的钢印。

4. 卤代烷灭火器　是一类具有灭火能力的低级烷烃类化合物的总称。二氟一氯一溴甲烷（1211）灭火速度快、灭火效率高，是一种性能良好、应用范围广泛的灭火剂。卤代烷 1211 是通过抑制燃烧的化学反应过程，中断燃烧的链式反应而迅速灭火，属于化学灭火。由于该灭火剂对臭氧层破坏力强，我国已于 2005 年停止生产 1211 灭火剂。

5. 消火栓　是一种固定的消防工具，主要用于控制可燃物、隔绝助燃物、消除着火源。

（1）室内消火栓：使用时先打开消火栓门，按下内部火警按钮（按钮用于报警和启动消防泵）；一人接好枪头和水带奔向起火点；另一人接好水带和阀门口。逆时针打开阀门，水喷出即可对准火源灭火。

（2）室外消火栓系统：是扑救火灾的重要消防设施之一，是设置在建筑物外面消防给水管网上的供水设施，主要供消防车从市政给水管网或室外消防给水管网取水实施灭火，也可以直接连接水带、水枪出水灭火。

（三）火灾中的烟囱效应

在有共享中庭、竖向通风（排烟）风道、楼梯间等具有类似烟囱特征，即从底部到顶部具有通畅的流通空间的建筑物、构筑物（如水塔）中，空气、烟气靠密度差的作用，沿着通道很快进行扩散或排出建筑物的现象，即为烟囱效应。烟囱效应属于热交换的一种表现形式。

高层建筑低层发生火灾时，产生的热空气，因为密度较低，经电梯槽或楼梯通道得以往上流动，使高热气体不断在通道的上部积聚，结果使火势借助这种空气的对流引燃上部楼层，令火灾面积扩大。

（四）火灾的防范

1. 认知着火源　着火源是引起火灾和爆炸事故的重要条件。为了预防火灾，应对着火源进行严格管理。常见的着火源包括以下几个方面。

（1）明火：如火炉、火柴、烟道喷出的火星、气焊和电焊喷火等。

（2）电火花：如高压电的火花放电、开闭电闸时的弧光放电、摩擦与撞击产生的火花、拨打电话等。

（3）静电火花：静电是一种常见的带电现象，在一定条件下，运动的物体与其他物体分离的过程中（如摩擦）就会带上静电。静电放电会产生火花，在干燥的季节人体很容易带上静电而遭受静电电击。

（4）电气设备超负荷运行、短路、接触不良，以及雷击、静电火花等作用下，使可燃气体、可燃物质燃烧。

（5）靠近火炉或烟道的干柴、木材、木器，集聚在高温蒸汽管道上的可燃粉尘、纤维，大功率灯泡旁的纸张、衣物等，烘烤时间过长，会引起燃烧。

（6）物质自行发热：多种物质可在空气中自行发热引起自燃，如煤、硝化棉、活性炭、腐烂植物等。

（7）化学反应产热及光线和射线等，如放大镜通过聚光作用引起燃烧。

2. 杜绝不良习惯

（1）不要卧床吸烟或是坐在沙发上吸烟，不乱扔烟头。

（2）使用完液化气应关总阀门。如果燃气灶点火开关有故障不能完全切断气源，或连接气瓶与燃气灶的橡胶管老化爆裂，可导致液化气泄漏引发火灾。发现燃气泄漏时，要立即关紧阀门，打开门窗，不可触动电器开关和使用明火。使用液化气灶时不要离开，以免因锅内食物沸腾溢出浇灭火焰，导致液化气泄漏引发火灾。

（3）不乱拉、乱扯电线，不使用破损的电源插座，不随意拆卸电器。使用完电器要及时拔掉插头，以防电器的部分部件在长期通电状况下发热引发火灾，或因雷击引发电器火灾。

（4）蜡烛、蚊香应稳妥放置在专用的架台上，不能靠近窗帘、蚊帐等可燃物品。避免蜡烛、蚊香燃尽或是被碰倒后引燃可燃物。

（5）不在阳台上燃放烟花爆竹。

（6）不要用打火机或蜡烛等明火照明，在床底、杂物间寻找东西，如果不小心会引燃可燃物。

（7）灯泡不要接触或靠近可燃物。

（8）不要把放大镜放置阳光下，以免引起焦点处可燃物燃烧。

（五）火灾的损伤特征

（1）皮肤烧伤：煤气燃烧时，焰心温度800~1 000℃，外焰温度1 300~1 400℃，空气助燃时，可以达到1 650~1 700℃。火灾时，皮肤烧伤最为多见。

（2）呼吸道烧伤：灼热的空气可损伤呼吸道，导致组织水肿，阻塞呼吸道，造成窒息。

（3）中毒窒息：火灾烟雾中含有大量烟尘微粒和有毒气体，能使人迅速昏迷。2015年上半年全国火灾统计资料显示，火灾导致人员死亡的直接原因中，窒息死亡的占48.7%，烧灼致死的占30.1%，中毒死亡的占3.6%，其他原因死亡的占17.6%。

（4）创伤建筑物倒塌：可造成砸伤、摔伤、挤压伤等伤害。

三、自救互救

火灾发生时，火焰、烟气蔓延迅速，逃生时机稍纵即逝。烟雾弥漫，能见度低，可能释放大量有毒物质。被困人员心理紧张，行为失智。人员密集、杂乱拥挤时，极易发生踩踏。掌握火灾的预防、逃生、避险等办法，可以最大限度地减少人员伤亡和财产损失。

1. 火灾发生前的处置措施

（1）熟悉环境：身处陌生环境时，务必留心疏散通道、安全出口及楼梯方位等。下榻宾馆、酒店后，应留意火灾逃生通道图，了解安全出口的方位。人员密集场所的安全门或出入口都有明显标识，应加以留心。

（2）畅通通道：楼梯、通道、安全出口等是火灾发生时最重要的逃生之路，应确保畅通无阻，切勿堆放杂物或设闸上锁。通道内堆放的杂物，既容易引起火灾，也会妨碍火灾时的逃生及救援。

（3）应急装备：在家中准备灭火器、应急逃生绳、简易防烟面具、手电筒等，将它们放在随手可取的位置。

2. 火灾发生时的处置措施

（1）立即报警：牢记火警电话119，报警越早，损失越小。任何人发现火灾，都应尽快拨打119电话报警，报警时要讲清详细地址、起火部位、着火物质、火势大小、报警人姓名及电话号码，并派人到路口迎候消防车。

（2）保持镇静：发生火灾时，应尽量稳定情绪，保持镇静，迅速判断危险来源及情势发展，做出逃生决断。不盲目跟从人流和相互拥挤、乱冲乱窜。应积极行动，不坐以待毙，选择正确的逃生方法。

（3）扑灭小火：若火势尚未蔓延，可借助周围的消防器材如灭火器、消火栓等，奋力将其扑灭。不可自顾逃离，任火势发展而酿成大灾。

1）炒菜油锅着火时，应迅速盖上锅盖灭火。如没有锅盖，可将切好的蔬菜倒入锅内灭火。切忌用水浇，以防燃着的油溅出来，引燃厨房的其他可燃物。

2）酒精火锅加添酒精时突然起火，禁忌用嘴吹，可用茶杯盖或小菜碟等盖在酒精罐上灭火。

3）燃气罐着火时，可用浸湿的被褥、衣物等捂盖灭火，并在熄灭的同时迅速关闭阀门。

4）家用电器或电线着火时，要先切断电源，再用干粉或泡沫灭火器灭火，或用湿棉被或湿衣物等捂盖灭火，不可直接泼水灭火，以防触电或电器爆炸伤人。

5）救火时不要贸然开门窗，以免空气对流，加速火势蔓延。

（4）迅速撤离：若火势不可控，可往楼下或安全地带撤离。若逃生通道被阻，则背向烟火方向撤离，可通过阳台、气窗、天台等逃生。离开房间以后，一定要随手关门，使火焰、浓烟控制在一定的空间内。

（5）勿恋财物：不要把宝贵的逃生时间浪费在寻找、搬离贵重财物上。已经逃离险境的人员，切莫重返险地。

（6）明辨方向：火场能见度非常低，可能无法看清门窗的位置。保持镇静、不盲目行动是安全逃生的重要前提。逃生时不盲目向下跑，不盲目朝光亮处跑。在火势尚未扩展蔓延时，可用湿棉被等物作掩护快速向楼下有序撤离。楼梯等安全通道都配有应急指示灯作标志，可循指示灯逃生。

（7）捂鼻匍匐：逃生时经过充满烟雾路线时，要防止烟雾中毒；若吸入浓烟，可导致昏厥或窒息，同时眼睛也会因烟雾刺激无法睁开。烟气较空气轻而飘于上部，采取低姿势爬行是避免烟气吸入、滤去毒气的最佳方法。可采用湿毛巾、棉被、毯子等捂鼻，裹好头部和身体，保持低姿势前进，呼吸动作要小而浅。带婴儿逃离时，可用湿布轻轻蒙在婴儿脸上。

（8）善用通道：火灾发生时，应利用周围一切可利用的条件逃生。按规范标准设计建造的建筑物，都会有两条以上逃生楼梯、通道或安全出口。发生火灾时，要根据情况选择进入相对较为安全的楼梯通道。除可以利用楼梯外，还可以利用建筑物的阳台、窗台、天面屋顶等攀到周围的安全地点，沿着落水管、避雷线等建筑结构中凸出物滑下楼。火灾时，高层建筑中电梯的供电系统随时会中断或因电梯受热变形将人困在电梯内，同时电梯井因烟囱效应汇集大量有毒烟雾，直接威胁被困人员的生命。火灾时乘电梯逃生极其危险。

（9）滑绳逃生：若无法通过安全通道逃生，可借助救生绳逃离危险的楼层；也可利用身边的绳索或床单、窗帘、台布等自制简易救生绳，用水打湿后从窗台或阳台逃离，或者牢系在窗栏上，顺绳滑至安全楼层。

（10）固守待援：火势已蔓延、欲逃无路时，可积极创造避难场所、固守待援。若门把手已灼热烫手，则不宜打开房门，否则火焰与浓烟将迎面扑入。可躲入卫生间避险，打开所有水龙头放水。关紧迎火门窗，打开背火的门窗，用湿毛巾、湿布等堵塞门缝或用水浸湿棉被蒙上门窗，用水淋透房门，防止烟火侵入。

（11）理性求救：被烟火围困时，可在阳台或窗口等易于被人发现和能避免烟火近身的地方向他人求救。白天可向窗外晃动鲜艳衣物，晚上可用手电筒发出求救信号。

（12）不要轻易跳楼：只有在消防队员准备好救生气垫或楼层不高（一般4层以下）的情况下，或非跳楼即丧命的情况下，才能采取此方法。跳楼时应尽量跳往救生气垫中部或选择有水池、软雨篷、草地等；如有可能，尽量抱些棉被、沙发垫等松软物品跳下，以减缓冲击力。跳楼时可手扒窗台或阳台，使身体自然下垂跳下，尽量降低垂直距离，落地前双手抱紧头部蜷缩身体，以保护重要脏器。

（13）互助逃生：儿童和老弱病残者不具备或丧失了自救能力时，应积极帮助他们逃离险境。

（14）灭火自救：身上着火时，可设法脱掉衣物或就地打滚，压灭火苗；若有水源可用，迅速用水灭火。切不可狂奔呼喊或用手拍打。

（15）不要围观：火场极为危险，随时有爆炸、建筑物坍塌的可能。

3. 汽车失火的救治方法　不仅威胁司乘人员的生命安全，毁损车辆，而且还会严重影响交通秩序。公共汽车失火时，司售人员要果断采取自救、防护和逃生措施，保障乘客的生命和财产安全。

（1）不准携带易燃、易爆等危险品乘坐公共交通工具。

（2）应随车配备灭火器，并学会正确使用。

（3）汽车起火时，应迅速报警。

（4）汽车发动机起火时，应迅速停车，切断电源和油路，用随车灭火器对准着火部位灭火。

（5）加油过程中起火时，应立即停止加油，疏散人员，并迅速将车开出加油站，用灭火器及衣服等将油箱上的火焰扑灭。地面如有流洒的燃料着火，立即用灭火器或覆盖沙土将其扑灭。

（6）修车过程中起火时，应迅速切断电源，及时灭火。

（7）公共汽车起火时，应立即开启车门，让乘客有秩序地下车。然后，迅速用随车灭火器扑灭火焰。若火焰封住了车门，乘客可用衣服蒙住头部，从车门冲出去，或用救生锤打碎车窗玻璃，从车窗逃生。

（8）车厢货物起火时，应立即驶离重点要害地区或人员集中场所；同时，用随车灭火器扑救。

（9）车祸后汽车起火时，应先设法救人，再进行灭火。

4. 逃离火场后的救治措施　根据烧伤及其他损伤情况，采取合理的救治措施（详见烧伤救治章节）。

（1）将伤员转移到安全地带：立即离开烟雾环境，置于安全通风地带。

（2）保持呼吸道通畅：判断伤员是否存在吸入性损伤，可观察面部、颈部、胸部周围是否有烧伤，鼻毛有无烧焦，口鼻周围是否有烟尘痕迹。

（3）保护烧伤创面：迅速脱除或剪除烧伤创面衣物，用清水降温皮肤。摘除手表、戒指、手镯等饰物，用清洁被单或衣物覆盖创面。不要刻意弄破水疱，不要在烧伤创面上涂抹药膏。伤员口渴时可饮用淡盐水。

四、重点提示

（1）火灾最为多发，火灾还是一种终极型灾害，任何其他灾害最后都可能导致火灾。

（2）针对不同的火灾类型，应选择合适的灭火器。

（3）泡沫灭火器使用时，应将筒体倒置。

（4）室外使用干粉灭火器时，应选择在上风方向喷射。

（5）室内使用二氧化碳灭火器后应迅速离开，以防窒息。

（6）使用室内消火栓时，先打开消火栓门，按下内部火警按钮。

（7）在有燃气泄露时，严禁开关电源、拨打手机、使用明火。

（8）进入陌生环境，应首先了解疏散通道和安全出口。

（9）发生火灾时应迅速撤离，采取低姿势爬行、遮捂口鼻通过浓烟区。

（10）不盲目跳楼逃生。

五、自救案例

上海永安路发生火灾居民自救得当安全逃生

2001 年 12 月 25 日凌晨，上海永安路一老式砖木结构石库门房子底楼的箱包仓库发生火灾，住在 3 楼东厢房的陈老伯首先闻及烟味。由于烟味中带有皮革烧焦的味道，他马上意识到可能是一楼的皮革仓库着火了。打开房门，烟雾迎面扑来。陈老伯冒着浓烟先下楼叫醒了正在熟睡中的仓库老板，同时叫醒了邻居们。在他重新上楼的时候，一楼后门处的火苗已经冒出来，他急忙拨打 119，然后打开气窗，带领家人从气窗撤离到隔壁邻居家，得以安全逃生。住在前楼的蔡先生夫妇发现火情后，并没有慌张，而是冷静地打湿毛巾，捂住口鼻部。5 分钟后，消防队及时赶到现场，把他们救到了安全地带，并迅速控制了火势。

这幢房子里住着的 8 户居民，在火灾事故中表现出良好的自我保护意识，采取了自救措施，冷静地等待消防人员到来。此次火灾事故无一人受伤。

第四节 爆炸事故的救治

一、案例资料

2015年8月12日23:30左右，位于天津滨海新区塘沽开发区的瑞海国际物流有限公司的危险品仓库发生爆炸，发生爆炸的是集装箱内的易燃易爆物品。第一次爆炸相当于3吨三硝基甲苯（烈性炸药），30秒钟后发生的第二次爆炸相当于21吨三硝基甲苯。在强烈爆炸声后，高数十米的灰白色蘑菇云瞬间腾起，随后爆炸点上空被火光染红，现场附近火焰四溅。165人遇难，8人失踪，798人受伤，304幢建筑物、12 428辆商品汽车、7 533个集装箱受损，直接经济损失68.66亿元，是一起特别重大生产安全责任事故。

事故后查明，集装箱内硝化棉由于湿润剂散失出现局部干燥，在高温（天气）等因素的作用下加速分解放热，积热自燃，引起相邻集装箱内的硝化棉和其他危险化学品长时间大面积燃烧，导致堆放于运抵区的硝酸铵等危险化学品发生爆炸。此次事故对事故中心区及周边局部区域大气环境、水环境和土壤环境造成不同程度的污染。

二、基本知识

爆炸事故，是指在生产活动或日常生活中，由于对物质的危险特性缺乏认知或违反安全生产操作规范，在人为、环境或管理等综合因素作用下而意外引发物质发生急剧的物理、化学变化，瞬间释放出大量能量，并伴有强烈的冲击波、高温高压和地震效应等，造成财产损失、物体破坏或人身伤亡等的事故。

爆炸的发生通常需要具备3个要素：①能与氧气（空气）反应的爆炸性物质，如氢气、乙炔、甲烷等气体，以及乙醇、汽油等液体，粉尘、纤维粉尘等固体。②氧气（空气）；③致燃源，如明火、电器火花、机械火花、静电火花、高温、化学反应、光能等。

（一）爆炸的类型

1. 性质　按照爆炸的性质不同，爆炸可分为物理性爆炸和化学性爆炸。

（1）物理性爆炸：通常是指气瓶、锅炉、压力容器等容器内的气体压力升高超过容器所能承受的压力，而引起容器破裂所形成的爆炸。在物理性爆炸的前后，爆炸物质的性质及化学成分均不改变，由物理变化（温度、体积和压力等因素）引起。如锅炉爆炸、车辆轮胎爆炸、气体钢瓶受热爆炸是典型的物理性爆炸。锅炉内蒸汽压力过高，超过锅炉所能承受的极限强度时就会发生爆炸。氧气钢瓶、煤气罐受热升温，致使瓶罐内气体压力增高，当压力超过钢瓶的极限强度时也会发生爆炸。物理性爆炸是蒸汽和气体膨胀作用的瞬时表现，破坏性取决于蒸汽或气体的压力。

（2）化学性爆炸：是由物质发生高速放热的化学反应，产生大量的高温高压气体而引起的爆炸现象。化学反应的高速度，同时产生大量气体和大量热量是化学性爆炸的3个基本要素。①可燃性气体在空气中达到一定浓度时，遇明火或火花等会发生爆炸；②空气和可燃性气体的混合气体的爆炸、空气和煤屑或面粉的混合物爆炸等，都由化学反应引起；③化学性爆炸时因剧烈的放热反应，产生高温高压和冲击波，可引起强烈的破坏作用。

2. 速度 按照爆炸的瞬时燃烧速度的不同，爆炸可分为轻爆、爆炸和爆轰。

（1）轻爆的破坏力较小，声响也不太大，爆炸时的燃烧速度为每秒数米。无烟火药在空气中的快速燃烧、可燃气体混合物在接近爆炸浓度上限或下限时的爆炸属于此类。

（2）爆炸时在爆炸点压力骤增，有较大的破坏力，有震耳的声响，爆炸时的燃烧速度为每秒十几米至数百米。可燃性气体混合物的爆炸、火药爆炸多属此类。

（3）爆轰时瞬间发生高速化学反应，燃烧速度可达每秒1 000~7 000 m，形成高温高压的超音速“冲击波”，像活塞一样挤压其周围气体。冲击波迅速传播并远离爆轰的发源地而独立存在，可引起周围其他爆炸性气体混合物或炸药发生爆炸，发生“殉爆”现象。

（二）煤气爆炸

煤气中含有可燃气体和有毒气体一氧化碳，有较大的易燃易爆和中毒危险。煤气罐受热爆炸首先因罐体破裂而发生物理性爆炸，而后煤气与空气混合，在明火作用下发生化学性爆炸。煤气爆炸常引起火灾。

导致煤气爆炸的原因主要有两种：①煤气中含氧量过高，或煤气系统内渗入空气，煤气在空气中的爆炸极限浓度为20%~74%；煤气来源中断，管道内压力降低，造成空气吸入，使空气与煤气混合物达到爆炸范围，遇火产生爆炸。②煤气系统发生泄漏。电器火化、摩擦产生的火花、静电、雷击等均可引燃煤气而发生爆炸。

（三）粉尘爆炸

粉尘是引发重特大安全生产事故的重要隐患。粉尘为细粉状态的固体物质，金属（如镁粉、铝粉）、煤炭、粮食（如小麦、淀粉）、饲料（如血粉、鱼粉）、农副产品（如棉花、烟草）、林产品（如纸粉、木粉）、合成材料（如塑料、染料）等的粉尘具有爆炸性。当空气中悬浮的可燃性粉尘达到一定的浓度，若有火源或摩擦产生的火花就可能发生粉尘爆炸。2014年8月2日，苏州市昆山发生的特别重大铝粉尘爆炸事故，造成75人死亡、185人受伤。事故原因包括除尘能力不足、未按时清理管道铝积尘、未配备阻燃和防静电劳保用品。2015年6月27日，台湾新北市在举办“彩色派对”活动时，因喷洒玉米粉制成的彩色粉雾而造成粉尘爆炸，500多人受伤。

粉尘爆炸多产生二次爆炸。第一次爆炸气浪把沉积在设备或地面上的粉尘吹扬起来，在爆炸后的短时间内爆炸中心区会形成负压，周围的新鲜空气便由外向内填补进来，形成所谓的“返回风”，与扬起的粉尘混合，在第一次爆炸的余火引燃下引起第二次爆炸。二次爆炸时，粉尘浓度一般比一次爆炸时高得多，故二次爆炸威力比第一次要大得多。

与可燃性气体爆炸相比，粉尘爆炸压力上升较缓慢，较高压力持续时间长，释放的能量大，破坏力强。

（四）危险化学品爆炸

随着我国化工行业的迅猛发展，危险化学品的需求量逐年递增。危险化学品是指具有爆炸性、易燃性、毒害性、腐蚀性、放射性等危险性质，在运输、装卸、使用、储存、保管过程中，在一定条件下容易发生导致人身伤亡或财产损失事故的化学品。危险化学品分为8类:爆炸品、压缩气体和液化气体、易燃液体、易燃固体、自燃物品和遇湿易燃物品、氧化剂和有机抗氧化物、有毒品、放射性物品、腐蚀品。危险化学品一般具有爆炸性、易燃性、毒性、腐蚀性等。危险化学品泄漏后，如果处理不当，不但对周围环境造成长期的严重污染，引起人体中毒甚至死亡，而且可燃物、易燃物引发的火灾、爆炸会造成周围大面积毁灭性的破坏。

（五）锂电池爆炸

随着手机的普及，手机电池爆炸的案例屡有发生。2007年6月19日，甘肃一电焊工作业时，手机电池在高温下突然爆炸，导致其肋骨断裂并刺破心脏而死亡，此为国内首例手机电池爆炸致人死亡事故。手机电池多为锂电池，与其他电池相比，锂电池更轻，能量密度更高，记忆效应不明显，但在特殊温度、湿度及接触不良等情况或环境下可能瞬间放电产生大量电流，引发自燃或爆炸。

锂电池爆炸的原因大致有3种:①电池本身存在质量问题，在不充电、不放电的情况下也可能爆炸。②长时间过充。锂电池充满后会自动停充，但若电池充放电保护电路存在质量缺陷，则会发生危险。锂电池充电电压高于4.2 V时，可使电极片上出现针状锂金属结晶，击穿电池电芯中的隔膜，在刺穿点可发生微短路。过充电压越高，危险性也越高。③手机物理撞击造成电池短路。锂电芯内部产生高热时会使部分电解液汽化，将电池外壳撑破，使空气进入与锂金属发生激烈氧化反应而爆炸。因此，过度挤压、过热、内部或外部的短路都会使电池发生起火爆炸。

（六）爆炸损伤的特征

爆炸产生的破坏作用的直接原因是爆炸瞬间形成的高温高压气体或蒸汽的骤然膨胀，使爆炸点周围介质中发生的急剧压力突变。通常爆炸过程瞬间完成，爆炸点附近压力急剧升高。

爆炸事故可造成4种类型的伤害，即创伤、烧伤、震爆伤和吸入性损伤。爆炸时产生的冲击波通过超压的挤压和动压的撞击，使临近爆炸点的人员受挤压、摔掷而损伤内脏，或造成外伤、骨折、脑震荡等。危险化学品爆炸常导致冲烧毒复合伤，伤情危重、救治困难。

距离爆炸中心越近，发生冲烧毒复合伤的机会越多。爆炸可造成群体性伤害，瞬间出现大批伤员（图 5-3）。

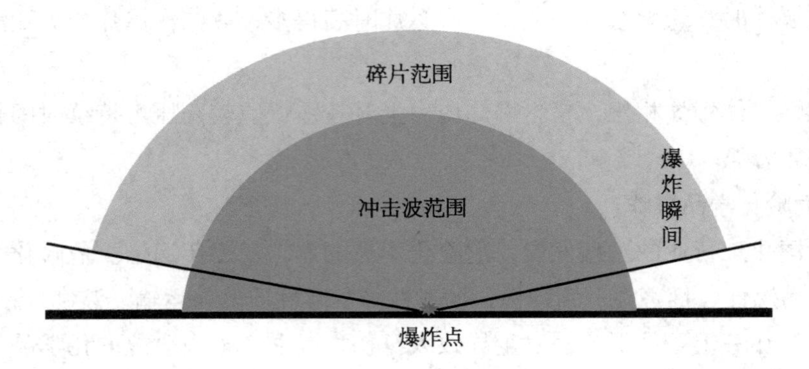

图 5-3　爆炸损伤的范围

（1）创伤：爆炸物直接作用于人体，可造成人体组织损毁、内脏破裂、肢体离断；爆炸物碎片刺入或贯通身体，造成骨折、出血。

（2）烧伤。

（3）爆震伤：又称为冲击波伤害。决定于冲击波超压和冲击波作用时间。对于人体而言，冲击波超压为 0.5 大气压时，人的耳膜破裂、内脏受伤；超压为 1 大气压时，作用于人体躯干的力可达 4 000~5 000 kg，人体内脏器官严重损伤，尤其会造成肺、肝、脾破裂，甚至导致死亡。外伤可掩盖内脏损伤，易漏诊误诊。单纯的冲击波超压致伤时，体表多完好无损，但常有不同程度的内脏损伤，呈现外轻内重的特点。当冲击伤合并烧伤或其他创伤时，体表损伤常很显著，此时内脏损伤却容易被掩盖，而决定伤情转归的却是严重的内脏损伤。

（4）吸入性损伤：爆炸时，化学物质燃烧产生的粉末和有毒有害气体，被吸入呼吸道，可造成急性中毒等损害，严重者可窒息死亡。肺是中毒致伤也是冲击波致伤最敏感的靶器官之一，肺也是呼吸道烧伤时主要的靶器官。

（5）窒息：硫化氢、氮气、二氧化碳在较高浓度下均可于数秒钟内使人发生急性反应性喉痉挛、反应性延髓中枢麻痹或呼吸中枢麻痹，出现“电击样死亡”。

（6）心理创伤：爆炸可造成巨大的心理恐惧，危险化学品爆炸事故后可对周围环境造成较长时间的影响，使人产生恐惧感，对谣言盲信盲从。

（七）安全防范措施

与火灾事故相比，爆炸发生的过程极短，通常来不及采取有效措施进行应对。因此，积极采取预防措施最大限度地减少爆炸事故的发生是根本所在。

1. 预防燃气爆炸

（1）使用燃气设备的房间必须保持通风良好。

（2）定期检查室内燃气管道是否漏气，可用肥皂水刷在管道接口处，如有气泡冒出，证明该处漏气。禁止用明火查找漏气点。

（3）定期对灶具连接胶管进行检查，若发现老化、磨损，应立即更换。

（4）厨房内严禁堆放汽油、香蕉水等易燃易爆物品。

（5）在睡觉前、外出前或使用完毕后，检查并关闭燃气灶具开关、灶前阀。如长期外出，应关闭表前阀门。

（6）用明火点燃煤气灶时应先点火，再送燃气。

（7）若不慎将煤气罐碰到，应及时将其竖起。

（8）若室内出现异味，切不可开关电器、使用明火、拨打接听电话，应立即关闭燃气阀门，开启门窗通风。

（9）若不慎引起煤气罐着火，应尽快拨打电话报警，并及时疏散屋内人群。煤气罐受热时间较短时，可用灭火器或打湿的布料覆盖着火的煤气罐阀门处进行灭火，并立即关闭煤气罐阀门，切断室内电源，开窗通气；如果受热时间较长，不要马上关闭阀门或使用冷水浇灭，以免引起爆炸。切不可将着火的煤气罐推倒。罐体竖立于地面燃烧，无论出口是否装减压阀，一般不会马上发生爆炸；而当罐体横倒时，煤气可从瓶口泄露而引起燃烧爆炸。

2. 预防粉尘爆炸

（1）减少粉尘在空气中的浓度，防止粉尘达到最低爆炸浓度。

（2）控制温度、湿度和含氧量。

（3）控制火源，有粉尘爆炸危险的场所，要使用防爆电机、防爆电灯及防爆开关等。

3. 预防锂电池爆炸

（1）使用原装锂电池和充电器。原装充电器可保证电池安全，兼容充电器可因电气性不合格或损坏电池造成爆炸。

（2）注意避免锂电池的物理性损坏，物理损坏可能造成电芯内部短路；不使用破损的电池。

（3）不要将电池长时间放在高温环境下，避免阳光直射，可能会对锂电芯造成永久性损坏。

（4）避免对锂电池产生过充。电池在50%左右，就应该对手机进行充电，既安全，对电池的损伤也较小。

（5）不要长时间用手机通话，充电时不要打电话或玩游戏，可能因充电插头松动造成充电电压不稳而造成爆炸。

（6）使手机远离胸部及面部，不要将手机挂在胸前，多用耳机接听电话。

（7）电池爆炸前会出现温度迅速升高，是短路或电流突然变大造成的。如果发现电池过热，应立即关机，拔除电源，自然冷却。

三、自救互救

爆炸常造成群体性伤害，在专业救援人员赶到之前，应积极自救互救，尽可能地减少二次伤害。

（一）远离危险物

1. 迅速寻找遮挡物　爆炸发生时，警惕掉落物。立即卧倒，趴在地面不要动，或手抱头部迅速蹲下，或借助其他物品掩护，迅速就近找牢固的掩蔽体掩护。停止掉落时，迅速撤离，留心明显不稳的地板和楼梯。

2. 寻找出路，迅速撤离　为防止再次爆炸造成的伤害，应择机选择安全路线迅速撤离爆炸现场，切不可驻留围观、不要返回拿取个人物品，切勿使用电梯。撤离时切勿慌乱，尽量保持镇静，可双手抱头姿势弓背撤离，以防破碎物伤及头部。在人员较多的公共场所，应冷静有序撤离，避免踩踏。往逆风的方向撤离，可减少因吸入有毒气体而造成的次生伤害。

3. 其他　如果被困在废墟里，耐心等待救援。可敲击管道、墙壁，以便救援人员能找寻到你所在的位置。

（二）爆炸的自救措施

（1）爆炸常引起火灾及烟雾弥漫时，应作适当防护，尽量不要吸入烟尘，减少吸入由于爆炸造成的浓烟和有毒气体，防止呼吸道灼伤；尽可能将身体压低，用手脚触地爬到安全处。如果身上着火，切勿慌乱拍打造成火势更猛，并迅速脱掉衣服，或在地上打滚。

（2）如果有创伤和出血，可用衣物包扎止血；如果有爆炸碎片刺入身体，不宜自行拔出，否则会加重出血；如果发生骨折，不宜盲目移动，可在有遮挡物的地方等待救援。

（3）立即打电话报警，并清理消防通道。

（4）及时冲洗。对于危险化学品爆炸，在撤离污染区后尽快脱下受污染的衣物，并放入双层塑料袋内，同时用大量清水冲洗皮肤和头发至少 5 分钟，冲洗过程中应注意保护眼睛。若皮肤或眼睛接触化学物质，应当立即用大量清水或生理盐水冲洗眼球至少 5 分钟；若戴有隐形眼镜且易取下，应当立即取下隐形眼镜，取下有困难时可向专业人员请求帮助。

（5）出现不适症状应及时就医。爆炸时可能产生有毒有害气体，有的有刺激性气味，有的却是无色无味。如果撤离事故现场后，感到口腔、上呼吸道刺痛或麻木、头昏、头痛，一定要及时就医。

（三）爆炸的互救措施

（1）发生爆炸后，应组织幸存者自救互救。但应注意观察及评估：是否有再次发生爆炸的危险，建筑物是否有倒塌可能，密闭空间内是否存留毒气，裸露断裂电线是否带电。爆炸事故要求刑事侦查、医疗急救、消防等部门协同救援，在这些人员到来之前应保护现场，维持秩序。

（2）如果有条件和有能力，应尽力帮助伤员。优先救助重伤员，将伤员转移到安全地方。检查伤员受伤情况，迅速清除伤员气管内的尘土、沙石，防止发生窒息。神志不清的伤员应身体侧卧，保持呼吸道通畅。若呼吸、心跳停止，应立即进行心肺复苏。可就地取材，对伤员进行止血、包扎、固定；若因环境不安全而移动伤员时，应注意保护伤员脊柱，使脊柱损伤伤员保持水平位置，防止因不恰当移位而发生截瘫。

（3）即使没有明显的外伤，也有内脏损伤的危险。采取必要的急救措施后，使伤员静卧，等待专业人员救援。

四、重点提示

（1）爆炸三要素：爆炸性物质、氧气（空气）和致燃源。

（2）煤气爆炸常引起火灾，还有一氧化碳中毒的危险。

（3）粉尘爆炸易产生二次爆炸，破坏力更强。

（4）锂电池爆炸的原因包括电池质量不合格、长时间过充和电池短路。

（5）爆炸可造成创伤、烧伤、震爆伤和吸入性损伤，常造成群体性伤害。

（6）爆炸时应立即趴下，或寻找遮挡物，择机选择安全路线迅速撤离爆炸现场。

（7）发生化学品爆炸时，应向上风向及安全地带撤离，并及时冲洗。

（8）爆炸事故后出现不适症状应及时就医。

（9）即使没有明显的外伤，也有内脏损伤的危险。

（10）救治伤员时确保自身和伤员安全，优先救助重伤员。

五、自救案例

2016年6月9日，一居民家中煤气罐突然着火，火焰一度直逼厨房天花板。消防队接到报警电话后赶赴现场。一名队员用水浸湿毛毯，然后覆盖着火的煤气罐；另一名队员则迅速把煤气阀门关闭。确认明火扑灭后，消防队员第一时间用冷水冷却煤气罐并将其转移到户外空旷地带。同时迅速打开楼梯间及起火住宅房间的所有窗户进行通风排烟。经过5分钟的有效处置，险情解除，现场无人员伤亡。

第五节 触电事故的救治

一、案例资料

2007年5月19日晚，一对韩国留学生在某休闲广场喷水池戏水时因喷水池景观灯线路漏电而不幸身亡。事发时，年轻女子先跌倒在水池中，同行的年轻男子伸手去救，结果也栽倒在水池里。保安切断喷水池的电源后，人们将跌倒在喷水池里的年轻男女救上来，但此时两人均已停止了呼吸。

无独有偶，2013年7月5日晚，一位俄罗斯籍男子的宠物狗突然跑进了水池，该男子为拉宠物狗而在水池内发生触电。男子面朝下趴在水池中，宠物狗侧卧在男子右侧。由于电源尚未切断，无人立即施救男子与宠物狗，附近的保安立即报警，并联系物业。接警后，消防、交警、派出所等立即赶赴现场处置。消防队员对该男子进行紧急心肺复苏，120救护车迅速将该男子送入医院抢救。

二、基本知识

电是国民经济的重要能源，是工农业生产的原动力，电的使用范围日益广泛。然而，当电能失去控制时，就会引发各类电气事故，其中对人体的伤害即触电事故是各类电气事故中最常见的事故。统计资料表明，我国每年因触电而死亡的人数，约占全国各类事故总死亡人数的10%，仅次于交通事故。触电事故的发生缺乏预兆，具有很大的偶然性和突发性，且危害性极大。若防范措施不到位、救治不及时，则发生率和死亡率极高。触电事故发生后，若能及时采取正确的救护措施，可显著降低死亡率。

（一）电流的基本概念

单位时间内通过导体任一横截面的电量称为电流强度，简称电流，单位为安培（A）。电流又分为直流和交流两种。触电对人体的危害程度，主要取决于通过人体电流的大小和触电持续时间的长短。电流强度越大致命危险越大，持续时间越长死亡的可能性越大。能引起人感觉到的最小电流值称为感知电流，交流为1mA，直流为5mA。人触电后能自己摆脱的最大电流称为摆脱电流，交流为10mA，直流为50mA。在较短的时间内危及生命的电流称为致命电流，为50mA。在有防止触电保护装置的情况下，人体允许通过的电流一般可按30mA考虑。

（二）安全电压的基本概念

电压的国际单位为伏特（V）。我国常用的电压等级为：220V、380V、6kV、10kV、

35 kV、110 kV、220 kV、330 kV、500 kV，1 000 kV。通常将≥ 35 kV 的电压线路称为送电线路，≤ 10 kV 的电压线路称为配电线路。额定电压> 1 kV 的电压称为“高电压”，额定电压< 1 kV 的电压称为“低电压”。

安全电压不会使人直接致死或致残。采用相应等级的安全电压，是防止发生触电伤亡事故的根本性措施。安全电压值的规定，各国有所不同，我国规定安全电压额定值的等级为 36、24、12、6 V。在最不利条件下（医疗及人体浸没在水中除外），安全电压限值为 15~100 Hz 交流电压（有效值）不超过 16 V；无纹波直流为 35 V。在任何情况下，安全电压都不超过交流有效值 50 V。当电气设备采用的电压超过安全电压时，必须按规定采取防止直接接触带电体的保护措施。

（三）触电的类型

触电的类型分为 3 种，即单相触电、两相触电和跨步电压触电（图 5–4）。

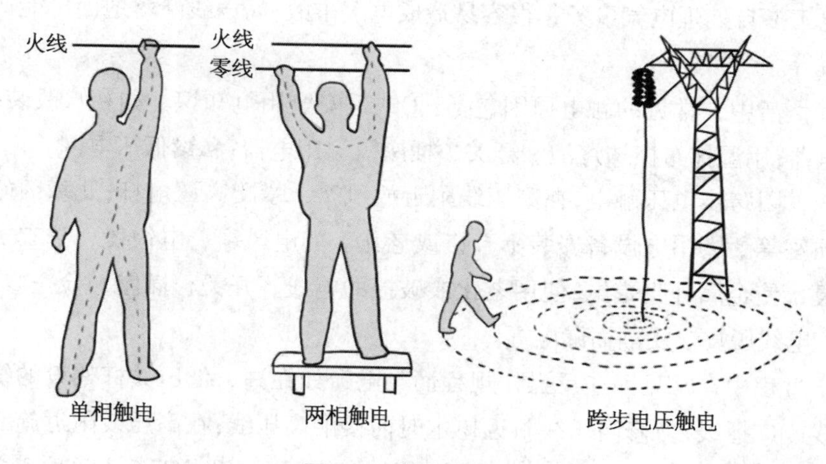

图 5–4　**触电的类型**

1. 单相触电　是指人体直接碰触带电设备或导体，电流通过人体流入大地。对于高压带电体，人体虽未发生直接接触，但由于超过了安全距离，高电压对人体放电，也属于此类。

2. 两相触电　是指人体不同部位同时接触带电设备或线路中的两相导体，或在高压系统中，人体同时接近不同相的两相带电导体，而发生电弧放电，电流从一相导体通过人体流入另一相导体，构成一个闭合回路。发生两相触电时，作用于人体的电压等于线电压，危险性大于单相触电。

3. 跨步电压触电　当电气设备发生接地故障，接地电流通过接地体向大地流散，在地面上形成电位分布时，若人在接地短路点周围行走，其两脚之间的电位差就是跨步电压。由跨步电压引起的人体触电，称为跨步电压触电。

可能发生跨步电压电击的情形包括：①带电导体，特别是高压导体故障接地处，流散电流在地面各点产生的电位差造成跨步电压电击；②接地装置流过故障电流时，流散电流在附近地面各点产生的电位差造成跨步电压电击；③正常时有较大工作电流流过的接地装置附近，流散电流在地面各点产生的电位差造成跨步电压电击；④防雷装置接受雷击时，极大的流散电流在其接地装置附近地面各点产生的电位差造成跨步电压电击；⑤高大设施或高大树木遭受雷击时，极大的流散电流在附近地面各点产生的电位差造成跨步电压电击。

（四）触电原因

造成触电事故的原因是多方面的，归纳起来主要有两个方面：①设备、线路的问题。电气设备或电气线路安装不符合要求，会直接造成触电事故；接线错误，特别是插头、插座接线错误是常见的触电事故；由于电气设备运行管理不当，使绝缘损坏而漏电，又未采取切实有效的安全措施，从而造成触电事故。②人为因素。主要原因是由于安全教育不够、安全制度不严和安全措施不完善、操作者素质不高等。如由于制度不完善或违章作业，特别是非电工擅自处理电气事务，很容易造成电气事故；高压线断落地面可能造成跨步电压触电事故等。

在家庭生活中，常见的触电原因包括：①缺乏安全用电知识。如私自改装拉接线路、带电修理电器；用湿抹布擦抹灯泡、开关、插座及家用电器；私设低压电网，用电捕鱼；误拾断落电线，因跨步电压触电；在高压线附近放风筝，攀爬高压电杆；儿童因好奇玩弄带电导线、插座等。②用电设备安装不合格或老化。如电风扇、电饭煲、洗衣机、电冰箱等接地失灵，使金属外壳带电；使用老化或破损的电线、开关、插座，检查修理不及时，外壳破裂、电线脱皮、受潮而漏电等。

在生产过程中，常见因违反操作规程而触电，如在高、低压共杆架设的线路电杆上检修低压线或广播线；剪修高压线附近树木时而接触高压线；在高压线附近施工或运输大型货物，施工工具或货物碰击高压线；带电连接线路或电气设备而又未采取必要的安全措施；携带式照明灯使用的电压不符合安全电压；电器设备外壳没有接地而带电等。

台风等刮断低压线路未能及时修理而造成触电事故不容忽视。例如，2005 年"麦莎"台风期间，上海曾有 8 人因触电而死亡。

（五）触电事故的规律与特征

通过对触电事故的分析，可发现某些规律与特征，有助于预防触电事故的发生。

1. 触电事故季节性明显　统计资料表明，每年二三季度事故多。特别是 6~9 月份，事故最为集中。主要原因：①天气炎热、衣单而多汗，触电危险性较大；②多雨、潮湿，地面导电性增强，容易构成电击电流的回路，且电气设备的绝缘电阻降低，容易漏电；③用电量增加，触电事故因而增多。

2. 低压设备触电事故多　低压设备显著多于高压设备，接触人群较大且相对缺乏电气安全知识，故低压触电事故多于高压触电事故。与此不同的是，专业电工人员的高压触电事故多于低压触电事故。

3. 携带式和移动式设备触电事故多　主要原因是携带式和移动式设备是在人的紧握

之下运行，不但接触电阻小，而且一旦触电就难以摆脱电源；另一方面，这些设备需要经常移动，设备和电源线容易发生故障或损坏。

4. 电气连接部位触电事故多　触电事故多发生在接线端子、缠接接头、压接接头、焊接接头、电缆头、灯座、插销、插座、控制开关、接触器、熔断器等分支线、接户线处。这些连接部位机械牢固性较差，接触电阻较大，绝缘强度较低，还可能发生化学反应。

5. 错误操作和违章作业造成的触电事故多　绝大多数触电事故是由于错误操作和违章作业造成的，主要是由于安全教育不够、安全制度不严和安全措施不完善、操作者素质不高。

6. 不同行业触电事故不同　冶金、矿业、建筑、机械行业触电事故多。由于这些行业的生产现场经常伴有潮湿、高温、现场混乱、移动式设备和携带式设备多以及金属设备多等不安全因素，以致触电事故多。

7. 不同年龄段的人员与触电事故的不同　中青年工人、非专业电工、合同工和临时工触电事故多。其主要原因是由于这些人为主要操作者，经常接触电气设备；而且，这些人经验不足，又比较缺乏电气安全知识，有的责任心还不够强，以致触电事故多。

8. 不同地域触电事故的不同　农村触电事故明显多于城市，发生在农村的事故约为城市的3倍。

（六）触电损伤机制

电的危害主要有触电、火灾、爆炸、电磁场的危害等，但最常见的、伤害数量最多的是电流对人体的伤害，即电击伤和电伤。电流通过人体而造成的内部器官在生理上的反应和病变，称为电击伤。由电流的热效应、化学效应和机械效应对人体外表造成的局部伤害，称为电伤。电击伤是最危险的一种伤害，对人的伤害往往是致命的，造成的不良后果比电伤要严重得多。但电伤常常与电击伤同时发生。

1. 电击伤　绝大多数的触电死亡事故都是由电击伤造成的。强大的电流直接接触人体并通过人体组织，损坏心脏、肺及神经系统的正常功能，造成人身伤亡。心、肺、中枢神经和脊髓都是容易受伤害的器官，特别是电流通过心脏时，危险性最大。电流可造成心脏的心室纤维性颤动，导致心跳停止；电流伤及神经中枢，可导致呼吸停止。

电击伤的主要特征有：①损伤在人体内部；②体表损伤痕迹不显著；③较小电流即可致命。

按照发生电击时电气设备的状态，电击可分为直接接触电击和间接接触电击。直接接触电击是指因疏忽而触及正常运行的设备和线路带电体发生的电击（例如误触接线端子而发生的电击），又称为正常状态下的电击。间接接触电击是指触及正常状态下不带电，而当设备或线路故障时意外带电的导体发生的电击（例如触及漏电设备的外壳发生的电击），又称为故障状态下的电击。间接触电多于直接触电。

2. 电伤　是指由电流的热效应、化学效应、机械效应对人体造成的损伤，包括电烧伤、皮肤金属化、电烙印、机械性损伤和电光眼。

（1）电烧伤：是指由电流的热效应造成的伤害，又分为电流灼伤和电弧烧伤。电流灼伤是人体与带电体接触，电流通过人体由电能转换成热能造成的伤害。电流灼伤一般发生在低压设备或低压线路上。

（2）电弧烧伤：是由弧光放电造成的伤害，分为直接电弧烧伤和间接电弧烧伤。直接电弧烧伤是带电体与人体之间发生电弧，有电流流过人体的烧伤；间接电弧烧伤是电弧发生在人体附近对人体的烧伤，包含熔化的炽热金属溅出造成的烫伤。直接电弧烧伤常与电击伤同时发生。电弧温度＞8 900℃，可造成大面积的深度烧伤，甚至烧焦、烧掉四肢及其他部位。强大电流通过人体，也可能烘干、烧焦机体组织。高压电弧的烧伤较低压电弧严重。电弧烧伤会在人体表面留下明显痕迹。发生直接电弧烧伤的电流进口、出口处的烧伤最为严重。

（3）皮肤金属化：是指在电弧高温的作用下，金属熔化、汽化，金属微粒渗入皮肤，使皮肤粗糙变硬的伤害。多与电弧烧伤同时发生。

（4）电烙印：是指在人体与带电体接触的部位留下的永久性瘢痕。瘢痕处皮肤失去原有弹性、色泽，表皮坏死，失去知觉。

（5）机械性损伤：是指电流作用于人体时，由于中枢神经反射和肌肉强烈收缩等作用导致的机体组织断裂、骨折等伤害。

（6）电光眼：是指发生弧光放电时，红外线、可见光、紫外线对眼睛造成的伤害。电光眼表现为角膜炎或结膜炎。

（七）影响触电损伤程度的因素

电流对人体的危害程度，与通过人体的电流强度、通电持续时间、电流频率、电流通过人体的途径，以及触电者的身体状况等多种因素有关。

1. 电流强度　电流强度越大，对人体的伤害越大。通过人体的电流越大、热的生理反应和病理反应越明显，引起心室颤动所需的时间越短，致命的危险性也越大。在一般情况下，以 30 mA 为人体所能忍受而无致命危险的最大电流，即安全电流。

2. 电流通过人体的持续时间　是影响触电损伤程度的重要因素，持续时间越长，对人体的危害越大。电流通过人体的持续时间越长，人体电阻由于出汗、击穿、电解而下降，体内积累外部电能越多，中枢神经反射越强烈，且可能与心脏易损期重合，对人体的危险性越大。

人体电阻随触电持续时间的延长而下降，进而使电流强度增大，损伤程度加重。人的心脏每收缩、舒张一次，中间约有 0.1 秒的间歇，这 0.1 秒对电流最为敏感。如果电流在这一瞬间通过心脏，即使电流很小（零点几毫安）也会引起心脏震颤；如果电流不在这一瞬间通过心脏，即使电流较大，也不会引起心脏麻痹。由此可知，如果电流持续时间＞0.1 秒，则必然与心脏最敏感的间隙相重合而造成很大的危险。

3. 电流通过人体的途径　人体在电流的作用下，没有绝对安全的途径。电流通过心脏会引起心室颤动及至心脏停止跳动而导致死亡；电流通过中枢神经及有关部位，引起中枢神经功能失调而导致死亡；电流通过头部，严重损伤大脑，亦可能使人昏迷不醒而死亡；电流通过脊髓可引起截瘫；电流通过人的局部肢体，亦可能引起中枢神经强烈反射而导致严重的不良后果。流过心脏的电流越多、电流路线越短的途径是危险性越大的途径。电流路径从左手至右脚最为危险。

4. *人体自身状况* 触电者的性别、年龄、健康状况、精神状态和人体电阻都会对触电后果产生影响。患有心脏病、中枢神经系统疾病、肺病的病人电击后的危险性较大；精神状态不良、醉酒的人触电的危险性较大；妇女、儿童、老年人触电的后果比青壮年严重。

根据欧姆定律，在电压一定时，通过人体电流大小与人体电阻呈反比。人体电阻因人而异，通常为1 000~2 000 Ω，当角质外层破坏时，则降至800~1 000 Ω。人体电阻与人的体质、皮肤的潮湿程度、触电电压、年龄、性别及工种职业有关。人体电阻除人的自身电阻外，还应附加人体以外的衣物、鞋袜等电阻。

（八）触电的预防措施

防止触电的常用技术措施有绝缘、屏护、间隔、接地、接零、加装漏电保护装置和使用安全电压等。在完善技术措施的前提下，还要严格遵守安全操作规程，从而最大限度地避免触电事故的发生。

（1）认真学习安全用电知识，提高自己防范触电的能力。注意电气安全距离，不进入已标明电气危险标识的场所。不乱动、乱摸电器设备，特别是当人体出汗或手脚潮湿时，避免操作电器设备。

（2）发生电气设备故障时，不要自行拆卸，要找持有《电工操作证》的电工修理。公共用电设备或高压线路出现故障时，要及时拨打报警电话，请电力部门处理。

（3）按设计规范和操作规范施工，保证安装质量。不用质量低劣、破旧损坏的电线和电器设备。

（4）电器设备一定要有保护接零和保护接地装置，并经常进行检查，确保其安全可靠。

（5）根据线路安全载流量配置设备和导线，不任意增加负荷，防止过流发热而引起短路、漏电。更换线路保险丝时不要随意加大规格，更不要用其他金属丝代替。

（6）修理电器设备和移动电器设备时要完全断电，在醒目位置悬挂“禁止合闸，有人工作”的安全标识牌。未经验电的设备和线路一律认为有电。带电容的设备要先放电，可移动的设备要防止拉断电线。

（7）使用中经常接触的配电箱、配电盘、闸刀、按钮、插座、导线等应完好无损，绝缘老化、损坏的应及时更换。

（8）机床工作灯、手提临时照明灯，应使用＜ 36 V 的安全电压。

（9）雷雨天应远离高压电杆、铁塔和避雷针。避雷针应完好无损，并定期进行检测。

（10）各项施工中应避开高压线的保护距离。

（11）高压线落地时应离开接地点＞20 m；如已在20 m内，要并足或单足跳离20 m以外，防止跨步电压触电。

（12）发生电器火灾时应立即切断电源，采用黄沙、二氧化碳灭火器灭火，切不可用水或泡沫灭火器灭火。

三、自救互救

触电急救必须分秒必争，立即就地开始自救互救。若能及时采取正确的救护措施，则可大大降低死亡率。

（一）触电的自救措施

一旦触电，务须保持镇静。在触电后的最初数秒内，触电者的意识不会立即完全丧失，依然有机会采取自救措施。如果接触到的是带电的电线，触电者可用另一只手抓住电线绝缘处，把电线拉出，摆脱触电状态。如果触电时电线或电器固定在墙上，可用脚猛蹬墙壁，同时身体往后倒，借助身体重量甩开电源。

（二）触电的互救措施

1. 脱离电源　使触电者迅速脱离电源刻不容缓，因为电流对人体的作用时间越长，对生命的威胁越大。施救者绝不能直接用手去拉触电者，这样做不仅使触电者再次充当导体增加了电流的损伤，而且使施救者自身的安全亦受到电击的威胁。

（1）脱离低压电源的方法：如果触电者有强烈的肌肉收缩反应，不要盲目碰触触电者的肢体；如果无法即刻切断电源，可采取断、切、挑、拽、垫“五字法”使触电者脱离低压电源。

1）断：是指断开附近的电源开关。需要注意的是，普通的电源开关只能断开一根导线，如果由于安装不符合标准，可能只断开了零线，而未能真正断开电源，人身触及的导线仍然带电，不能认为已切断电源。

2）切：当电源开关距触电现场较远，或断开电源有困难时，可用带有绝缘柄的工具切断电源线。切断时应防止带电导线飞落触及其他人。

3）挑：当导线搭落在触电者身上时，可用干燥的木棒、竹竿等挑开导线，使触电者脱离电源。施救者不得使用金属和其他潮湿的物品作为救护工具。

4）拽：施救者可戴上手套或在手上包缠干燥的衣物等绝缘物品拖拽触电者，使之脱离电源。未采取绝缘措施前，施救者不得直接接触触电者的皮肤和潮湿衣服。如果触电者的衣物是干燥的，又没有紧贴在身上，不至于使施救者直接触及触电者的身体时，施救者可用一只手抓住触电者的衣物，将其拉开脱离电源。用一只手使触电者与导电体脱离可防止施救者触电。

5）垫：如果触电者由于痉挛，手指紧握导线，或导线缠绕在身上，可先用干燥的木板塞进触电者的身下，使其与地绝缘，然后再采取其他办法切断电源。

（2）脱离高压电源的方法：由于电压等级高，一般绝缘物品不能保证施救者的安全，而且高压电源开关一般距现场较远，不方便拉闸。此时可采取如下措施：①如有可能，立即电话通知有关部门拉闸停电；②如果电源开关离触电现场不太远，可戴上绝缘手套，穿上绝缘鞋，使用相应电压等级的绝缘工具，拉开高压跌落式熔断器或高压断路器；③抛掷裸金属软导线，使线路短路，迫使继电保护装置动作，切断电源，但应保证抛掷的导线不触及触电者和其他人。

（3）触电者脱离电源过程中可能出现摔伤，应加以注意；夜间发生触电事故时，应解决临时照明问题，以利于救护。

2. 其他　脱离电源后，及早拨打120。

3. 触电的现场救护　将触电者转移至就近的干燥通风处，确保环境安全，无再次触电危险。根据触电者损伤轻重程度迅速进行现场救护。

（1）损伤程度较轻时，如触电者神智清醒，只是有些心慌、四肢发麻、全身无力，一度昏迷，但未失去知觉，可让触电者静卧休息，并严密观察。

（2）损伤程度较重时，如触电者无知觉、无呼吸，但心脏有跳动，应立即进行人工呼吸；如有呼吸，但心跳停止，则应立即开始胸外按压。心脏和呼吸都已停止时，则应立即开始心肺复苏（开通气道、人工呼吸、胸外按压）。在120救护车到达前，应坚持抢救，不宜轻易放弃抢救。

四、重点提示

（1）触电事故具有很大的偶然性和突发性，死亡率高，危害性极大。

（2）触电对人体的危害程度主要取决于通过人体电流的大小和触电持续时间的长短。

（3）采用相应等级的安全电压，是防止发生触电伤亡事故的根本性措施。

（4）两相触电危险性大于单相触电。

（5）台风等刮断低压线路未能及时修理而造成触电事故不容忽视。

（6）了解触电事故的规律特征，有助于预防触电事故发生。

（7）电流对人体的伤害最常见的、伤害数量最多的是电击伤和电伤。

（8）电流对人体的危害程度，与通过人体的电流强度、通电持续时间、电流频率、电流通过人体的途径以及触电者的身体状况等多种因素有关。

（9）使触电者迅速脱离电源刻不容缓。

五、自救案例

1993年8月4日11:40分，某轧钢厂维修工段的工人们到除尘泵房防洪抢险。泵房内积水已有膝盖深。为了排水，用铲车铲来两车热渣子把门口堵住，然后往外抽水。安装好潜水泵刚一送电，就将在水中拖草袋的工人电倒，水中另外几名工人也都触电，挣扎着从水中逃出来。

在场人员马上意识到潜水泵出了问题，马上拉闸，把其中触电较重、已昏迷的岳某抬到值班室的桌子上，立即进行人工心脏复苏抢救。胸外按压过程中，听见岳某嗓子里有痰流动的声音，立即进行人工吸痰。经人工胸外按压抢救，岳某终于喘过气来，脱离死亡。

第六节　淹溺事故的救治

一、案例资料

2012 年 8 月 21 日晚，一名 6 岁半的男孩参加游泳培训时溺水身亡。事发当天游泳培训结束时，教练发现该男孩仍在水下闷水，脸朝下，背朝上，呼叫他却没反应，救生员将他捞起来进行紧急施救，教练背着孩子，一颠一颠地希望将孩子体内的水排出。而这时，孩子口中有呕吐物出现，嘴唇已发紫。救生员进行了心肺复苏抢救，并拨打了 120。救护车赶到后将孩子紧急送往医院，虽经 50 分钟的抢救，仍不幸身亡。

二、基本知识

淹溺俗称溺水，无溺水自救能力的落水者，或不熟悉河流池塘的水情而误入险区者，以及投水自杀者均可发生淹溺。淹溺常见于少年儿童，但并非不会游泳的人才能发生淹溺，有些人可能在水中突发心脏病，或因恐慌或抽筋而淹溺。淹溺是意外死亡的重要原因，不仅发生于江河、湖泊、海洋，也可发生于游泳池、花园池塘，甚至浴缸之中。由于疲劳或者醉酒而在浴缸中入睡可能有生命危险。

（一）淹溺损伤机制

淹溺主要因窒息而死亡，分为湿性淹溺和干性淹溺，多为湿性淹溺。

1. 湿性淹溺　是指水大量灌入呼吸道内和肺泡内或泥草等异物堵塞气道，引起呼吸衰竭，直至死亡。大部分湿性淹溺者会有肺损伤、肺水肿和呼吸窘迫综合征。

2. 干性淹溺　主要是由于惊恐、寒冷、水的刺激引起喉、气管反射性痉挛而窒息，其呼吸道和肺泡里的水很少。干性淹溺可引起心搏骤停。

不论湿性淹溺还是干性淹溺，均能导致通气障碍、机体严重缺氧，因窒息而昏迷、气道反射消失，甚至呼吸、心跳停止。

溺水者在初期因反射性屏气、喉支气管痉挛，以及泥草堵塞口鼻而造成窒息。约20% 的淹溺者并无水吸入肺，或仅有少量水至咽喉部即造成持续性闭塞性喉痉挛，随后喉部开始松弛而使水进入呼吸道和肺泡，最终因肺通气和换气功能障碍，导致各脏器组织缺氧。

（二）淹溺损伤程度

淹溺损伤的严重程度与溺水时间密切相关。

淹溺时间较短时，在喉痉挛早期（淹溺 1~2 分钟内）获救，主要为一过性窒息的缺氧表现，获救后神志多清醒，有呛咳、呼吸频率加快、血压增高、胸闷不适、四肢酸痛无力。在喉痉挛晚期（淹溺 3~4 分钟内）获救，则可有神志模糊、烦躁不安或意识不清，剧烈咳嗽、喘憋、呼吸困难、心率慢、血压降低、皮肤冷、发绀等表现。在喉痉挛期之后，大量水进入呼吸道和消化道，可有意识障碍，眼睑水肿、眼充血、口鼻血性泡沫痰、皮肤冷白、发绀、呼吸困难、上腹较膨胀。

淹溺时间较长，＞ 5 分钟时，则表现为神智昏迷、呼吸憋喘或微弱浅表，以致瞳孔散大、呼吸心跳停止。濒临死亡的症状包括没有呼吸或呼吸困难，神志不清、易激惹或意识丧失，皮肤冰凉、发紫，咳粉红色泡沫痰。

（三）淹溺的预防措施

（1）加强游泳安全知识宣传。游泳前做热身准备活动，避免下水后抽筋。宜结伴下水活动。

（2）当儿童靠近池塘、河流、湖畔时应注意看护，即使不认识，也应加以告诫阻止。不会游泳者落水后，更容易在较短的时间内发生淹溺。即使孩子具备游泳技能，也不可大意。游泳或划船时，要穿救生衣。

（3）避免贸然到不熟悉的池塘、河流、湖泊中游泳，可能存在暗流或其他危险；不要在不知深浅或浅水区域跳水。

（4）不要盲目在温度过低的冷水中游泳，在冷水中可因不由自主地喘气，造成过度呼吸，发生冷休克。

（5）游泳池应加设围栏，围栏高度要能够阻挡孩子进入。

（6）游泳前避免饮酒，过度饮酒易导致淹溺。身体状况不好、睡眠不足、疲劳时不要下水。

（7）游泳场馆应配备必要的抢救器械如自动体外除颤器（AED）。使用 AED 时，应擦干溺水者的身体，施救者保持身体绝缘，防止意外电击。

（8）不要在雷雨天气游泳，以避免雷击伤害。

三、自救互救

近乎淹溺者经及时救治和治疗后大多可存活且无后遗症。由水中救出到自主呼吸出现的时间越短，效果越好。溺亡过程非常短暂，因此在发现落水者或溺水者后应积极迅速展开自救互救（图 5-5）。

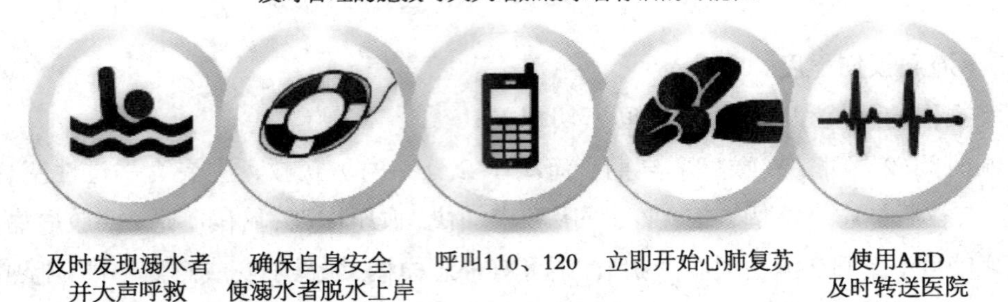

图 5-5　**淹溺救治过程中的生存链**

（一）淹溺自救措施

如果不会游泳，在不慎落水或自己感觉有溺水可能时，切记保持头脑清醒、尽量放松。可使头部后仰，将口鼻露出水面。深吸气，浅呼气，增加身体浮力，尽可能使身体浮于水面。适时呼救，等待他人救援。切忌将手上举挥舞扑动或拼命挣扎，使身体下沉更快。

游泳时常出现小腿、大腿、手指、脚趾及胃部肌肉抽筋，可因恐慌而淹溺。水下肌肉抽筋时应停止游动，仰面浮于水面，冷静处置。小腿肌肉抽筋时，可使身体成仰卧姿势，用手握住抽筋腿的脚趾，用力向上拉，使抽筋腿伸直。大腿肌肉抽筋时，可同样采用拉伸抽筋肌肉的办法解决。手部肌肉抽筋时，可握紧拳头，再用力伸直手指，上下屈伸，多次反复。腹部肌肉抽筋时，可把双腿向腹壁弯收，再行伸直，重复几次。同一部位可能再次发生抽筋，可对疼痛部位充分按摩并缓慢离水上岸。

（二）淹溺互救措施

1. 及时发现　及时识别溺水征象非常重要（图 5-6）。发现落水者或溺水者后，应大声呼救，寻求附近人员的帮助，并立即拨打 110、120 急救，寻求专业人员的援助。

2. 脱水上岸　尽量不要入水救人，绝不要跳水。水中救援需要专业技能培训，可投掷有绳索连接的救生圈，或使用长木棍，让落水者抓紧，将其拖上岸；或使用船只将落水者救起。拖拉时，注意自身平衡，以免被拖入水。若无救生设备可用，也可在稳固自身后，让落水者抓住施救者的手脚，助其上岸。

若需要入水救人，应保持镇静，脱去衣裤鞋袜，迅速游到溺水者附近。对筋疲力尽的溺水者，施救者可从头部接近。对神志清醒的溺水者，施救者应从背后接近，用一只手从背后抱住溺水者的头颈，另一只手抓住溺水者的手臂游向岸边。注意防止被溺水者紧抱缠身，不要相互拖拉，应放手自沉，使溺水者手松开，再进行救助。

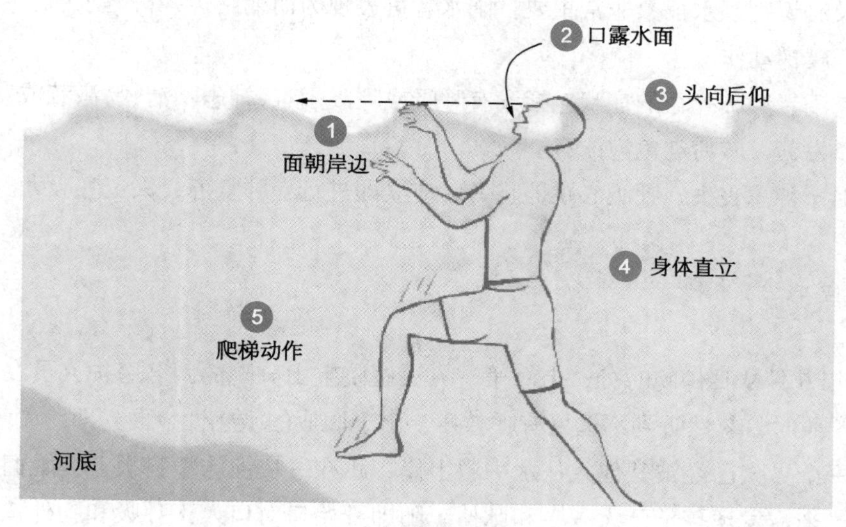

图 5-6 **溺水征象**

3. 紧急施救

（1）在浅水区，若能在水中站立，则可在水中对溺水者立即进行人工呼吸。对于非专业救援人员，不建议在深水区进行施救。溺水者上岸后，根据淹溺时间和损伤严重程度，实施救助措施，特别注意有无头部损伤。

（2）对于神志清醒者，助其清除口鼻淤泥、杂草、呕吐物等，保持呼吸畅通；脱除湿衣物，用干燥衣物包裹溺水者身体进行保暖。

（3）对于神志昏迷者，不要盲目控水；可使其保持侧卧，防止呕吐物误吸。对于神志丧失、呼吸心跳停止者，应从人工呼吸开始心肺复苏。

（4）在冰冷水中的淹溺者，可因循环减慢、心率减慢、血管肌肉收缩，因优先保证心脑的供氧，使身体需氧量显著减少，极少数的溺水者可在冷水中存活超过 40 分钟，故抢救时间可适当延长。

（5）即使溺水者情况好转，也应及时送往医院观察诊治。

四、重点提示

（1）淹溺常见于少年儿童，但并非不会游泳的人才能发生淹溺。

（2）人工呼吸时，吹入患者肺部气体的氧气含量约占 16%。

（3）淹溺主要因窒息而死亡，分为湿性淹溺和干性淹溺，多为湿性淹溺。

（4）溺水者在初期因反射性屏气、喉支气管痉挛以及泥草堵塞口鼻而造成窒息。

（5）淹溺损伤的严重程度与溺水时间密切相关，发生溺亡的过程非常短暂。

（6）游泳时常出现小腿、大腿、手指、脚趾及胃部肌肉抽筋，可因恐慌而淹溺。

（7）及时识别溺水征象非常重要，溺水者可表现为面朝岸边、口露水面、头向后仰、身体直立、爬梯动作。

（8）淹溺者濒临死亡的症状包括没有呼吸或呼吸困难，神志不清、易激惹或意识丧失，皮肤冰凉、发紫，咳粉红色泡沫痰。

（9）对于神志丧失、呼吸心跳停止者，应立即进行心肺复苏，人工呼吸尤其重要。

五、自救案例

2017 年 6 月 9 日傍晚时分，上海第一人民医院宝山分院的两名医护人员在北海市海滩上观光拍照时，忽然听到不远处有呼救声，出于职业的敏感性，便立即跑到呼救现场。她们发现一个男孩已经被其他人从水中救上岸，趴在一块泡沫塑料板上。她们将孩子的身体翻转过来，发现孩子已无呼吸和脉搏，随即开始口对口人工呼吸和胸外按压，同时清除孩子口腔里的杂物。

施救过程中，当地居民坚持要用当地的土办法，把孩子背起来，将其体内的积水倒出来。两名医护人员的救治措施受到一些人的质疑。她们向当地居民做了解释，说明了医护人员身份。经过 10 多分钟的抢救，孩子恢复了心跳和呼吸。随后，她们将孩子身体侧过来，拍背，让口腔分泌物充分地排出。男孩的呼吸和心跳逐渐平稳，嘴唇变得红润，有了呻吟声。

第七节　一氧化碳中毒的救治

一、案例资料

2017 年 1 月 3 日早晨，嘉定区某居民家中一位 17 岁女孩被发现一氧化碳中毒。事发时，女孩父亲在家中闻到有烧炭的味道，猛敲女儿的房门，但始终无人应答。父亲试图打开房门，发现门已被反锁。他察觉异样，立即拨打 110 求助电话。警方迅速到达现场，将房门撞开，发现屋内门窗紧闭，床边有一盆已快燃尽的炭盒。女孩躺在床上，已处于半昏迷状态。据初步判断，女孩为一氧化碳中毒。随后，120 急救车将女孩紧急送往医院抢救。

二、基本知识

一氧化碳（CO）是含碳物质燃烧不完全时的产物，凡是碳或含碳物质在氧气不充分时的燃烧，均可产生一氧化碳。在使用柴炉、煤炉、煤气取暖器和煤气热水器不当、加之通风系统不畅通时，常引起一氧化碳中毒事故，俗称煤气中毒。一氧化碳是一种无色、无臭、无味的有毒气体，经呼吸道吸入可引起中毒，常称为“沉默的杀手”。一氧化碳气体密度 1.250 g/L，不易溶于水。空气中一氧化碳浓度达到 0.04%~0.06% 时可使人中毒，与空气混合达 12.5% 时，还可能产生爆炸。

（一）血红蛋白的基本概念

红细胞中含有的血红蛋白，使血液呈红色。血红蛋白占红细胞干重的 97%，总重的 35%。血红蛋白是人体内负责运载氧的一种蛋白质。血红蛋白与氧结合时，形成氧合血红蛋白，呈鲜红色，与氧解离后带有淡蓝色。

血红蛋白中的铁原子与氧分子结合是可逆的，与氧含量有关。在氧含量高的地方，容易与氧结合；在氧含量低的地方，又容易与氧分离。血红蛋白的这一特性，使红细胞具有运输氧的功能，即从氧含量较高的肺泡中摄取氧，并随着血液循环把氧气释放到氧含量较低的组织中去（图 5–7）。

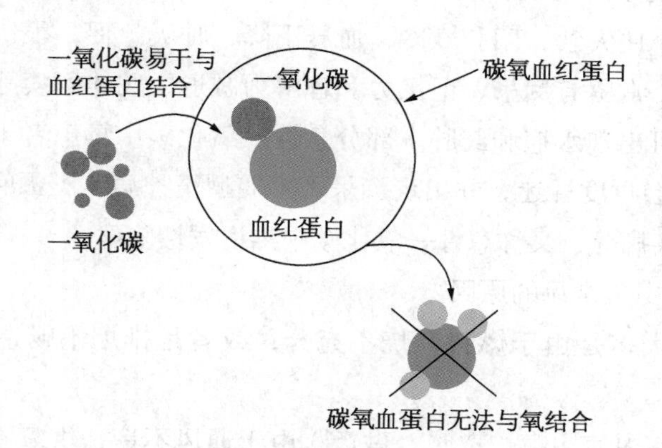

图 5–7　**碳氧血红蛋白**

（二）一氧化碳中毒机制

血红蛋白除了可以运载氧，还可以与二氧化碳、一氧化碳、氰化物结合，结合方式与氧完全一样，所不同的只是结合的牢固程度，一氧化碳、氰化物一旦和血红蛋白结合就很难离开。一氧化碳中毒和氰化物中毒时，可以使用结合能力更强的物质如静脉注射亚甲蓝来解毒。

一氧化碳与血红蛋白的亲和力比氧与血红蛋白的亲和力高 200~300 倍，所以一氧化碳极易与血红蛋白结合，形成碳氧血红蛋白，使血红蛋白丧失携氧的能力和作用，造成组织缺氧窒息（见图 5–7）。对全身的组织细胞均有毒性作用，尤其对大脑皮质的影响最为严重。

（三）一氧化碳中毒表现

一氧化碳无色、无味，人体吸入一氧化碳时往往毫无知觉，甚至出现严重的症状后仍不知何故，从而继续处在高浓度一氧化碳的环境中，直至死亡。

一氧化碳中毒主要表现为缺氧。正常呼吸时，吸入空气中的氧气，呼出体内的二氧化碳。当吸入含有一氧化碳的空气时，人体血液运输氧的能力会大大降低，心脏、大脑等重要器官将会严重缺氧。急性一氧化碳中毒的症状与吸入一氧化碳的量有关，也与患者中毒前的健康状况，如有无心脑血管病及中毒时体力活动等情况有关。通常，按中毒的严重程度可分为3级。

1. 轻型　一氧化碳浓度低、中毒时间短时，可表现为头痛、眩晕、心悸、恶心、呕吐、四肢无力，甚至出现短暂的昏厥，一般神志尚清醒。吸入新鲜空气、脱离中毒环境后，症状迅速消失，一般不留后遗症。长期接触低浓度一氧化碳，可有头痛、眩晕、记忆力减退、注意力不集中、心悸。

2. 中型　一氧化碳浓度较高、中毒时间稍长时，则在轻型症状的基础上出现虚脱或昏迷，皮肤和黏膜呈现特有的樱桃红色。如抢救及时，可迅速清醒，数天内完全恢复，一般无后遗症状。

3. 重型　若发现不及时或在短时间内吸入高浓度的一氧化碳，则会呈现深度昏迷，各种反射消失，大小便失禁，四肢厥冷，血压下降，呼吸急促，很快死亡。一般昏迷时间越长，预后越差，常留有痴呆、记忆力和理解力减退、肢体瘫痪等后遗症。某些患者的胸部和四肢皮肤可出现水疱和红肿。部分急性一氧化碳中毒患者于昏迷苏醒后，经过2~30天的假愈期，会再度昏迷，并出现痴呆、木僵型精神病、震颤麻痹综合征、感觉运动障碍或周围神经疾病等，又称急性一氧化碳中毒迟发性脑病。

（四）一氧化碳中毒常见的原因

一氧化碳中毒大多是由于燃料燃烧不充分，或者是排烟不畅造成的，常见的原因如下。

（1）在密闭居室内使用煤炉取暖、做饭，由于通风不良、供氧不充分，可造成大量一氧化碳积蓄在室内。如门窗紧闭，又无通风措施，未安装或不正确安装排风扇；烟囱安装不合理，筒口正对风口，使煤气倒流；气候条件不好时如遇刮风、下雪、阴天、气压低，煤气难以流通排出。蜂窝煤炉底的进风门关闭时，容易产生一氧化碳。在密封的房间内，使用炭火火锅或燃气火锅，也有可能发生一氧化碳中毒。

（2）城区居民使用管道煤气，其一氧化碳含量为25%~30%。如果管道漏气、开关不紧，或烧煮过程中火焰被扑灭后煤气大量溢出，可造成中毒。

（3）使用燃气热水器，通风不良，洗浴时间过长。

（4）在车库内发动汽车或开动车内空调后在车内睡眠，发动机运转产生的尾气可能会被空调进风系统抽入车内，若汽车门窗密封性能较好，车内的氧气将被耗尽。汽车尾气的一氧化碳含量可达4%~8%。

（5）在炼钢、炼焦和烧窑等工业生产过程中，如炉门或窑门关闭不严、煤气管道漏气或煤矿瓦斯爆炸可产生大量一氧化碳。高炉煤气的一氧化碳含量30%~35%，水煤气的一氧化碳含量40%。

（6）火灾现场空气中的一氧化碳浓度高达10%，可引起现场人员中毒。

（7）吸烟产生的一氧化碳可使血液碳氧血红蛋白升高，连续大量吸烟也可导致一氧化碳中毒。在吸烟环境中生活8小时，相当于吸5支香烟。

（五）高压氧舱治疗

高压氧舱治疗是指在超过一个大气压的环境中呼吸纯氧气，可使人体血氧含量达到正常情况的十几倍，可迅速消除机体的缺氧。普通吸氧是在正常大气压的环境下，而且吸入的也不是纯氧。

高压氧舱可增加血氧和组织氧含量，使脑血管收缩，脑血流量减少，脑水肿减轻，相应地降低颅内压。高压氧舱可预防血栓形成，促进血栓吸收，还可改善脑代谢，恢复脑功能。高压氧舱可促进觉醒及生命中枢功能活动，具有促醒作用。

高压氧舱治疗适用于中、重型一氧化碳中毒的救治，可有效促进碳氧血红蛋白的解离，防止和减少严重并发症及后遗症。

三、自救互救

（一）一氧化碳中毒自救措施

在容易发生一氧化碳中毒的环境中，如果出现头晕、恶心、乏力等症状，应首先怀疑一氧化碳中毒。此时应切断煤气；打开门窗，通风换气；低姿势脱离中毒环境，并拨打120急救电话。迅速脱离中毒环境最为关键。在有一氧化碳充溢的空间内不宜拨打电话，以免电火花引起爆炸。

（二）一氧化碳中毒互救措施

当发现或怀疑有人出现一氧化碳中毒时，应在确保自身安全的前提下，立即采取下述措施。①一氧化碳比空气轻，施救者应采取低姿进入，立即打开门窗通风。严禁携带明火、按门铃、打电话，切勿开启抽油烟机、排风扇进行通风换气，以免引起爆炸。若窗户在室内反锁，施救者可破窗通风。②迅速将患者转移出中毒环境，至空气新鲜流通处。③尽快拨打120呼救。④使患者保持安静，避免因活动加重其心、肺负担及增加氧的消耗。⑤松解衣物，确保呼吸道通畅并注意保暖，密切观察患者病情变化。⑥对神志不清者应将头部偏向一侧，以防呕吐物吸入呼吸道导致窒息。⑦对有昏迷或抽搐者，可在头部置冰袋，以减轻脑水肿。⑧对呼吸心跳停止者，立即开始心肺复苏。

（三）一氧化碳中毒救治中的常见误区

1. *有恶臭气味时才有一氧化碳* 一些劣质煤炭，燃烧时产生恶臭味，会引起头疼、头晕，让人误以为是一氧化碳引起的。一氧化碳无色无味，环境中没有恶臭气味绝不代表不会发生一氧化碳中毒。

2. *在炉边放盆清水可预防一氧化碳中毒* 一氧化碳不溶于水，水不能吸收一氧化碳。保持居室通风、排气顺畅且无倒风可预防一氧化碳中毒。

3. *寒冷刺激使中毒患者清醒* 寒冷刺激，不仅会加重缺氧，可能导致末梢循环障碍，诱发休克和死亡。因此，发现一氧化碳中毒后，在开窗通风，将患者搬离中毒环境的同时，还应注意做好患者的保暖。

4. *中毒患者苏醒后就无大碍* 中毒患者必须给予系统性治疗方可出院；有并发症或后遗症者，出院后仍应坚持对症治疗；重型中毒患者需更长的时间才能治愈。

四、重点提示

（1）一氧化碳无色、无味，不易溶于水，比空气轻。

（2）血红蛋白与氧分子的结合是可逆的，与氧含量有关。

（3）一氧化碳一旦和血红蛋白结合就很难离开。

（4）一氧化碳中毒主要表现为缺氧。吸入一氧化碳后，血液输氧能力大大降低，心脏、大脑等将会严重缺氧。

（5）一氧化碳中毒的严重程度与吸入一氧化碳浓度和持续时间有关，也与患者健康状况有关。

（6）一氧化碳中毒大多是由于燃料燃烧不充分，或者是排烟不顺畅造成的。

（7）一氧化碳中毒后应切断煤气；打开门窗，通风换气；低姿势脱离中毒环境，并拨打120急救电话。

（8）施救者进入一氧化碳中毒环境应采取低姿势。严禁携带明火、按门铃、打电话，切勿开启抽油烟机、排风扇进行通风换气，以免引起爆炸。

（9）迅速将患者移出中毒环境，至空气新鲜流通处，并注意保暖。

（10）高压氧舱治疗适用于中、重型一氧化碳中毒的救治。

五、自救经历

内蒙古24岁女青年，一氧化碳中毒后神奇的自救

2004年11月19日晚，内蒙古通辽市24岁的陈小姐一个人在家，因天气寒冷，她在临睡前特意往炉子里多添了点煤。半夜时，陈小姐感觉头痛，以为是白天冻着了，便起床服用了一片去痛片。随后在半梦半醒中她走到厨房，想看看炉火是否已灭。谁知她刚走到炉子旁边，便昏倒在地。当陈小姐苏醒时，发现手部已被烫伤，身体极度乏力，手脚不听使唤。在强烈的求生欲望促使下，她趴在地上缓慢地向门口爬行，最终将门推开。5分钟后，闻声赶来的邻居将她送到了医院。经检查诊断，陈小姐为一氧化碳中毒，眼睛、脸部和胳膊烧伤。

本案例说明，当一氧化碳“隐身杀手”袭来的时候，陈小姐凭借顽强的意念使自己逃离了魔爪。

第八节 沼气中毒的救治

一、案例介绍

2016年5月7日，上海嘉定区西栅桥路一个垃圾处置站的4名工人，在检修水泵时发生沼气中毒跌入水闸。消防队接警后赶赴现场救援，2人死亡，另有2人送往医院抢救。

2017年5月13日，广东潮州市王某一家到自家山地猪舍化粪池抽取池液浇果园，由于管道堵塞，王某的女儿进入化粪池内处理堵塞管道，之后昏迷在化粪池内。王某夫妇和两个儿子发现后相继到化粪池进行施救，继之也昏迷在化粪池内。王某另外一个儿子发现情况后，立即打电话向其父亲好友吕某求救。闻讯赶来的吕某在施救过程中也昏迷在化粪池内。最终6名昏迷者经现场抢救无效均死亡。

二、基本知识

沼气是有机物质在厌氧环境中，在一定的温度、湿度、酸碱度条件下，通过微生物发酵而产生的一种可燃性气体。最初是在沼泽、湖泊、池塘中发现，因此人们将其称为沼气。

（一）什么是沼气

沼气是一种混合性气体，由50%~80%甲烷、20%~40%二氧化碳、0%~5%氮气、＜1%的氢气、＜0.4%的氧气与0.1%~3%硫化氢等气体组成。由于沼气含有少量硫化氢，所以略带臭味。

沼气的主要成分为甲烷，甲烷是一种无色无味的气体，为天然气、煤气的主要成分，广泛存在于天然气、煤气、沼气、淤泥池塘和密闭的窖井、池塘、煤矿和煤库中的有害气体之一。空气中的甲烷含量达到25%~30%时就会使人出现头痛、头晕、恶心、注意力不集中、动作不协调、乏力、四肢发软等症状；空气中甲烷含量＞45%~50%时就会因严重缺氧而出现呼吸困难、心动过速、昏迷，以致窒息而死亡。

沼气可溶于水，在作业过程中因水体扰动使沼气迅速释放出来。沼气中毒是指在清理沼气池或排水设施维护作业时，吸入了残留的沼气而引起的急性全身性中毒。当吸入过多沼气时，有毒气体经肺泡进入血液，很快与血红蛋白结合，形成碳氧血红蛋白，使血红蛋白失去运输氧的能力，造成缺氧血症；同时还能抑制呼吸，导致一系列中枢神经系统症状。

（二）沼气中毒表现

吸入高浓度的沼气可造成人体组织缺氧。高浓度硫化氢通过对嗅神经、呼吸道黏膜神经以及颈动脉窦、主动脉体的化学感受器的强烈刺激，导致呼吸麻痹，甚至猝死，表现为“电击样死亡”。中毒事件往往在瞬间发生而毫无征兆。

较度中毒者表现为头痛、头晕；中度中毒者可见面部潮红，心跳加快，出汗较多；重度中毒者病情比较险恶，如出现深度昏迷，可表现为体温升高，脉搏加快，呼吸急促，同时出现大小便失禁等。这类患者如抢救不及时，会因呼吸道麻痹而死亡。有些患者虽经抢救脱险，也难免留下健忘及精神障碍等后遗症。

（三）沼气中毒的预防措施

沼气池在我国各地应用广泛，因清理不当或不慎跌入造成的人员伤亡时有发生。沼气中毒是完全可以预防和避免的。预防沼气中毒必须从安全教育、安全管理、安全技术3个方面入手，采取相应措施。

（1）保证良好的通风条件是避免沼气中毒最有效的办法。在清理沼气池前，应提前打开沼气的出料、进料口和气门，通过自然通风或机械通风等方式让滞留在沼气池内的沼气得以逸出。

（2）不要急于进入池内操作。可借助一些简便易行的方法检测沼气浓度，气体检测仪器可准确检测多种有害气体，醋酸铅试纸可快速检出硫化氢气体。

（3）有条件时应佩戴防毒面罩。

（4）在池内操作持续时间不宜过长，如感到不适应立即出池。

（5）在打开或进入沼气池时，避免静电和明火，以免引起沼气爆炸。

三、自救互救

（一）沼气中毒自救措施

（1）当发现有沼气泄露时，应马上撤离至通风良好、位于上风向的安全地带，并及时报警请求专业人员进行处置。

（2）撤离时可用湿毛巾等捂住口鼻，避免吸入过多有害气体。有毒气体对眼睛产生刺激性时，可用透明塑料进行保护。

（二）沼气中毒互救措施

（1）发生沼气中毒时，应立即拨打110和120报警。

（2）不可盲目冲入沼气池中救人，应立即设法通风换气或采取必要的防护措施如佩戴防毒面具，在确保自身安全的前提下，方可进入池内救人。

（3）将中毒患者转移到空气流通的地方，应松解患者衣扣和裤带，保持呼吸道畅通。注意保暖，防止受凉和继发感染。

（4）轻度中毒患者一般不需特殊处理；中度及重度中毒患者，应及时送医院抢救。

（5）如因窒息而发生心跳和呼吸骤停，则应立即开始胸外按压和人工呼吸。

四、自救案例

工人沼气中毒，警民协手救人

2012 年 8 月 30 日下午，青岛市 2 名工人在深约 5 m 污水井内作业时因沼气中毒发生昏迷，井上的其他工人迅速搬来氧气管和排气扇，用排气扇对着井口吹气。一名工人在腰部绑上绳子开始下井去营救昏迷工人。由于井下空气稀薄，下井后 3 分钟左右出现呼吸急促，随后被工友用绳子拉了上来。

之后 110、120、119 相继赶到现场，一名消防队员立即佩戴呼吸器，背上氧气罐下井救人。其中一名被困工人尚有意识，消防队员立即将绳子绑在他身上，将其顺利救出；在救治第 2 名工人时，发现他已意识模糊。2 名工人被成功救出后，现场 120 急救人员立即对他们进行抢救。随后送到附近医院接受进一步救治。

第九节 酒精中毒的救治

一、案例资料

2012 年 4 月 29 日晚，20 多岁的会所陪酒女子陈某在高额奖励的诱惑下，因严重醉酒被急诊送医院，7 小时后死亡。陈某平时的工作收入主要是客人给的小费。当天晚上，包房客人放言喝一杯酒奖励 500 元。陈某在高额奖励的诱惑下，过量饮酒，拿到 4 900 多元的小费。次日凌晨 2 点，陈某因严重醉酒而被送入医院，7 小时后因窒息抢救不治身亡。死亡原因是窒息及重度酒精中毒。检测报告显示，陈某血液中的酒精含量为 7.86 mg/ml。

二、基本知识

（一）酒的基本概念

酒精，学名乙醇，是一种无色透明、易挥发、易燃烧的液体，具有刺激气味和辛辣滋味。易溶于水，也具有脂溶性。酒是含乙醇的饮品，以谷物、薯类、水果、糖蜜等为原料，经发酵、蒸馏制成。酒的度数，是指 20℃时酒中含乙醇的体积百分比。如 50 度的酒，表示在 100 ml 的酒中含有 50 ml 的乙醇（20℃）。谷类或水果发酵制成的酒中乙醇含量较低，啤酒为 3%~5%，黄酒为 12%~15%，葡萄酒为 10%~25%；蒸馏形成的酒中乙醇含量较高，通常为 40%~60%，称为烈性酒。

酒是人们经常食用的饮料，适量饮酒有利于健康，但大量饮用烈性酒，超出人体承受能力，则可造成大脑活动迟缓，对记忆、决断和身体反射产生影响，导致恶心、昏睡，引起中毒反应，甚至有生命危险。

大脑的不同部位发挥不同的功能，大脑皮质负责理性与思考，内侧的边缘系统参与调解本能和情感行为，负责学习和记忆；小脑负责躯体平衡和肌肉张力的调节，以及随意运动的协调；脑干负责心跳、呼吸、消化、体温、睡眠等重要生理功能。

（二）酒精对中枢神经系统的抑制作用

酒精是一种亲神经物质，可随血液进入大脑，对中枢神经系统产生抑制作用。酒精对大脑的抑制程度和范围取决于饮酒量或血液的酒精浓度。酒精首先抑制大脑皮质的活动，表现为先兴奋后抑制。随着大脑皮质功能的减弱，被理性所抑制的情感与本能冲动就会显现出来，此时容易出现情绪失控。随着体内酒精浓度的升高，大脑、小脑和的功能依次出现抑制。小脑功能受抑制，可引起共济失调。脑干延髓中枢受抑制，则会引起呼吸或循环衰竭。

在饮酒的早期，可因大脑皮质活动出现抑制而产生松弛温暖感，紧张情绪得以消除；随着饮酒量的增加，抑制程度进一步加深，抑制范围进一步扩大，则出现所谓的醉酒状态，表现为对外周事物反应性降低、感觉迟钝、判断记忆受损、自控力下降；大脑处于高度抑制状态时，表现为醉倒不起，呕吐、便溺全然不知。饮酒过量可导致酒精中毒性昏迷。当酒精血液浓度＞4 mg/ml 时，可出现昏迷、呼吸和心跳抑制，发生死亡的可能性很大。

长期饮酒可破坏神经元细胞膜，产生慢性中毒，造成神经系统损害。大脑皮质功能减弱是慢性酒中毒的主要发病机制，严重者可出现脑萎缩。

（三）酒精的分解代谢

酒精在人体内消化道吸收，主要在肝脏代谢。饮酒后约 20% 的酒精在胃内吸收，另外的 80% 在十二指肠及小肠吸收。酒精在消化道被吸收后，90% 由肝脏进行分解代谢。先被转化为乙醛，然后再被转化为乙酸，最后生成水和二氧化碳，由肾排出体外（图 5–8）。

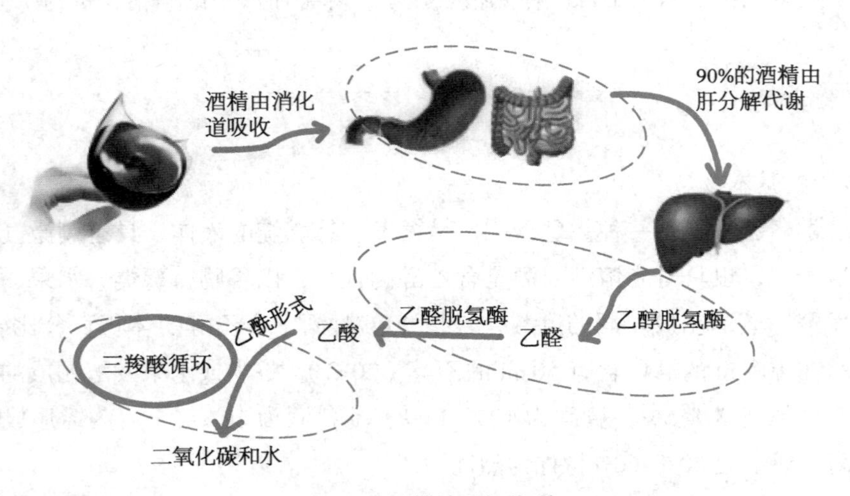

图 5–8　**酒精的分解代谢**

长期饮酒可使肝脏分解代谢酒精的能力增强，不再容易醉酒，即酒量越来越大；同时，身体会对酒精产生耐受性，需要增加饮酒量才能获得饮酒后的轻松、兴奋的欣快感，表现得越来越贪杯。

饮酒时若同时服用头孢类抗生素，可能会引起严重的并发症，甚至引发过敏性休克。头孢类抗生素可阻止乙醛的分解，导致乙醇和乙醛在体内蓄积，引发面部潮红、头痛、头晕、恶心、呕吐、胸闷、气短、烦躁、低血压、心悸、濒死感，严重者会发生呼吸困难、言语混乱、视物模糊、步态不稳、狂燥、意识障碍、晕厥、休克等一系列临床表现。

（四）酒精中毒的危害

酒精中毒可分为急性中毒和慢性中毒。①急性酒精中毒：俗称醉酒，是指一次饮入大量酒精后发生的机体功能异常状态，可在短时间内给人带来较大伤害，甚至可以直接或间接导致死亡；②慢性酒精中毒：给人带来的伤害是累积性的，对神经系统和肝脏伤害最为严重，如酒精依赖、精神障碍、酒精性肝硬化及诱发某些癌症（如口腔癌、舌癌、食管癌、肝癌等）。

（1）酒精对心血管有强烈的刺激性：使心率加速、血液流动加快、血管扩张、血压上升。对于患有高血压、心脏病的人来说，饮酒会使病情加重，甚至可能诱发脑卒中或心肌梗死。

（2）酒精可直接刺激肠道黏膜和腺体分泌：引起食管炎、胃炎、胰腺炎，甚至发生胃出血。

（3）酒精可引起精神障碍：出现幻觉、妄想，甚至表现暴力倾向。长期饮酒者可表现为记忆障碍、虚构和定向障碍，甚至幻觉、夜间谵妄等。

（4）酒精可引起过敏反应：酒精过敏是指在接触酒精或饮酒后出现皮肤症状，以及呼吸道、消化道过敏症状，如皮肤瘙痒、湿疹、荨麻疹、头晕、恶心、呕吐、腹泻，甚至少数人还会发生过敏性休克。

（5）长期饮酒可产生酒精依赖：酒精依赖是一种慢性复发性脑病，是饮酒所致的一种对酒渴求的心理状态，是一种精神上的欲求即精神依赖，可连续或周期性出现。酒精依赖与饮酒量没有必然联系。酒精依赖者一旦停饮可产生系列精神和躯体戒断症状，如手、舌或眼睑的震颤，并有恶心或呕吐、失眠、头痛、焦虑、情绪不稳和自主神经功能亢进，如心跳加快、出汗、血压升高等，少数人出现短暂性的幻觉或错觉。严重者，可出现意识模糊、不辨方向、知觉异常、焦躁不安，全身肌肉震颤，甚至出现癫痫样发作。

（6）长期饮酒可导致营养不良：长期大量饮酒者，由于饮食结构改变、食欲下降、不能摄入足够的维生素、矿物质等营养元素，还常伴有肝功能不良、慢性胃病等疾病，导致贫血、营养不良。

（7）长期饮酒会造成肝硬化：肝炎、肝硬化的人最好戒酒。常饮酒的人易缺乏维生素 B_1、维生素 B_6 和叶酸，其中维生素 B_6 和叶酸对人体的健康至关重要。

（8）长期饮酒易致癌：长期饮用烈性酒，很可能促发癌细胞生长，诱发食管癌、肝癌、胰腺癌、胃癌等。美国南加州大学科研人员用 8 年时间，跟踪调查了约 4.1 万名妇女，发现喝烈性白酒伤害妇女身体，除了会伤肝，导致乳腺癌外，还可能引发子宫内膜癌。如果女性每天喝 2 杯以上的烈性白酒，那么患妇科疾病的风险就会大大增加，其中绝经后患子宫内膜癌的风险会增加 1 倍以上。

（9）长期饮酒可致畸：酒精可使精子或卵子的活力减弱，或者发育异常，从而影响受精卵和胚胎的发育。酒精对胎儿危害的程度，取决于孕妇的饮酒量多少。孕妇饮酒时，酒精可以通过胎盘到达胎儿体内，造成胎儿发育障碍，出生后生长发育异常，如中枢神经系统功能失调、面部有不正常特征、心脏缺陷、手足畸形和智力低下等。

（五）急性酒精中毒的表现

人对酒精的反应在个体间存在很大差异，敏感性也不尽相同。是否发生酒精中毒与下述因素有关：胃内有无食物（空腹者吸收快），是否食入脂肪性食物（脂肪性食物可减慢酒精的吸收），胃肠功能的好坏（胃肠功能好的吸收迅速），人体转化及处理酒精的能力（能迅速将乙醇转化为乙酸的不易中毒）。随着酒精摄入量的增加，饮酒者可因中毒程度不同而依次出现 3 种类型的症状及表现（图 5-9）。

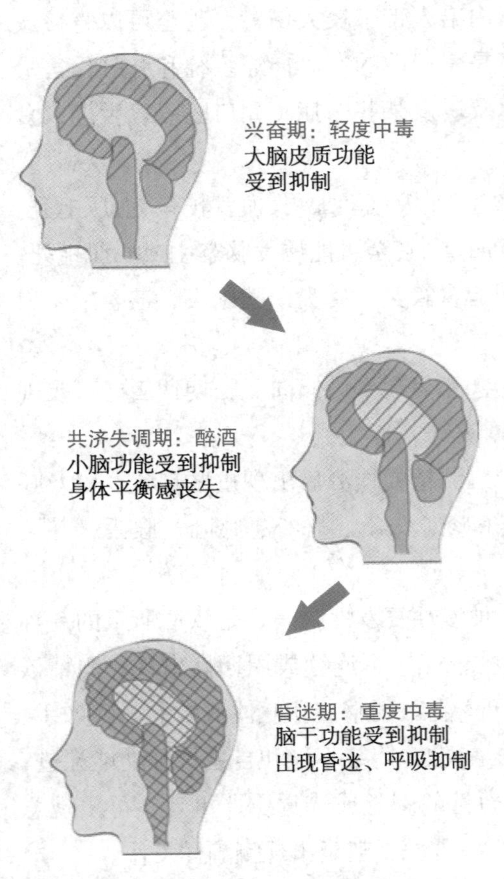

图 5-9　急性酒精中毒的分期及其表现

（1）兴奋期：饮酒者感到头痛、欣快、兴奋、健谈、饶舌、情绪不稳定、自负、易激怒，可有粗鲁行为或攻击行动，也可能沉默、孤僻。

（2）共济失调期：饮酒者肌肉运动不协调、行动笨拙、步态不稳，言语含糊不清，眼球震颤、视力模糊、复视，可出现恶心、呕吐、咽倦。

（3）昏迷期：饮酒者表现昏睡、瞳孔散大、体温降低。严重时，饮酒者陷入深昏迷，心率快、血压下降，呼吸慢而有鼾音，可能出现呼吸、循环麻痹而危及生命。

饮酒者在酒醉醒后，可有头痛、头晕、无力、恶心、震颤等症状。中毒程度严重者可发生并发症，如电解质紊乱、酸碱失衡、低血糖、肺炎和急性肌病等，甚至出现急性肾衰竭。

（六）酒精中毒的预防

1. 饮酒要适量　切勿借酒浇愁、醉酒当歌、一醉方休。切勿竭力劝酒。

2. 选择低度酒　在摄入酒精量相等的情况下，高度酒对胃、肝脏等器官的损害要大于低度酒。饮酒过程中可多饮用白开水或果汁，但不宜饮咖啡或浓茶解酒。浓茶中的茶碱和咖啡因具有兴奋心脏的作用，可进一步增加心脏的负担。茶叶中的茶碱具有利尿作用，可使酒精代谢产生的乙醛过早地进入肾脏，对肾脏产生损害。茶中的咖啡因能增加胃酸的分泌，从而加重对胃黏膜的损伤。

3. 不空腹饮酒　空腹饮酒，酒精吸收快，易引起中毒。饮酒前吃一些富含淀粉和高蛋白的食物如牛奶，可降低酒精对胃黏膜的刺激，也可减缓对酒精的吸收。不宜大口猛喝高度酒。

4. 饮酒后催吐　通过手、筷子等刺激咽部，将胃内的酒精吐出来，可减少酒精进入身体。吐酒后可饮服温热的蜂蜜水、果汁等舒缓肠胃。患有十二指肠溃疡、胃炎、肝炎、高血压、冠心病等疾病的，对酒精过敏的，不宜饮酒。

（七）酒后驾车的相关定义

饮酒后酒精被吸收，但并不会马上被消化，部分酒精可进入肺泡被呼出体外。呼出酒气中的酒精浓度和血液中酒精浓度的比例为1:2100，即每呼出2 100 ml酒气中的酒精含量相当于1 ml血液中的酒精含量。酒精检测仪就是利用这些原理，通过测定驾驶者的呼气，快速推算血液中的酒精含量。

《车辆驾驶人员血液、呼气酒精含量阈值与检验》（GB19522 醉酒驾车的测试，2004）中规定，饮酒驾车是指车辆驾驶人员血液中的酒精含量≥ 20 mg/100 ml，＜ 80 mg/100 ml的驾驶行为。醉酒驾车是指车辆驾驶人员血液中的酒精含量≥ 80 mg/100 ml的驾驶行为。饮酒驾车和醉酒驾车均为严重的违反交通法规的行为。

三、自救互救

（1）劝阻其减少饮酒，可饮用白开水、蜂蜜水、果汁或食用水果解酒。

（2）使其静卧休息并注意保暖，尤其是在寒冷的情况下，酒精可扩张血管，使身体热量丢失，导致体温过低。

（3）注意加以看护，防止其跌落、跌倒撞伤。

（4）饮酒者呕吐时，应使其侧卧并保持稳定，防止误吸入肺；醉酒者失去意识后呕吐，可能造成窒息。

（5）醉酒可能掩盖潜在的脑部损伤或糖尿病的低血糖反应。

（6）对于重度酒精中毒者，若昏迷不醒，不宜盲目助其催吐，应及时呼叫120，送医院救治。

四、重点提示

（1）酒精是一种亲神经物质，可随血液进入大脑，对中枢神经系统产生抑制作用，表现为先兴奋后抑制。

（2）饮酒后血液中乙醛浓度升高可使人脸红、头痛、心悸、眩晕和恶心。肝分解代谢乙醛的能力由遗传基因决定，个体之间存在差异。

（3）饮酒时若同时服用头孢类抗生素，可能会引起严重的并发症，甚至引发过敏性休克。

（4）酒精中毒可分为急性中毒和慢性中毒。急性酒精中毒可在短时间内给人造成较大伤害，慢性酒精中毒给人带来的伤害是累积性的，对神经系统和肝伤害最为严重。

（5）酒精依赖是一种慢性复发性脑病，是饮酒所致的一种对酒渴求的心理状态，是一种精神依赖，可连续或周期性出现。

（6）饮酒过程中可多饮用白开水或果汁，但不宜饮咖啡或浓茶解酒。

（7）通过手、筷子等刺激咽部，将胃内的酒精吐出来，可减少酒精进入身体。

（8）饮酒驾车和醉酒驾车均为严重的违反交通法规的行为。

（9）对于重度酒精中毒者，若昏迷不醒，不宜盲目助其催吐，应及时呼叫 120，送医院救治。

五、自救案例

2017 年 2 月 8 日凌晨，一女子因急性酒精中毒被 120 救护车紧急送入医院抢救。

入院时，该女子呼吸困难、昏迷不醒。家属声称，曾在就餐过程中劝阻其不要贪杯，但其仍喝了很多白酒。该女子曾自行用筷子刺激舌根进行催吐。家属发现其神志不清、呈昏睡状态后，立即拨打了 120。

经过急诊室医护人员的抢救，该女子在昏迷 31 小时后苏醒，期间医生曾发出《病危通知书》。醒来后，该女子的第一句话就是：“我好害怕，以后再也不喝酒了”。

第十节　食物中毒的救治

一、案例资料

2017 年 7 月，上海某餐厅因中央厨房加工时受沙门菌污染致使多人发生食物中毒。该餐厅各门店的食材大多由中央厨房供应，该中央厨房食品经营许可证核准项目为冷加工半成品和热加工半成品。在未取得即食食品加工资质的情况下，超过许可核准范围加工糕点等，在加工过程中受到沙门菌的污染，引起了食物中毒事件。用餐后发生胃肠道不适，发病人员的主要症状为发热、腹泻。先后有 71 人到医院就诊，经治疗均已康复。

二、基本知识

夏季是食物中毒的高发季节。食物中毒，是指食用被有毒有害物质污染的食品或者食用含有毒有害物质的食品后出现的急性、亚急性疾病。2014~2016 年，上海市共报告发生集体性食物中毒 12 起。日常生活中常见的食物中毒主要分为细菌性食物中毒、有毒动植物中毒、化学性食物中毒和真菌性食物中毒等，以细菌性食物中毒最为常见。

食物中毒一般潜伏期短，从数分钟至数小时。食物中毒性质不同可有不同的临床表现，多以急性胃肠道症状为主，如恶心、呕吐、腹痛、腹泻，往往伴有发热。吐泻严重的，还可能发生脱水、酸中毒，甚至休克、昏迷等。

共餐共食时易形成暴发状态。家人或在同一食堂就餐的人可同时发病。食物中毒有明显的季节性，夏秋季多发生细菌性和有毒动植物食物中毒；冬春季多发生亚硝酸盐中毒。

（一）细菌性食物中毒的基本概念与防治措施

副溶血性弧菌、沙门菌、金黄色葡萄球菌是造成食物中毒的常见病菌，尤其是副溶血性弧菌。多见于气温较高、细菌易于在食物中生长繁殖的夏秋季节，以恶心、呕吐、腹痛、腹泻等急性胃肠炎症状为主要特征。

1. 副溶血性弧菌　是一种海洋细菌，来源于海鱼、海虾、海蟹、贝类和海藻等海产品，以及含盐分较高的腌制食品，如咸菜、腌肉等，是沿海地区最常见的引起食物中毒的致病菌。生食海产品或食用受到污染的即食食品，则有可能引起食物中毒。其潜伏期为 10~20 小时，中毒者的主要症状有上腹部绞痛、恶心、呕吐及水样腹泻，部分患者会出现发热。

副溶血性弧菌对酸和热的抵抗力较弱，在食醋中 5 分钟即可被杀死。只要按规定消毒加工器具和双手，将食品烧熟烧透，就可避免由副溶血性弧菌污染食品导致的食物中毒事件。

2. 沙门菌　沙门菌属肠杆菌科，是一种常见的食源性致病菌，我国内陆地区的食物中毒以沙门菌为首位。沙门菌主要污染肉类食品，鱼、禽、奶、蛋类食品也可受到污染。沙门菌食物中毒全年都可发生。吃了未煮透的病死牲畜肉或在屠宰后其他环节污染的牲畜肉是引起沙门菌食物中毒的主要原因。

沙门菌食物中毒的症状主要以急性肠胃炎为主，潜伏期一般为 4~48 小时，前期症状有恶心、头疼、全身乏力和发冷等，主要症状有呕吐、腹泻、腹疼，粪便以黄绿色水样便，有时带脓血和黏液便。一般发热体温在 38~40℃，重症患者出现打寒战、惊厥、抽搐和昏迷。病程为 3~7 天。多数沙门菌病患者不需服药即可自愈，婴儿、老人及那些已患有某些疾病的患者应及时就医治疗。

沙门菌在水中不易繁殖，但可生存 2~3 周；冰箱中可生存 3~4 个月；在自然环境的粪便中可存活 1~2 个月。为了预防沙门菌食物中毒，注意饮食卫生、彻底加热杀菌是关键，可采取如下措施。

（1）不喝生水、生牛奶；生的蔬菜和水果要洗干净。

（2）不吃生肉或未经加热煮熟的肉；不吃生鸡蛋，认为吃生鸡蛋大补是错误的观念。

（3）便后、接触宠物后，应洗净双手，特别是在准备食物或就餐前。

（4）生肉应放在干净的塑料袋内，以免污染其他食物；处理生肉后，应洗净双手。

（5）处理生熟食物的砧板和刀具要分开。

（6）沙门菌最适繁殖温度为37℃，在20℃以上即能大量繁殖，低温储存食品是一项重要预防措施。但冷藏时间过久的食物切勿再吃，超过1天应再次烧透后食用。

（7）接触沙门菌食物中毒患者时，应注意卫生防护。

3. 金黄色葡萄球菌　是人类化脓性感染中最常见的病原菌，可引起局部化脓感染，也可引起肺炎、伪膜性肠炎、心包炎等，甚至败血症、脓毒血症等全身感染。金黄色葡萄球菌在自然界中无处不在，空气、水、灰尘及人和动物的排泄物中都可找到，食品受其污染的机会多，多见于春夏季。人畜化脓性感染部位常成为污染源。

金黄色葡萄球菌产生的肠毒素是引起食物中毒的元凶。被污染的食物在室温下搁置＞5小时，金黄色葡萄球菌可大量繁殖并产生肠毒素，此毒素耐热力很强，经加热煮沸30分钟，仍可保持其毒力而致病。金黄色葡萄球菌能产生数种肠毒素，可引起急性胃肠炎，使中毒者产生呕吐、腹痛、低热及腹泻，剧烈吐泻可导致虚脱、肌肉痉挛及严重脱水。

据美国疾病预防控制中心报道，由金黄色葡萄球菌引起的感染占第2位，仅次于大肠埃希菌。在美国由金黄色葡萄球菌肠毒素引起的食物中毒占整个细菌性食物中毒的33%，我国每年发生的此类中毒事件也非常多。2000年日本的“雪印奶粉”事件，有14 000多人发生中毒。

一般的烹饪方法不能破坏该菌产生的肠毒素，为防止发生金黄色葡萄球菌食物中毒，应做到以下几点。

（1）防止带菌人群对各种食物的污染，定期对生产加工人员进行健康检查，有局部化脓性感染（如疥疮、手指化脓等）、上呼吸道感染（如鼻窦炎、化脓性肺炎、口腔疾病等）的人员要暂停工作或调换岗位。

（2）防止对牛奶及其制品的污染，定期检查奶牛的乳房，患化脓性乳腺炎的乳牛不能用于挤奶；奶挤出后要迅速冷至－10℃以下，以防细菌繁殖、毒素生成。奶制品要低温保存。

（3）加工肉制品时，应切除化脓性感染的病变部位，经高温或其他适当方式处理后再进行加工生产。

（4）处理即食食物前，应清洗、消毒双手、工具和容器；保持加工操作环境清洁，避免食品、工具和容器污染。加工处理即食食物时，避免对着食物打喷嚏。

（5）烧熟煮透食物、控制食物存放的温度和时间，防止金黄色葡萄球菌肠毒素的生成。应在低温和通风良好的条件下贮藏食物；剩菜、剩饭如需隔顿食用，应放置在冰箱内（5℃

以下冷藏），存放时间不宜过长（<24小时）；在春夏季，食物置冷藏或通风阴凉地方放置不应超过6小时，食用前要彻底加热。

（二）有毒动植物中毒的基本概念与防治措施

有毒动植物中毒是指一些动植物本身含有某种天然有毒成分，或由于贮存条件不当形成某种有毒物质被人食用后引起的中毒。自然界中有毒的动植物种类很多，所含的有毒成分复杂，常见的有毒动植物品种有河豚鱼、含高组胺鱼类、含氰苷植物、发芽马铃薯、四季豆、毒蕈（毒蘑菇）、生豆浆等。

1. 河豚鱼　在我国产于沿海及长江下游。河豚鱼的卵巢、睾丸、肝及鱼子均有剧毒，以冬春之交生殖繁育时期毒性最强。鱼体大小与毒力并无关系。尽管河豚鱼有毒尽人皆知，但仍有人抵不住其鲜美味道的诱惑，铤而走险，因食用河豚鱼中毒的事件时有发生。

河豚鱼的有毒成分主要是河豚毒素和河豚酸，毒素对胃肠道有局部刺激作用，被吸收后迅速作用于神经，使神经末梢和神经中枢传导发生障碍，最后使脑干的呼吸循环中枢麻痹。河豚毒素经炒煮、盐淹和日晒等均不能被破坏。

一般在食后30分钟至3小时发病，首先出现胃部不适，恶心、呕吐、腹痛、腹泻、便血，并伴有全身不适，口唇、舌尖及指端发麻，以后全身麻木、四肢无力、眼睑下垂、行走困难、肌肉软瘫、痛觉及腱反射减低或消失，呼吸浅而不规则，随后呼吸困难，面色青紫，血压下降，瞳孔先缩小后散大，最后呼吸麻痹，往往在数小时内死亡。

河豚毒素中毒目前尚无特殊解毒剂。当发生河豚毒素中毒时，应立即呼叫120急救电话，并采取自救互救措施，如刺激咽部催吐，将胃内的剩余毒素排出。

为了预防河豚毒素中毒，不应为了追求河豚鱼的美味而抱有侥幸心理。市场应严禁出售河豚鱼，在出售海杂鱼前应将河豚鱼挑出。

2. 含氰苷植物　白果（银杏果）、苦杏仁、桃仁、枇杷仁、李子仁等果仁和木薯中所含有毒成分为氰苷，生食时可引起中毒，以苦杏仁最为多见。食入后，氰苷在口腔、食道、胃和肠中遇水，在酶和酸的作用下水解释放出氢氰酸。氢氰酸能抑制细胞色素氧化酶活性，造成细胞内窒息，首先作用于延髓中枢，继而引起延髓及整个中枢神经系统抑制，多因呼吸中枢麻痹而死亡。白果中毒量为10~50颗。苦杏仁中毒量，成人生食40~60粒；小儿生食10~20粒，致死量约60 g。苦桃仁、枇杷仁致死量分别为0.6 g（约1粒）/kg体重、2.5~4 g（2~3粒）/kg体重。

氰苷中毒起病快，多于进食2小时内发病。轻度中毒出现消化道症状及面红、头痛、头晕、全身无力、烦躁、口唇和舌麻木、心慌、胸闷等，呼吸有苦杏仁味或其他异味。重度中毒出现瞳孔散大、意识障碍、阵发性抽搐、呼吸微弱、发绀、休克等，可发生末梢神经炎，多死于呼吸麻痹。

为了防止氰苷中毒，应禁止生食果仁；在食用前，应去皮，煮时将锅盖敞开，使氢氰酸挥发，弃去汤汁。

3. 发芽马铃薯　马铃薯俗称土豆或洋山芋，致毒成分为龙葵碱，又称马铃薯毒素。

龙葵碱可溶于水，遇醋酸极易分解，高热、煮透亦能解毒。正常情况下，马铃薯含龙葵碱较少，在贮藏过程中逐渐增加。马铃薯发芽后，其幼芽和芽眼部分的龙葵碱含量激增，食用后可引起中毒。大量食用未成熟或发芽马铃薯可引起急性中毒，春末夏初季节多发。龙葵碱对胃肠道黏膜有较强的刺激作用，对呼吸中枢有麻痹作用，并能引起脑水肿、充血，对红细胞还有溶血作用。

一般在食后数十分钟至数小时发病，首先有咽喉及口内刺痒或灼热感，继有恶心、呕吐、腹痛、腹泻等症状，轻者1~2天自愈；重者因剧烈呕吐而有脱水及电解质紊乱，血压下降，严重中毒患者有昏迷及抽搐，最后因呼吸中枢麻痹而死亡。

马铃薯应低温贮藏，避免阳光照射，防止生芽。未成熟青紫皮和发芽马铃薯不可食用，少许发芽马铃薯应深挖除去发芽部分，浸泡半小时以上，弃去浸泡水，再加水煮透并倒去汤汁才可食用。在煮马铃薯时可加些醋，因其毒汁遇醋酸可分解，转变为无毒。

4. 四季豆　又名菜豆，俗称芸豆，是普遍食用的蔬菜。一般不引起中毒，但食用没有充分加热、彻底熟透的豆角就会中毒。一年四季均可发生，以秋季下霜前后较为常见。

四季豆中毒与皂素、植物血球凝集素、胰蛋白酶抑制物有关。未煮熟的四季豆中含有皂素，皂素对消化道黏膜有强的刺激性，所含的凝聚素具有凝血作用。

摄入未煮熟的四季豆，引起中毒的潜伏期为数十分钟，一般不超过5小时，主要为胃肠炎症状，如恶心、呕吐、腹痛和腹泻。呕吐少则数次，多者可达数十次。另有头晕、头痛、胸闷、出冷汗以及心慌，胃部有烧灼感。大部分患者白细胞增高，体温正常。病程一般为数小时或1~2天，愈后良好。

烹饪四季豆时，要使之充分熟透，以破坏所含的毒素，不应过于贪图脆嫩；凉拌食用时，不能仅用开水焯一下，需煮透，入口无生味和苦硬感为宜。更不能盐拌生食。

5. 毒蘑菇　蘑菇是一类高等真菌，具有很高的食用价值，有的还能药用，但也有些蘑菇含有毒素，误食可引起中毒。全世界已知的毒蘑菇约100余种，目前在我国已发现的约80余种。一般而言，凡色彩鲜艳，有疣、斑、沟裂、生泡流浆，有蕈环、蕈托及奇形怪状的野蘑菇皆不能食用。但有部分毒蘑菇与可食用菇极为相似，如无充分把握，不宜随便采食野蘑菇。各种毒蘑菇所含的毒素不同，引起中毒的症状也各异，大致分为4种类型。

（1）胃肠炎：潜伏期为0.5~6小时，表现为剧烈腹泻、腹痛等。

（2）神经精神症状：毒素为类似于乙酰胆硷的毒蕈碱。潜伏期为1~6小时，发病时除表现肠胃炎的症状外，尚有副交感神经兴奋症状，如多汗、流涎、流泪、脉搏缓慢、瞳孔缩小等；少数病情严重者可有谵妄、幻觉、呼吸抑制等表现，个别可因此而死亡。

（3）溶血：毒素为鹿花蕈素。潜伏期为6~12小时，发病时除肠胃炎症状外，伴有溶血表现，可引起贫血、肝脾肿大等体征；对中枢神经系统亦常有影响，可有头痛等症状。

（4）肝炎：毒素包括毒伞毒素及鬼笔毒素两大类共11种，鬼笔毒素作用快，主要作用于肝脏；毒伞毒素作用较迟缓，但毒性较鬼笔毒素大20倍。此型中毒病情凶险，如不积极治疗，死亡率甚高。

6. 生豆浆　豆浆是一种营养丰富的传统食品，但生豆浆中含有胰蛋白酶抑制物和皂苷，如果加热不彻底，未能完全破坏豆浆的毒素时，在饮用后可导致中毒。豆浆中毒事件多发生在小餐馆和集体食堂，特别是幼儿园和小学食堂最常见，这可能与儿童对豆浆的毒素较为敏感有关。

豆浆加热不透的原因：加热时搅拌不匀；锅底部分变稠甚至烧糊，影响加热；豆浆在沸腾前会起很多泡沫，误认为豆浆已经煮开而停止加热。

生豆浆中毒的潜伏期很短，一般为 30~60 分钟。主要表现为恶心、呕吐、腹胀、腹泻，可伴有腹痛、头晕、乏力等症，一般无发热。生豆浆中毒症状不严重，轻者无需治疗可自愈，重者或儿童应及时送到医院治疗。

应将豆浆彻底煮开后再饮用。豆浆加热到一定温度时，开始出现泡沫，可适当减小火力继续加热至泡沫消失、豆浆沸腾，然后再持续加热 5~10 分钟。豆浆量较大或较稠时，应不断搅拌，使其受热均匀。

（三）化学性食物中毒的基本概念与防治措施

化学性食物中毒是指健康人经口摄入正常数量、感官无异常，但含有较大量化学性有害物质的食物后，引起的身体出现急性中毒的现象。化学性有害物包括有毒金属、农药（如有机磷）以及化学物质如亚硝酸盐、砷化物等。

食品被较大量的化学物质污染是引起化学性食物中毒的主要原因。大多数引起食物中毒的化学物质在体内具有溶解度高、易被胃肠道或口腔黏膜吸收的特点。化学性食物中毒发病快、潜伏期短、病死率高，近几年发病率呈上升趋势。

1. 亚硝酸盐　外观及滋味与食盐相似，在工业、建筑业中广为使用。亚硝酸盐可与肉品中的肌红蛋白反应生成玫瑰色亚硝基肌红蛋白，增进肉的色泽，还具有防腐作用。亚硝酸盐被允许作为发色剂限量使用。食物中添加的硝酸盐可转化成亚硝酸盐，不新鲜的蔬菜也可产生亚硝酸盐，因此由亚硝酸盐引起食物中毒的概率较高。

误将亚硝酸盐当作食盐、碱面，或食用了含有大量亚硝酸盐的不新鲜叶类蔬菜，可引起急性中毒。食入 0.3~0.5 g 的亚硝酸盐即可引起中毒，3 g 可导致死亡。长期饮用含硝酸盐或亚硝酸盐的井水，或食用硝酸盐或亚硝酸盐含量较高的腌制肉制品、泡菜及变质的蔬菜，可引起慢性中毒。

亚硝酸盐在酸性条件下为强氧化剂，进入人体后可使红细胞中的低铁血红蛋白氧化成高铁血红蛋白，使红细胞失去运氧的能力，致使组织缺氧，口唇、指尖变成蓝色，俗称“蓝血病”。严重时会使脑缺氧，甚至可因呼吸衰竭而死亡。

急性亚硝酸盐中毒时，可出现头痛、头晕、无力、胸闷、气短、心悸、恶心、呕吐、腹痛、腹泻及口唇、指甲、全身皮肤、黏膜发绀等。全身皮肤及黏膜呈现不同程度青紫色。严重中毒者可昏迷、抽搐、呼吸麻痹等。

亚硝酸盐本身并不致癌，但在烹调或其他条件下，亚硝酸盐可与氨基酸发生反应，生成有强致癌性的亚硝胺。亚硝酸盐能透过胎盘进入胎儿体内，6个月内的婴儿对硝酸盐类特别敏感，对胎儿有致畸作用。为了预防亚硝酸盐中毒，应注意以下几点。

（1）蔬菜应妥善保存，防止腐烂；不吃腐烂的蔬菜。

（2）烹饪过的剩菜在高温下存放较长时间时，不可再食用。

（3）腌菜时选用新鲜菜，腌制时应多放盐，至少腌制15天以上再食用。现腌的菜，最好马上食用，不能存放过久。勿大量食用腌菜。

（4）不要在短时间内食用大量叶菜类蔬菜，或先用开水煮5分钟，弃汤后再烹调。

（5）严格按国家卫生标准规定在肉制品中添加硝酸盐和亚硝酸盐，不得过量。

（6）亚硝酸盐在使用后应做好标记，切不可错当食盐或碱面使用。

（7）苦井水勿用于煮粥，尤其勿存放过夜。

（8）食用加工肉制品、咸菜等食品时，搭配富含维生素C、茶多酚等成分的食物，以降低可能含有的亚硝酸盐的毒性。

2. 有毒金属 对人体毒害最大的有毒金属有5种：铅、汞、铬、镉、砷。重金属不能被生物降解，相反却能在食物链的生物放大作用下成千百倍地富集，最后进入人体。重金属在人体内能与蛋白质及酶等发生强烈的相互作用，使它们失去活性，也可在人体的某些器官中累积，造成慢性中毒。

铅毒性较大，一旦进入人体很难排除。主要对神经、造血系统和肾脏造成损害，引起贫血、脑缺氧、脑水肿，出现运动和感觉异常。牛奶、茶叶、海带、大蒜、富含维生素C的水果可阻止铅的吸收，促进排出。

汞可在食入后直接沉入肝脏，主要危害神经系统，造成汞中毒性脑症，引起四肢麻痹、运动失调、视野变窄、听力困难等症状，重者可因心力衰竭而死亡。在微生物作用下，甲基化后毒性更大。长期饮用含有微量汞的水会引起蓄积性中毒。

铬可在肝、肾、肺积聚，对黏膜、消化道有刺激和腐蚀性，致使糜烂、溃疡，可造成四肢麻木，精神异常。

镉可在人体中累积，引起急、慢性中毒。急性中毒可使人呕血、腹痛，最后导致死亡。慢性中毒能使肾功能损伤，破坏骨骼，致使骨痛、骨质软化、瘫痪；可导致高血压，引起心脑血管疾病。

类金属砷慢性中毒可引起皮肤病变，神经、消化和心血管系统障碍，破坏人体细胞的代谢功能。

（四）真菌性食物中毒

真菌广泛分布于生活环境中，种类极多。长久以来人们利用真菌酿造食品，工业、农业、饮食、卫生等部门也利用真菌进行生产、加工，或治疗疾病，造福于人类；但也有很多种真菌对动、植物和人类危害极大，不仅可以寄生致病，而且食入也可中毒。由于食入霉变食品引起的中毒称为真菌性食物中毒。有些是急性中毒，死亡率极高；有些是慢性中毒，可诱发癌变。

谷物、油料或植物在储存过程中发生霉变，未经适当处理即作食料，或是已做好的食物放久发霉变质误食，或在制作发酵食品时被有毒真菌污染或误用有毒真菌株而引起中毒。真菌中毒由真菌毒素引起。大多数真菌毒素通常不被高温破坏，所以真菌污染的食物虽经高温蒸煮，食后仍可中毒。

一般来说，急性真菌性食物中毒潜伏期短，先有胃肠道症状，如上腹不适、恶心、呕吐、腹胀、腹痛、厌食，偶有腹泻等（镰刀霉菌中毒较突出）。之后依各种真菌毒素的不同作用，发生肝、肾、神经、血液等系统的损害，出现相应症状，如肝肿大、压痛、肝功能异常、黄疸（常见于黄曲霉菌及青岛霉菌中毒）、蛋白尿、血尿，甚至尿少、尿闭等（纯绿青霉菌中毒易发生）。有些真菌（如黑色葡萄穗状霉菌、岛青霉菌）毒素引起中性粒细胞减少或缺乏，血小板减少发生出血。有些真菌（如棒曲霉菌，米曲霉菌）中毒易发生神经系症状，如头晕、头痛、迟钝、躁动、运动失调，甚至惊厥、昏迷、麻痹等。患者多死于肝、肾衰竭或中枢神经麻痹。慢性真菌性食物中毒除引起肝、肾功能及血液细胞损害外，有些种类真菌还可引起癌症。

三、自救互救

进食后很快出现不适症状时，应首先怀疑发生了食物中毒。发生群体性中毒事件时，应向当地卫生行政管理部门报告，报告的内容包括食物中毒的时间、地点、中毒人数、中毒症状、疑似中毒原因等。

呕吐是保护性生理过程，借助呕吐可将进入胃内的有害物质排出体外。发生食物中毒时，可在毒物被吸收前用催吐方法使毒物排出。注意不是所有情况都适合催吐。

（1）若中毒者已经发生呕吐，则不必催吐。

（2）若中毒者尚未呕吐或呕吐物不多，在意识清醒的状态下，可通过刺激喉咽部催吐，或饮用淡盐水或白开水稀释胃内容物后再催吐。

（3）呕吐物已为较澄清液体时，可适量饮用牛奶以保护胃黏膜。如呕吐物中发现血性液体，则提示可能出现了消化道或咽部出血，应暂停催吐。

（4）若中毒者意识模糊或昏迷，则不宜催吐；应使患者侧卧，以避免误吸。

（5）症状较轻者，可卧床休息，早期饮食应为易消化的流质或半流质饮食，病情好转后再恢复正常饮食。

（6）症状较重者，应及时呼叫120急救电话送医诊治。一般来说，进食短时间内即出现症状，往往是重症中毒。儿童和老人敏感性高，要尽快治疗。

（7）确定中毒物质对治疗来说至关重要。发生食物中毒后，要注意保留导致中毒的食物样本，也可保留患者的呕吐物和排泄物，以供检测。

四、重点提示

（1）注意饮食卫生，尽量不要在路边摊上购买肉制品，尤其是散装肉制品。

（2）避免食用过期食品，禁止食用病死禽畜肉或其他变质肉类，不食用发霉变质的食物。

（3）饭店制作冷拼菜时，要做到专人、专间、专用工具、专用消毒、专用冷藏。

（4）冷藏食品应保质、保鲜，剩菜一定要煮熟蒸透。

（5）烹调时要生熟分开，避免交叉污染。

（6）禁止食用毒蘑菇、河豚鱼等有毒动植物。

（7）发生呕吐、腹泻后，应注意补充水分，防止严重脱水和休克。

（8）生鸡蛋可能带有沙门菌。

（9）食物中毒的临床表现，多数为急性胃肠道症状。

（10）发生食物中毒时，可在毒物被吸收前用催吐方法使毒物排出。

五、自救案例

四川 43 人食物中毒确定系亚硝酸盐所致

2010 年 10 月 8 日早上，四川甘孜藏族自治州某风景区酒店有 43 名游客在早餐时，因食用了酒店提供的自助式早餐中的面条而引发食物中毒。

就餐过程中，一些游客突然出现不适，有人开始出现头晕、呕吐等强烈反应。餐厅内陷入混乱，10 多分钟后酒店经理报警。随后，几十名出现中毒症状的游客被紧急送往当地医院救治，入院时多表现为呕吐、腹泻、抽搐等症状，有人还出现了不同程度的昏迷。其中 1 名女性游客病情严重，无法呕吐，最终于送院后不幸身亡。

该酒店向卫生行政部门进行报告称：部分游客和员工出现恶心、呕吐等症状，怀疑是食物中毒。事件发生后，当地党委、政府高度重视，迅速启动应急预案，当地卫生、公安等部门迅速成立了事件调查处理小组，对事件展开调查。同时抽调医疗骨干组成救治专家组前往事发地，指导当地卫生院救治患者，并安排 120 急救车现场待命，及时转送危重患者。同时对早餐进行了封存，对接触早餐的所有人员进行了摸底调查，主动搜索患者，发现不适者立即送诊，确保不漏一个患者。

事发当天，医院协同当地卫生部门提取了游客用餐酒店的食物样本，送往省疾病预防控制中心检验，结果显示是亚硝酸盐中毒。游客吃早餐时，食用了面条中的腊肉，当时有不少人觉得面条有异味。腊肉是当地的一种家常食品，亚硝酸盐超标很可能是腊肉在腌制时使用了工业用盐所致。

第十一节 药物中毒的救治

一、背景资料

2016年9月20日，全球儿童安全组织、药品安全合作联盟与首都医科大学附属北京儿童医院共同发布了《儿童用药安全现状报告》，首次对儿童用药安全状况进行了回顾分析。《儿童用药安全现状报告》对过去5年儿童急诊与住院数据进行了跟踪与分析，结果显示，在儿童中毒中，药物中毒的所占比例趋势平稳并有微降，但仍保持所占比例＞40%。2016年的数据显示，每5例中毒儿童中，就有2例儿童因药物而中毒，即我国每年有＞600例儿童（0~14岁）因药物中毒而死亡。

与药物相关的中毒中，1~4岁为高发人群，5年间药物中毒呈上升趋势。2016年，每10例0~14岁药物中毒的儿童中，有8例为1~4岁儿童；在每5例药物中毒的儿童中，有4例因误服导致，即儿童药物中毒的原因81.4%为儿童自己误服；感冒药、精神药物和高血压药是儿童误服的前三大类药物；祖辈与父辈对儿童药物中毒的关注度，远低于跌落、交通、触电等带来的伤害。

在对孩子祖辈与父辈的访谈中发现，药品放置在儿童触手可及的地方是普遍现象。对于剂量与不良反应，虽然是关注点，但是在家长再次给药时，还是会凭经验给药。同时，自行给孩子服用处方药的现象非常普遍。

误服药物中毒已成为儿童意外伤害的主要原因之一。药品的使用、保管与处理等任何一个环节没有做好，都可能对孩子造成伤害，尤其对婴幼儿可能带来无法挽回的严重后果。家长改变行为如放置药品高而远、及时将药品放置回收处、药品包装广泛使用儿童保护盖等措施可有效预防儿童误服，从而控制和降低儿童药物中毒。

二、基本知识

药物中毒是指药物用量超出一定限度而引起的中毒反应。误服或服药过量以及药物滥用均可引起药物中毒，两种或多种不同药物相互作用也可引起毒性反应。引起中毒的药物可以是超剂量的处方药、药店出售的非处方药或违禁药物。药物中毒的程度取决于药物的种类以及进入人体的方式（口服、吸入或注射）。

（一）处方药与非处方药的基本概念

1. 处方药　是指需经过医生处方才能从药房或药店购买并需要在医生监控或指导下使用的药物，医生处方左上角常见到的Rx（图5-10）。处方药一般包括：刚上市的新药，对其活性、不良反应还要进一步观察；可产生依赖性的某些药物，如吗啡类镇痛药及某些催眠镇静药物等；药物本身毒性较大，如抗癌药物等；某些疾病必须由医生和实验室进行确诊，使用药物需医生处方，并在医生指导下使用，如心血管疾病药物等。

甲类非处方药

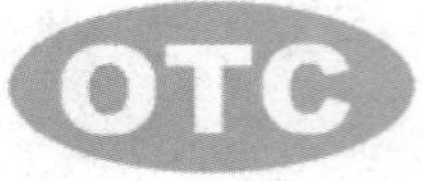

必须在药店由执业药师指导购买和使用

乙类非处方药

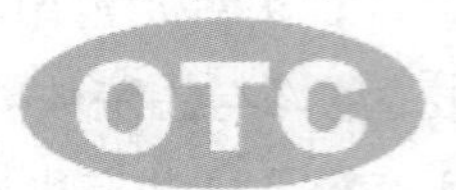

除可在药店出售外，还可在经食品药品监管部门批准的超市、宾馆、百货商店等处销售

处方药

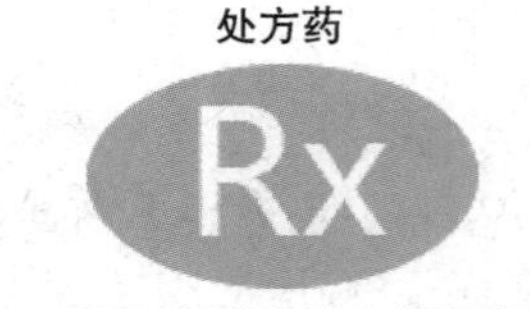

必须凭医师处方或在药师指导下购买和使用

图 5-10 **处方与非处方药物标识**

2. 非处方药　是指那些患者不需要持有医生处方就可直接从药房或药店购买的药物，可看到 OTC 标识。这类药物主要用于治疗感冒、发热、咳嗽、消化系统疾病、头痛、关节疾病、鼻炎、营养补剂（如维生素）、某些中药等。

（二）违禁药物

违禁药物一般是指与医疗、预防和保健目的无关的，用药者采用自身给药的方式，造成精神紊乱或精神亢奋和出现一系列的异常行为，并且反复大量使用有依赖性特性的药物。一般包括毒品和运动员违禁药物两种。

1. 毒品　一般是指使人形成瘾癖的药物。

（1）鸦片：又叫阿片，俗称大烟，是罂粟果实中流出的乳液经干燥凝结而成。因产地不同而呈黑色或褐色，味苦，吸食时有一种强烈的香甜气味。吸食者初吸时会感到头晕目眩、恶心或头痛，多次吸食可上瘾。

（2）吗啡：从鸦片中分离提取出来的一种生物碱，在鸦片中含量 10% 左右，具有镇痛、催眠、止咳、止泻等作用。吸食后会产生欣快感，比鸦片更容易成瘾。长期使用会引起精神失常、谵妄和幻想，过量使用会导致呼吸衰竭而死亡。

（3）海洛因：俗称白粉，由吗啡和醋酸酐反应而制成，镇痛作用是吗啡的 4~8 倍。成瘾快，极难戒断。长期使用会破坏人的免疫功能，并导致心、肝、肾等主要脏器的损害。注射吸食还能传播艾滋病等疾病。海洛因被称为世界毒品之王，是我国监控、查禁的最重要的毒品之一。

（4）有毒大麻：大麻类毒品主要包括大麻烟、大麻脂和大麻油，主要活性成分是四氢大麻酚。大麻对中枢神经系统有抑制、麻醉作用，吸食后产生欣快感，有时会出现幻觉和妄想，长期吸食会引起精神障碍、思维迟钝，并破坏人体的免疫系统。

（5）哌替啶（度冷丁）：是一种临床应用的合成镇痛药，作用与吗啡相似，但镇静、麻醉作用较小，仅为吗啡的1/10~1/8。长期使用会产生依赖性，被列为严格管制的麻醉药品。

（6）可卡因：是从古柯叶中提取出来的一种生物碱，能阻断人体神经传导，产生局部麻醉作用，并可通过加强人体内化学物质的活性刺激大脑皮质，兴奋中枢神经，表现为情绪高涨、好动、健谈，有时还有攻击倾向，具有很强的成瘾性。

（7）冰毒：外观为纯白结晶体，故被称为“冰”。对人体中枢神经系统具有极强的刺激作用，且毒性强烈。冰毒的精神依赖性很强，吸食后会产生强烈的生理兴奋，大量消耗人的体力和降低免疫功能，严重损害心脏、大脑组织，甚至导致死亡。还会造成精神障碍，表现为妄想、好斗、错觉，从而引发暴力行为。

（8）摇头丸：是冰毒的衍生产物，具有兴奋和致幻双重作用。滥用后可出现长时间随音乐剧烈摆动头部的现象，故称为摇头丸。片剂呈五颜六色，服用后会产生中枢神经强烈兴奋，出现摇头和妄动，在幻觉作用下常常引发集体淫乱、自残与攻击行为，并可诱发精神分裂症及急性心脑疾病，精神依赖性强。

（9）K粉：即氯胺酮，为静脉全麻药。通常在娱乐场所滥用。服用后遇快节奏音乐便会强烈扭动，导致神经中毒反应、精神分裂症状，出现幻听、幻觉、幻视等，对记忆和思维能力造成严重的损害。

（10）咖啡因：化学合成或从茶叶、咖啡果中提炼。大剂量长期使用会对人体造成损害，引起惊厥、心律失常，并可加重或诱发消化性肠道溃疡，甚至导致吸食者下一代智能低下、肢体畸形，同时具有成瘾性，停用会出现戒断症状。

2. 运动员违禁药物　体育运动员因使用违禁药物而遭处罚的例子屡见不鲜，体育比赛中的违禁药物大约有100多种，可分为以下7种类型。

（1）镇痛剂：包括哌替啶、美散痛、海洛因、狄奥宁等20多种。能使人体产生快感和心理兴奋，降低疼痛，出现幻觉，从而抑制伤痛，增强竞技能力。长期使用，可引起严重的性格改变，包括使人变得冷漠、精神恍惚，诱发生命危险。滥用麻醉剂者容易卷入暴力行动和犯罪活动。

（2）镇静剂：包括醋丁酰心安、倍他洛尔、普萘洛尔（心得安）等10多种。能降低血压和心率，提高镇静感，稳定情绪，抑制手的颤抖，可提高射击、射箭运动员的比赛成绩。滥用会引起头晕、失眠、抑郁、幻觉、心率过缓、低血压，严重时可诱发支气管哮喘。若长期使用后突然停药，则会引发心跳过速、心肌梗死，乃至突然死亡。

（3）兴奋剂：包括苯丙胺、咖啡因、麻黄素等40多种。可增强人的精神和体力，消除疲劳，提高速度，提高人体反应的敏感性，改善运动中的竞技状态，如短跑比赛中的起跑和游泳比赛中的起跳入水。长期使用会有瘾，导致过度兴奋与焦虑，影响判断力而容易受伤；使心率、血压急速上升，有可能造成脱水、脑卒中及心脏病发作。可导致呼吸和循环衰竭，甚至造成死亡。还可引起性格改变，使人表现出攻击性和暴力行为，或出现注意力难以集中、阅读困难，有时还会引发妄想症和精神病。

（4）甾体类激素：包括氯睾酮、双氧睾酮、乙诺酮等20多种。可增加肌肉力量，提高竞技能力。一般在短跑、举重、健美等运动员中使用。大量使用后，可破坏肌体，甚至造成膝盖破裂，干扰人体的自然激素平衡。男子服用后会抑制雄性激素分泌，出现睾丸缩小、精子减少、胸部扩大、早秃；女子服用后，会发生男性化、月经失调、毛发增多、声调变低、皮肤粗糙；青少年服用后，会影响生长发育。

（5）肽类激素：使用后可起到雄性激素的作用，增加身体的耐力。

（6）利尿剂：包括乙酰唑胺、丁苯氧酸、依他尼酸（利尿酸）、甘露醇、氢氯噻嗪（双氢克尿塞）等10余种。把积聚在体内的多余水分排泄出来，短时间内减轻体重。在举重、拳击、柔道、摔跤及其他与体重有关的比赛中服用。可使电解质过度流失，破坏体内的电解质平衡，引起腹部和小腿肌肉痉挛，严重时可能因导致心律失常或心脏衰竭而危及生命。

（7）遮蔽剂：通常有表睾酮和丙磺舒两种。使用表睾酮后，可遮蔽睾酮的违禁使用。使用丙磺舒后可遮蔽类固醇药物的检出。

（三）药物的毒性作用

俗话说，是药三分毒。药物对机体既有治疗作用，也会产生毒副作用，使机体出现不良反应。通常，药物剂量过大、用药时间过久会引起严重的功能紊乱和器质性损害。一般来说，停止用药并进行治疗，毒性反应可逐渐消退。

药物的毒性作用与药物的不良反应不同，不良反应对人体的危害较轻，多在一般人所能耐受的范围之内，即使出现也无需停药，一般是可预知的；毒性作用则对人体危害较大，一旦出现应立即停药。

根据药物作用时间和服用剂量可分为急性中毒和慢性中毒。急性中毒发病急骤、症状严重、变化迅速；慢性中毒发病较缓、病程较长。轻度中毒者主要表现为头痛、头晕、恶心、呕吐，中枢神经系统出现兴奋或抑制。重度中毒者可出现昏迷、呼吸抑制、惊厥、牙关紧闭、角弓反张、瞳孔缩小如针尖大小和呼吸困难等症状。慢性中毒者的症状主要有食欲不振、便秘、消瘦、衰老和性功能减退等。

（四）导致药物中毒的影响因素

1. 遗传因素　是某些药物产生毒性作用的重要原因。红细胞的葡萄糖-6-磷酸脱氢酶（G-6-PD）缺乏症患者在服用奎宁类抗疟药时可发生溶血性贫血，据统计全球约有4亿人存在G-6-PD缺陷。抗结核药物异烟肼在体内的代谢速度存在明显的人种和个体差异，慢代谢型结核病患者长期服用异烟肼可能发生多发性外周神经炎。遗传性假性胆碱酯酶缺陷患者在使用肌肉松弛药琥珀胆碱后，可导致肌肉松弛作用显著延长，严重者可造成窒息死亡，白种人多见。乙醛脱氢酶缺乏者易产生酒精中毒。

2. 年龄差异　儿童药物代谢发育不完全，对药物的毒性敏感性高。如氯霉素可引起

灰婴综合征，患儿可能在症状出现后数小时死亡。儿童肾排泄链霉素缓慢，长期应用可造成耳聋。老年人的心、肝和肾功能都在衰退，易发生过敏反应或中毒现象。老年人肾的排泄功能下降，肌内注射青霉素后血浆浓度较青年人高 13 倍。老年人用药种类多，用药时间长，药物的毒性反应发生率也较大。

3. 性别差异　氯霉素可引起再生障碍性贫血，女性发病率比男性高 3 倍。

4. 药物过敏　由于个人体质的差异，药物可使有些人产生过敏反应，常表现为皮肤潮红、发痒、心悸、皮疹、呼吸困难，严重者会出现休克或死亡。

患有哮喘、过敏性湿疹、过敏性耳炎或荨麻疹的患者，以及对某些食品、饮料、化学品过敏者，容易对某些药物产生过敏。过敏体质大都与遗传有关，但也可通过后天获得，可能与内分泌紊乱有关，长期服药会显著增加药物过敏。

药物过敏取决于药物性质，与药物剂量无关。有的患者即便仅仅是接触到含有青霉素的儿童尿液也能引发过敏性休克。以往曾用过或经常应用但从未引起过敏的药物也可能引起过敏。青霉素每次使用前均应进行皮肤过敏试验。过敏反应并非只发生在用药时或用后不久，有些药物过敏反应有一定的潜伏期，可长达数天或更长时间。抗过敏药如马来酸氯苯那敏（扑尔敏）、苯海拉明、息斯敏等也会引起过敏反应。有些中草药也可以引起严重过敏反应，报道较多的有穿心莲、大青叶、板蓝根等中成药。一旦出现药物过敏，应及时就诊。

常见易引起过敏的药物包括：青霉素、头孢类抗生素、磺胺类抗菌药物、安定、阿司匹林、血清制剂、疫苗等。青霉素是过敏反应发生率最高的药物，人群中对该药过敏者高达 1%~10%，因药物过敏死亡的病例中约 75% 为青霉素所致。

（五）常见的急性药物中毒

常见的中毒药物有西药、中药和农药。由于机体对药物毒性的敏感性差别很大，可表现出不同程度的中毒症状，在此仅介绍常见的药物中毒的主要表现及特征。

1. 安眠药中毒　有些人尤其是老年人睡眠质量差，常依赖于安眠药。服用过量或一次大量服用则可致中毒，出现昏睡不醒、肌肉痉挛、血压下降、呼吸变浅变慢、心率缓慢、脉搏细弱，甚至出现深昏迷和反射消失。严重程度与剂量有关，若被吸收的药量超过常用量的 15 倍时可因呼吸抑制而致死。

2. 阿片类药物中毒　轻度中毒主要表现为头痛、头晕、恶心、呕吐、兴奋或抑制，出现幻想、失去时间和空间感觉。重度中毒者可出现昏迷、呼吸抑制、惊厥、牙关紧闭、角弓反张。慢性中毒主要有食欲不振、便秘、消瘦、衰老和性功能减退等。

3. 阿司匹林中毒　阿司匹林过量是常见的意外中毒之一。临床上多见于小儿由于发热而服用阿司匹林，因此中毒的危险性极大，数天内服用大剂量阿司匹林，中毒会更加严重。阿司匹林过量的早期症状是恶心和呕吐，接着是呼吸急促、烦躁、发热，有时抽搐，并很快进入昏睡、呼吸困难和虚脱。阿司匹林可增加排尿，引起严重的脱水，尤其是儿童。

4. 乙酰氨基酚（扑热息痛）中毒　是常用感冒药的主要成分。过量乙酰氨基酚对肝细胞具有毒性，可引起肝细胞坏死。如果服药同时饮酒，即使服药量不多，也会在短时间内引起中毒。因此，感冒药应按正常剂量服用，不得任意加大剂量，同时服用感冒药时切忌饮酒。有肝、肾功能不全者应避免使用。

5. 铁剂药物中毒　贫血是一种常见疾病，缺铁性贫血最为多见。含铁制剂是用于治疗缺铁性贫血的主要药物。口服铁剂对胃肠道有刺激性，可引起恶心、腹痛、腹泻。急性中毒时，可表现为坏死性胃肠炎、呕吐、腹痛、血性腹泻、休克、呼吸困难、死亡。循环衰竭为铁剂中毒的致死原因。

6. 中药中毒　不能简单地认为中药的毒性作用小。《中华人民共和国药典》共收载有毒中药72种，其中大毒中药10种、有毒中药38种、小毒中药24种。常用有毒中药包括砒石（红砒、白砒）、砒霜、水银、生马前子、生川乌、生草乌、生白附子、生附子、生半夏、生南星、生巴豆、斑蝥、青娘虫、红娘虫、生甘遂、生狼毒、生藤黄、生千金子、生天仙子、闹阳花、雪上一枝蒿、红升丹、白降丹、蟾酥、洋金花、红粉、轻粉、雄黄。误用、乱用或过量使用，配伍失宜、炮制不当、长期使用等均可引起中毒。

7. 农药中毒　农药是用于消灭、控制危害农作物的害虫、病菌、杂草及其他有害动植物和调节植物生长的药物。农药用途广泛，其中以杀虫剂品种最多，用量最大。发生急性农药中毒时，可出现以下症状。

（1）毒蕈碱样症状：早期即可出现，主要表现为食欲减退、恶心、呕吐、腹痛、腹泻、流涎、多汗、视力模糊、瞳孔缩小、呼吸道分泌增多，严重时出现肺水肿。

（2）烟碱样症状：病情加重时出现全身紧束感，言语不清，胸部、上肢、面颈部以至全身肌束震颤，胸部压迫感，心跳加快，血压升高，严重时导致呼吸功能衰竭。

（3）中枢神经症状：头昏、头痛、乏力、烦躁不安、共济失调，严重时出现昏迷、抽搐，往往因呼吸功能衰竭而危及生命。

（4）迟发性神经病：一般在急性中毒症状缓解后8~14天出现感觉障碍，继而发生下肢无力，直至下肢远端弛缓性瘫痪，严重者可累及上肢，多为双侧。

8. 鼠药中毒　灭鼠药分为速效和迟效两大类。速效药毒性剧烈，对人畜不安全。因鼠药种类不同，可有不同的中毒表现。

（六）药物中毒的预防措施

药物品种多，不良反应发生率高，危害性大，鉴别诊断难度也大，因此预防药物中毒更加重要。

（1）严格遵守毒物防护和管理制度，加强毒物的保管，防止毒物外泄。

（2）了解药性和用法，按医嘱合理用药，不擅自用药、不擅自增加药量，不擅自给儿童使用成人的药物剂量。让儿童远离药品，避免不必要的联合用药。

（3）药物要用标签注明药名、用法、用量，以免误服或用药过量。

（4）注意药物的有效期，不使用过期药品及变质药物。

（5）肝病和肾病患者应选用对肝、肾功能无不良影响的药物，必须使用时可以适当减少剂量。

（6）长期使用对器官功能有损害的药物时，定期检查器官功能。

（七）特效解毒剂

针对药物中毒的作用机制，可利用特效解毒剂解除其毒性作用。

1. 金属解毒剂 依地酸二钠钙可与多种金属形成稳定可溶性金属螯合物排出体外，用于铅中毒。二巯基丙醇可与某些金属形成无毒、难解离但可溶于水的螯合物由尿排出，用于砷、汞中毒。二巯基丁二酸钠用于锑、铅、汞、砷、铜等中毒。

2. 高铁血红蛋白血症解毒剂 亚甲蓝（美蓝）和苯甲胺蓝用于亚硝酸盐、苯胺、硝基苯等中毒引起的高铁血红蛋白血症。

3. 氰化物中毒解毒剂 可用亚硝酸盐－硫代硫酸钠、羟钴胺及氯钴胺解毒。中毒后立即给予亚硝酸盐，适量的亚硝酸盐使血红蛋白氧化，产生一定量的高铁血红蛋白，后者与血液中的氰化物形成氰化高铁血红蛋白。硫代硫酸钠与氰离子作用，转变为毒性低的硫氰酸盐排出体外。

4. 有机氟鼠（农）药解毒剂 氟乙酰胺中毒时，可用乙酰胺、醋精解毒。毒鼠强可用二巯基丁二酸钠解毒。

5. 有机磷农药解毒剂 有机磷农药中毒可用阿托品、解磷定、氯磷定、双复磷等解毒。

6. 中枢神经抑制剂解毒药 纳络酮是阿片类麻醉药的解毒药。纳络酮对急性酒精中毒有催醒作用，也可用于镇静催眠药的解毒。

7. 安定类药物解毒剂 氟马西尼是特效解毒剂。

8. 高压氧舱 用于一氧化碳、硫化氢等有害气体的中毒。

急性药物中毒大多无特效解毒剂，只能针对中毒后出现的症状、体征及并发症给予相应的急救处理。

（八）血液透析

血液透析是一种血液净化技术，简称血透。利用半透膜原理，通过扩散、对流作用将体内各种有害、多余的代谢废物和过多的电解质移出体外，达到净化血液、纠正水电解质及酸碱平衡的目的。

除应用于慢性肾衰竭替代治疗外，还广泛应用于不同原因引起的急性肾衰竭、多器官功能衰竭、严重外伤、急性坏死性胰腺炎、高钾血症、高钠血症、急性酒精中毒等。对减轻患者症状，延长生存期均有一定意义，是抢救急、慢性肾衰竭的有效措施之一。药物中毒后8~16小时内，如有下列情况应进行血液透析。

（1）经常规方法处理后，病情仍恶化，如出现昏迷、反射迟钝或消失、呼吸暂停、难治性低血压等。

（2）经检测，进入体内的药物或测知血液中药物浓度已达致死剂量。

（3）正常排泄毒物的脏器因有原发疾病，或已受药物损害而功能明显减退。

（4）合并肺部或其他感染。

三、自救互救

药物中毒如治疗不及时，可引起心功能衰竭、呼吸衰竭等并发症，严重者可导致死亡。急救措施包括催吐、拨打120、寻找或保留中毒的线索和证据。

1. 催吐　药物在胃内的崩解和吸收有个过程。通常在中毒后的6小时内，如果中毒者处于清醒状态，可先行刺激咽喉部位催吐，以减少药物进入体内。昏迷时，患有严重心脏病、食管静脉曲张及溃疡的患者不宜催吐；孕妇应慎用催吐。

2. 拨打120　发现患者误服或过量服用药物时，应及时拨打120，送医院救治。密切观察中毒者的生命体征，注意为患者保暖。带好药瓶，以便采取适当的解毒措施进行救治。

四、重点提示

（1）可引起中毒的药物可以是超剂量的处方药、药店出售的非处方药或违禁药物。

（2）海洛因被称为世界毒品之王，是我国监控、查禁的最重要的毒品之一。

（3）药物对机体既有治疗作用，也会产生毒副作用，使机体出现不良反应。

（4）药物剂量过大、用药时间过久可引起器官组织严重的功能障碍和器质性损害。

（5）药物可使有些人产生过敏反应，过敏体质大多与遗传有关，但也可通过后天获得。青霉素是过敏反应发生率最高的药物。

（6）误用、乱用或过量使用中药、配伍失宜、炮制不当、长期使用等均可引起中毒。

（7）按医嘱合理用药，不擅自用药，不擅自增加药量，不擅自给儿童使用成人药物。让儿童远离药品。避免不必要的联合用药。

（8）急性药物中毒大多无特效解毒剂，只能针对中毒后出现的症状、体征及并发症，给予相应的急救处理。

（9）药物中毒的急救措施包括催吐、拨打120、寻找或保留中毒的线索和证据。

五、自救案例

女孩一次吃9粒感冒药，险些中毒身亡

一位19岁的女孩感觉头疼，以为是感冒引起的，于是便自己到药店买了感冒药。她未按照说明书上的指定服药剂量，竟然直接吞服了9粒。不到半个小时，不仅原来的症状没有缓解，头疼反而加重，并伴有呕吐、浑身乏力。随后朋友迅速将她送到了医院进行急救。

到院时，女孩连自己的名字都说不出来，只是含糊地说自己口服了感冒药，身体很难受。医生初步诊断为药物中毒。于是，给予女孩应用了催吐剂，在呕吐物中发现了很多胶囊壳衣。女孩意识逐渐清醒，说明自己口服的感冒药是“泰诺”。由于多数感冒药的主要成分是对乙酰氨基酚（扑热息痛），主要用于解热镇痛。如果每天服用泰诺>8片，就会引起肝衰竭而死亡。

第十二节 动物毒素中毒的救治

一、案例资料

2013年9月27日下午，家住浦东新区的一名六旬男子从路边小贩处买来一条眼镜蛇准备做药酒。将蛇拿回家后便动手宰杀，手起刀落，眼镜蛇的头被砍下来了。谁料，眼镜蛇头竟做出最后挣扎，一口咬住了该男子右手的无名指。顿时，该男子感到右手发麻，家人立即拨打120，急救人员将其送往具有治疗毒蛇咬伤的特色医院进行救治。

在抢救过程中，发现药库里没有抗眼镜蛇毒血清，于是医生一方面用抗五步蛇毒血清对伤者进行治疗；另一方面四处联系上海市各大医院和医药公司，但均无备货。情急之下，只好向外省市求助，杭州的医药公司存有抗眼镜蛇毒血清，连夜取回并注射后，该男子的病情才转危为安。

二、基本知识

动物毒素是由动物体内产生的极少量即可引起中毒的物质。动物毒素大多是由有毒动物毒腺分泌并注入其他动物体内的蛋白类化合物，如蛇毒、蜂毒、蝎毒、蜘蛛毒、蜈蚣毒、蚁毒、河豚毒、章鱼毒、沙蚕毒等，以及由海洋动物产生的扇贝毒素、石房蛤毒素、海兔毒素等，毒液中含有多种酶。

根据毒素的生物学效应，动物毒素可分为神经毒素、细胞毒素、心脏毒素、出血毒素、溶血毒素、肌肉毒素或坏死毒素等。如蜂毒主要是神经毒素、溶血毒素和酶；蝎毒含神经毒素和酶；蜘蛛毒素含10多种蛋白、坏死毒素和酶；蛇毒所含毒素类型因蛇的种、属不同而有很大差异。动物毒素对人与动物具有毒害作用，但也有一定药用价值。

（一）蛇毒的基本概念与急救措施

在全世界3 000种蛇中，约有15%对人类有毒。中国的毒蛇有40余种，具有剧毒的10种蛇分别为银环蛇、眼镜王蛇、舟山眼镜蛇、原矛头蝮、白唇竹叶青、白眉蝮、灰蓝扁尾海蛇、圆斑蝰、金环蛇和尖吻蝮，多分布于长江以南地区。

毒蛇的最大特点是有毒腺和毒牙（而无毒蛇没有毒腺和毒牙），可以通过蛇咬伤的伤痕特征大致判断是否属于毒蛇咬伤（图5-11）。无毒蛇并不意味着不会引起中毒，其唾液中仍含有一些有毒物质，如虎斑游蛇唾液中含有的毒素能引起疼痛、肿胀等。相对于毒蛇而言，无毒蛇咬伤的危险性较小。

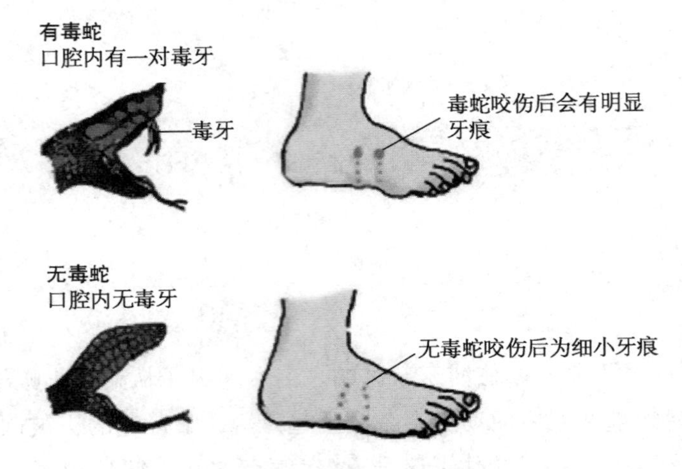

图 5–11　**蛇咬伤的伤痕特征**

毒蛇头部多为三角形，有毒腺和毒牙，能分泌毒液。毒蛇的牙齿呈中空结构，连接毒腺，毒液注入牙齿内存储。捕猎时可将毒液喷出，攻击猎物。下颚牙齿较小，用于咬住猎物。毒蛇咬住人或动物时，毒液从毒牙流出注入人或动物体内，咬伤部位以四肢最为常见。毒蛇的毒液只有进入血液才能发挥全身毒性作用。

1. 蛇毒的毒性作用　蛇毒是复杂的物质，主要是具有酶活性的蛋白质和分子量较小的多肽，按其性质可分为神经毒素、血液毒素、混合毒素三大类。

（1）金环蛇、银环蛇、海蛇、白花蛇等主要为神经毒素，可损害神经系统。咬伤时，局部可无特殊表现，一般有 1~4 小时的潜伏期，全身中毒症状一旦发作，则发展急剧，且难以控制。严重者可出现昏迷、呼吸停止。

（2）蝰蛇、尖吻腹、竹叶青等主要为血液循环毒素，中毒表现复杂，主要是破坏凝血功能。潜伏期短，病势发展快，局部有坏死溃烂，伤口大量出血，甚至七窍流血。

（3）眼镜蛇、眼镜王蛇、蝮蛇等为混合毒素，可造成呼吸麻痹和循环衰竭。眼镜王蛇咬伤引起死亡的可能性比较大，死亡大多发生在咬伤后数分钟至 2 小时内。

2. 中毒症状　俗话说，“一朝被蛇咬，十年怕井绳”。蛇咬伤中毒的严重程度取决于蛇的大小和种类、蛇毒注入量、伤口数量、咬伤的部位和深度（头部和躯体咬伤比肢体咬伤严重）、被咬者的年龄、体重和健康状况、咬伤后治疗延迟的时间和被咬者对蛇毒的易感（反应）性。蛇毒中毒可从轻度很快发展为重度。

（1）银环蛇：是我国毒性最强的毒蛇，危险性极高。生性胆小、性情温和，不主动攻击人。被银环蛇咬伤时，伤口疼痛不明显，有麻木感、无红肿，无出血或出血不多。由于早期症状不明显，易被忽视而延误救治。伤后 1~4 小时，伤者开始出现头晕、眼花、视物模糊、咽部有异物感、懒言嗜睡、困倦乏力，常有呕吐，肠蠕动先短暂亢进后为抑制。

病情迅速恶化，可出现眼睑下垂、不能张口、伸舌不灵、吞咽困难、流涎、声音嘶哑、呼吸困难，甚至昏迷，伤者可能在8~72小时内死亡。

（2）蝰蛇：蝰蛇受惊时并不逃离，而是将身体盘卷成圈，并发出呼呼的出气声，身体不断膨缩。被蝰蛇咬伤后，伤口可有疼痛，并逐渐加剧，常流血不止，伤口局部红肿、发热，并向近心端蔓延，严重者可发展至躯干。伤后1~5小时，可出现全身不适，畏寒、发热、胸闷、心悸、头晕、头痛、恶心、呕吐，全身皮肤和肌肉疼痛，常伴有广泛性出血，如皮下出血、齿龈出血、鼻出血、咯血、吐血、血尿和血便等。严重者可因循环衰竭或肾衰竭而死亡。被咬后6~48小时内可能导致伤者死亡。蝰蛇咬伤后如能得到及时的救治，大多数能转危为安，但恢复一般较慢。妊娠期或月经期妇女被咬伤，常引起早产或流产、子宫大出血，后果严重。

（3）眼镜王蛇：性情凶猛，受到危险时会抬起身体的前1/3，张开嘴，露出毒牙，头颈转动灵活，反应极其敏捷，会主动攻击。排毒量大，毒性极强，是最危险的蛇类之一。被咬伤后局部症状明显，疼痛逐渐加重，有麻木感，伤口周围皮肤迅速红肿，可扩展到整个肢体，常有水疱；严重者，伤口迅速变黑坏死，形成溃疡。全身症状有头晕、头痛、寒战、发热、四肢无力、恶心呕吐、全身肌肉酸痛，严重者可出现心功能衰竭、呼吸停止。

3. 预防蛇咬伤的措施　为了避免被蛇咬伤，可采取如下措施。

（1）避开人迹罕至的草丛、密林等。蛇是变温动物，气温达18℃以上才出来活动，夏天雨前、雨后、洪水过后的时间是毒蛇游动最频繁的时间段。

（2）毒蛇怕人，受惊后会迅速逃跑，一般不会主动攻击人，毒蛇咬人，大多是自卫行为。但也有例外，眼镜王蛇是世界上最大的毒蛇，一旦人进入眼镜王蛇的领地，会主动攻击人。通常进入山区可携带长棍或竹竿，拍打草丛或树干将蛇惊走，起到“打草惊蛇”的作用。扎紧裤口，防止蛇咬伤。

（3）露营时，在帐篷周围撒雄黄、石灰粉或湿烟叶，并将帐篷拉链完全合上。蛇讨厌风油精，可适量涂抹。

（4）遇到毒蛇时需保持镇静，不要突然移动或奔跑，应缓慢绕行或退后；被蛇追逐时，切勿直线跑或下坡直线跑，可选择“之”字形路线逃离。

4. 急救措施　毒蛇的毒牙不长，被毒蛇咬伤后，除部分毒液可直接进入血液外，大部分毒液仍存留在伤口部位的组织内，在酶的作用下毒液可持续进入血液。因此，被毒蛇咬伤后应尽快设法清除伤口处的毒液，延缓毒液吸收进入血液，同时尽快将伤者送医注射抗蛇毒血清。

（1）保持冷静，摆脱毒蛇的再次攻击。切忌快速奔跑，另外不要试图捕蛇，应留意蛇的外形和颜色，或进行拍照，以供判断蛇的毒素类型。

（2）拔除毒牙。毒蛇咬人，一般是出于自卫攻击，大多是在被无意中踩到或碰到后才会咬人。在甩脱毒蛇的过程中，其毒牙可能会断留在伤口内部，由于毒牙内有毒液，因此应在第一时间将毒牙拔除。

（3）及时拨打120急救电话，尽快将伤员送医院接受专业救治，争取在蛇咬伤后24小时内注射抗蛇毒血清。

（4）在等待120救护车到达时或自行入院过程中，可采取以下措施。

1）迅速去除戒指、手镯、手表等环形束缚物，避免组织肿胀受环形压迫而坏死。

2）流水冲洗减毒。有水的情况下，用清水冲洗黏附在伤口处的毒液；若用洗手液、肥皂水冲洗伤口，效果更好。

3）采取卧位或半卧位，使咬伤部位低于心脏水平面。

4）在伤口的近心端结扎，阻止蛇毒进入血液循环。可用绳子或衣服布条在伤口近心端进行结扎（图5-12）。结扎的力度不宜过紧，应可通过一根手指，以能阻止静脉和淋巴回流而不妨碍动脉流通为度，即远心端可以摸到动脉的搏动。放松时间视实际情况而定，若伤口肿胀范围迅速扩大，应注意检查结扎的松紧度，适当松解，防止肢体组织缺血坏死。

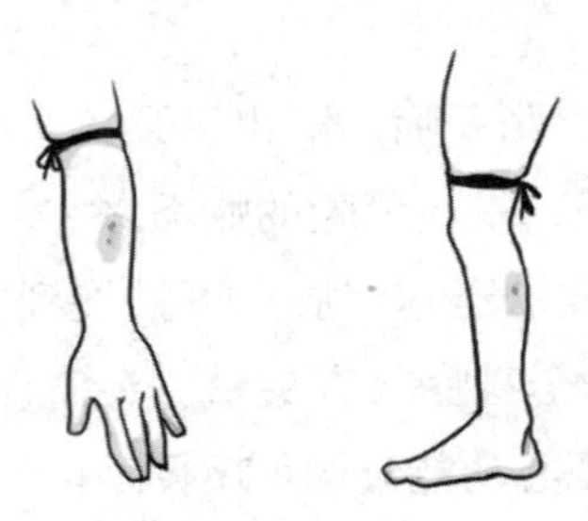

图5-12　**近心端结扎的方法**

5）对咬伤肢体进行整体加压包扎，通过减慢淋巴回流以减少毒液扩散。可用丝袜、裤袜包扎伤肢，包扎范围越大越好，再借助木棍或树枝固定伤肢（图5-13）。但正确掌握包扎压力比较困难，压力过大可造成局部组织损伤，压力不足则达不到效果。

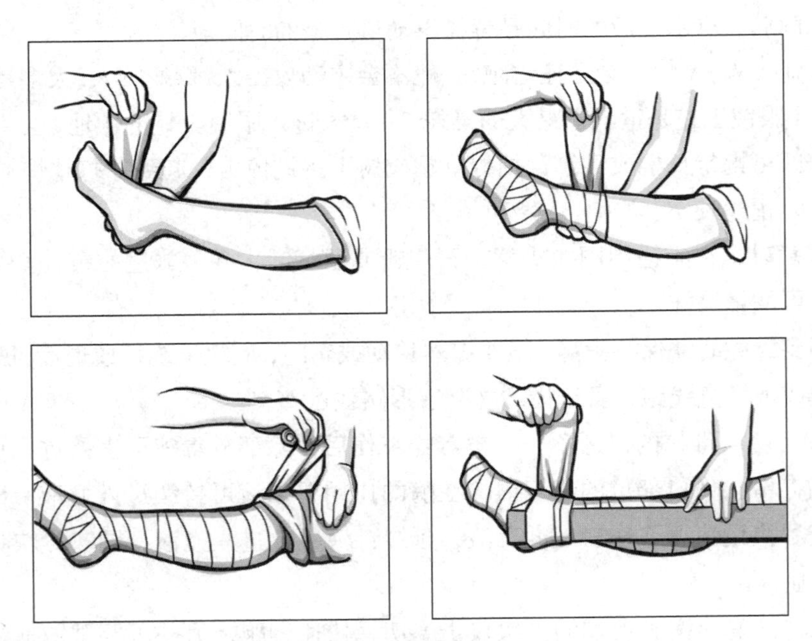

图5-13　**整体加压包扎方法**

【注意】传统上认为有效的急救方法如火烧、切开、冰敷、负压吸引等已被摒弃。火烧减毒可操作性差，效果不确切，且易造成伤口难愈合、坏死。由于血液循环毒素，盲目切开伤口可加重出血，伤口扩大后难愈合。冰敷延缓毒素吸收的效果不明显，有增加局部组织冻伤坏死的风险。负压吸引可加重局部组织坏死，减毒效果不明显。试图用嘴吸吮伤口进行排毒的方法更不可取，尤其是有龋齿、口腔溃疡者，严禁用嘴吸吮伤口。

（二）蜂毒的基本概念与急救措施

马蜂，学名胡蜂，又称为黄蜂，体大身长毒性强。雌蜂腹部尾端内隐藏了一支退化的输卵管，即螫针，上连毒腺，可分泌毒液。在遇到攻击或不友善干扰时，会群起攻击。

1. 蜂毒的毒性作用　包括溶血毒素和神经毒素两类，可导致溶血、出血和神经毒性作用，损害心肌、肾小管和肾小球，也可引起过敏反应。

2. 中毒症状　马蜂螫人时，其毒腺内的毒液通过螫针注入皮肤内，局部立即出现肿胀、充血，有烧灼、瘙痒（图 5–14）。

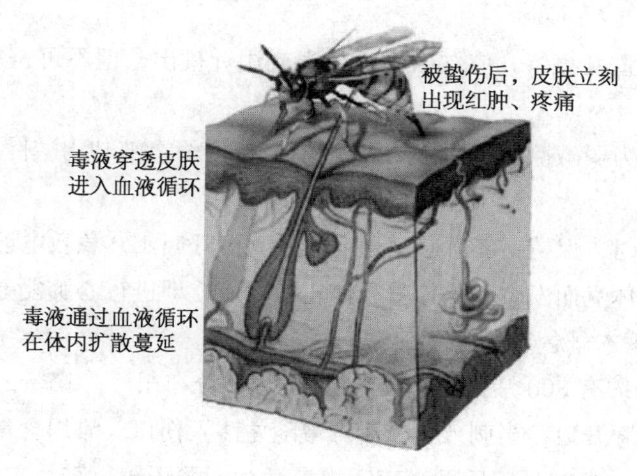

图 5–14　**马蜂蜇伤的危害**

（1）被少数的蜂蜇伤，一般无全身症状，通常数小时后症状即可消失、自愈。

（2）若被较大数量的蜂蜇伤，可产生大面积肿胀，出现发热、头痛、呕吐、腹痛、腹泻、烦躁不安等全身症状，严重时可出现肌肉痉挛、昏迷，甚至休克、肺水肿及急性肾衰竭，可因心脏、呼吸麻痹而死亡。

（3）对蜂毒过敏者，在蜇伤后可立即出现荨麻疹、喉头水肿、哮喘，甚至呼吸困难，严重时可因过敏性休克、窒息而死亡。

3. 蜇伤预防的措施

（1）生活环境中发现蜂巢时，要及早处理，消除隐患。不在居住区附近养蜂。

（2）不盲目攻击蜂巢，不要惊扰马蜂。若没有完善的防护装备，切勿自行摘巢，常常因为主动攻击蜂巢而遭到蜂群报复被蜇伤。应报告消防部门处理。

（3）不盲目怕打。马蜂是色盲，化妆品中的某些类似天然花香的物质可能会吸引它们。饮酒的人易受到马蜂的攻击。被零星的马蜂、蜜蜂骚扰或停落在身体上时，轻轻抖落即可，不要拍打。

（4）受到蜂群攻击时，应尽快用衣物包裹暴露部位，蹲伏不动。不要奔跑，更不要扑打。

4. 捣毁蜂巢

（1）药物熏杀：少量越冬马蜂在春季开始筑巢，发现后可摘除或用浸有农药的布条熏杀。

（2）适时摘巢：在晚上或雨天，先用杀虫剂喷射蜂巢，然后用塑料袋套住蜂巢并快速扎紧袋口，将其投入水中或用火焚烧。

（3）火烧蜂巢：长竹竿扎上浸过燃油的棉花或布料，烧毁高处的蜂巢。但应注意防火。

（4）水攻碎巢：用高压水枪冲击高处的蜂巢，将其击碎。

（5）无论采取何种方式，事先应做好自我防护。

5. 急救措施

（1）伤口若有蜇刺存留，应立即小心拔出或用针挑出，但不可挤揉蜇伤处，以免增加毒液的吸收。

（2）马蜂毒液为弱碱性，可用食醋擦洗伤处；但蜜蜂毒液却为酸性，可用肥皂水、苏打水擦洗伤处。

（3）严重蜇伤时，保持伤者呼吸道通畅，并立即呼叫120急救电话，送医救治。

（4）因过敏性休克而发生心跳、呼吸停止时，应立即进行心肺复苏。

（三）蝎毒的基本概念与急救措施

世界上的蝎子约有800余种，中国约有15种，分布很广。蝎子的尾部有钩状尖刺，刺尖两侧各有一毒腺开口，当刺入人体后毒液随之注入伤口。雌蝎含毒量大。

蝎子昼伏夜出，多在日落后至半夜间出来活动，藏于靴、鞋、衣服内。蝎子嗅觉十分灵敏，对各种强烈的气味，如油漆、汽油、煤油、沥青，以及各种化学品、农药、化肥、生石灰等有强烈的回避性，甚至会致死。蝎子对各种强烈的震动和声音也十分敏感，会被吓跑。

蝎子毒腺内的毒液呈酸性，含有溶血毒素及神经毒素。神经毒素对呼吸中枢有麻痹作用，对心血管有兴奋作用。蝎毒可造成神经系统、消化系统、心脑血管系统、癌症、皮肤等多种疾病，但对人类危害极大的各种病毒均有预防和抑制作用。

蝎子在受到惊吓的情况下，出于防御本能，可用尾部的毒刺对人造成蜇伤。蜇伤多发生在手足部位。被蝎子蜇伤时，轻者局部出现剧痛、红肿、水疱、肢体麻木；重者出现头昏、流涎、畏光、流泪、鼻出血、发热、全身不适、肌肉疼痛与痉挛、血压升高，或出现恶心、呕吐、胃肠出血、肺水肿，终至呼吸中枢麻痹而死亡。儿童对蝎毒甚为敏感。

蝎子蜇伤的急救措施：①拔除毒刺；②用肥皂水冲洗伤口，中和毒素；③症状严重时，应于肢体近心端结扎；④及时呼叫120急救电话，送医救治；⑤及时注射抗蝎毒血清，处理措施同蛇咬伤。

（四）蚁毒的基本概念与急救措施

世界上的蚂蚁有11 700多种，中国约有600多种。蚂蚁会破坏建筑、传播细菌、污染食物、叮咬人体。大多数蚂蚁无毒无害，只有少数种类的蚂蚁有毒，如红蚂蚁、黄蚂蚁、红火蚁等。

蚂蚁对温度的反应敏感，多半在炎热天气活动。蚂蚁喜欢香甜食品，能辨识道路。家居蚂蚁可用开水浸淹，用洗衣粉液在其行进路线上设沟阻隔，也可用杀灭蟑螂、蚊虫的药剂进行杀灭。

蚂蚁唾液中含有蚁酸（甲酸），酸性较强，能够破坏人体内的蛋白质，引起痛痒感。肥皂水、苏打水等碱性物质可中和蚁酸，减轻痛痒感。

被有毒蚂蚁咬伤后，人体可出现痛感和不适症状。过敏体质的人可出现休克，应及时就医。

（五）蟾蜍分泌物中毒的基本概念

蟾蜍，俗称癞蛤蟆，是两栖动物。蟾蜍皮肤粗糙，背面长满了大大小小的皮脂腺，头侧鼓膜上方的耳后腺是最大的一对皮脂腺。蟾酥是蟾蜍皮脂腺的分泌物，白色乳状液体，有毒。蟾酥干燥后可以入药，是一种紧缺药材。蟾蜍分泌的蟾酥可致盲和致命，毒性大于普通的蛇。但蟾蜍不具攻击性。

进食煮熟的蟾蜍（特别是头和皮）、服用过量的蟾蜍制剂，或伤口遭其毒液沾染均可引起中毒。潜伏期为0.5~1小时，主要症状包括剧烈恶心、呕吐、腹痛、腹泻、腹水、休克；胸闷、心悸、发绀、心律不齐；头晕、头痛、嗜睡、出汗、口唇及四肢麻木、惊厥；严重时可导致呼吸和循环衰竭。蟾蜍毒液误入眼内，可引起眼睛红肿，甚至失明。

三、重点提示

（1）动物毒素是由动物体内产生的极少量即可引起中毒的物质。动物毒素对人与动物有毒性作用，但也有一定药用价值。

（2）毒蛇的最大特点是有毒腺和毒牙，可根据咬伤的伤痕特征大致判断是否属于毒蛇咬伤。

（3）毒蛇的牙齿呈中空结构，毒蛇的毒液存储在牙齿内。毒液只有进入血液才能发挥毒性作用。

（4）蛇毒按其性质可分为神经毒素、血液循环毒素、混合毒素三大类。蛇毒的中毒症状可从轻度很快发展为重度。

（5）被毒蛇咬伤后应尽快设法清除伤口处的毒液，延缓毒液吸收，尽快送医注射抗蛇毒血清。

（6）传统上认为有效的毒蛇咬伤急救方法如火烧、切开、冰敷、负压吸引等已被摒弃，有龋齿、口腔溃疡者严禁用嘴吸吮伤口。

（7）马蜂毒液为弱碱性，可用食醋擦洗伤处；但蜜蜂毒液为酸性，可用肥皂水、苏打水擦洗伤处。

（8）蝎子毒腺内的毒液呈酸性，可用肥皂水冲洗伤口，中和毒素。

（9）蚂蚁唾液中含有蚁酸（甲酸），酸性较强，可引起痛痒感，可用肥皂水、苏打水等碱性物质中和蚁酸。

（10）蟾蜍分泌的蟾酥可致盲和致命。

四、自救案例

2016年10月31日，江西上饶的李阿姨和家人一起到山上采茶籽时，不慎误捣马蜂窝，迅速被数十只疯狂的马蜂团团围住，她的头面部、背部、手臂等多个部位被蜇伤，立即感到疼痛难忍，随即又出现头痛、头晕等不适症状。家人见状，立即拨通120急救电话，将她送至附近的医院就诊。

医生紧急检查后，立即给予药物对症治疗。伤后第2天，李阿姨的病情未能得到缓解，医生便建议转到上级医院救治。当到达市医院肾内科时，李阿姨已经出现急性肾衰竭和急性肝衰竭。医生立即给予抗感染、护肝、护肾、激素、补液及维持水、电解质平衡等对症治疗，并紧急施行深静脉临时置管术进行血液灌流净化治疗，清除血液的有毒物质。最终李阿姨成功脱险，康复出院。

第六章 自然灾害的应急处置

地球在无时无刻地发生着自然变异，人类活动会诱发或加速自然变异，当自然变异给人类社会带来危害时，即构成自然灾害。自然灾害是人类依赖的自然界中所发生的异常现象，对人类社会造成的危害往往触目惊心，甚或是毁灭性的。既有地震、火山爆发、泥石流、海啸、台风、洪水等突发性灾害，也有地面沉降、土地沙漠化、干旱、海岸线变化等在较长时间中才能逐渐显现的渐变性灾害，还有臭氧层变化、水体污染、水土流失、酸雨等人类活动导致的环境灾害。

1. 台风　上海每年都会遭受太平洋热带气旋的袭击，并带来大风、暴雨、风暴潮等灾害。上海年均降雨量 1 123 mm，70% 集中在 4~9 月。地势低洼地带，易发生江河泛滥、农田被淹；沿江沿海地带的海塘、堤坝、内河防汛墙等工程经常发生由台风造成的严重破坏。

2. 龙卷风　平均每年有 2~3 次，主要发生在城市的郊区，具有突发性和破坏性，危害较大。

3. 高温　上海每年高于 35℃高温日数一般为 9 天左右，异常时可达 20~30 天，对城市供水、供电、农业生产和市民生活有一定影响。

4. 雷击　上海属雷击多发地区，全市年平均雷暴日为 53.9 天，计算机、通讯设备等的电子器件易受雷击破坏，雷击造成的人员伤亡每年都有发生。

5. 地震　上海不在板块碰撞的活跃地带上，发生地震的可能性较小，但近年来上海也存在可能发生中强以上地震的地质构造，历史上曾记录发生 5 级左右地震，南黄海及邻近省市地震对上海可能波及的影响也不容忽视，已被国家列为地震重点监视防御区。

6. 雾霾　近年来，雾霾对我国人民的生活和生产造成很大影响，其危害不容忽视。

7. 传染病　2003 年，SARS 的出现给人们敲响了警钟。近几年禽流感的出现，再次提醒传染病疫情的威胁并未远去。

第一节 台 风

一、案例资料

2005年7月31日晚，在菲律宾以东的太平洋洋面上形成一个热带气旋，8月3日凌晨加强为台风，即强台风“麦莎”。台风行经台湾东北后，于8月6日凌晨3时40分，自浙江省台州市玉环县干江镇登陆，登陆时近中心风力达14级（最大风速每秒45 m）。登陆后，强度逐渐减弱，并继续向偏北方向移动，先后穿过浙江中部、安徽东南部、江苏中北部、山东东部，于8月8日中午进入渤海莱州湾，9日7时10分在辽宁省大连市再次登陆后减弱为低气压。强台风“麦莎”是继1997年11号台风后对我国影响最严重的台风，共造成3 064.2万人受灾，20人死亡，直接经济损失人民币177.1亿元。

2005年8月5日傍晚到7日凌晨对上海市造成持续的风雨影响，过程雨量普遍达到暴雨到大暴雨，局部地区特大暴雨，市区风力8~10级，长江口区和沿江沿海地区9~11级，上海市沿海海面和洋山港区风力达12级以上，黄浦江苏州河口潮位最高超出警戒线0.1 m。8月6日凌晨，上海市将台风预警升至当时的最高级别（黑色台风预警，2007年上海市对气象预警信号进行了修订）。

“麦莎”导致上海市受灾人口133.1万人，因灾死亡7人，紧急转移安置人数21.6万人；农作物受灾面积56千公顷，绝收面积5.2千公顷，菜价上涨30%；倒塌房屋1.5万间，损坏房屋1.4万间；因灾直接经济损失13.3亿元。

二、基本知识

每年的夏秋季节，我国毗邻的西北太平洋上会生成名为台风的热带气旋，有的消散于海上，有的则登上陆地，带来狂风暴雨，极具破坏力，是一种自然灾害。台风位居十大自然灾害之首，我国拥有漫长的海岸线，是受台风影响最严重的国家之一，平均每年造成约250亿元的经济损失和死亡600人左右的灾害。

（一）台风的基本概念

目前，因发生地点不同，而有不同的叫法。在北太平洋西部地区如我国、日本、菲律宾一带通常称为台风，而在北大西洋及东太平洋地区如美国则普遍称为飓风。台风和飓风都是一种强大而具破坏力的热带气旋，发生在热带或副热带洋面上，是一种强大而深厚的热带天气系统。它像在流动江河中前进的旋涡一样，一边绕自己的中心急速旋转，一边随周围大气向前移动。在北半球，热带气旋中的气流绕中心呈逆时针方向旋转；在南半球，则呈顺时针方向旋转。

台风中心又称为台风眼，以其为同心圆、由内向外分别是旋涡风雨区和外围大风区（图 6-1）。台风内的气流呈逆时针旋转，使中心空气发生旋转，而旋转时所产生的离心力与向中心旋转吹入的风力互相平衡抵消，使强风不能再向中心聚合，从而在台风中心出现无风现象，且因空气下沉增温致使云消雨散，而成为台风眼。台风中心为低压中心，以气流的垂直运动为主，风平浪静，天气晴朗，半径为 5~30 km。台风中心之外为旋涡风雨区，半径约 100 km，是台风中空气对流和风雨最强烈的区域，破坏力最大。最外圈为大风区，半径为 200~300 km，主要特点是风速向中心急增，风力可达 6 级以上。

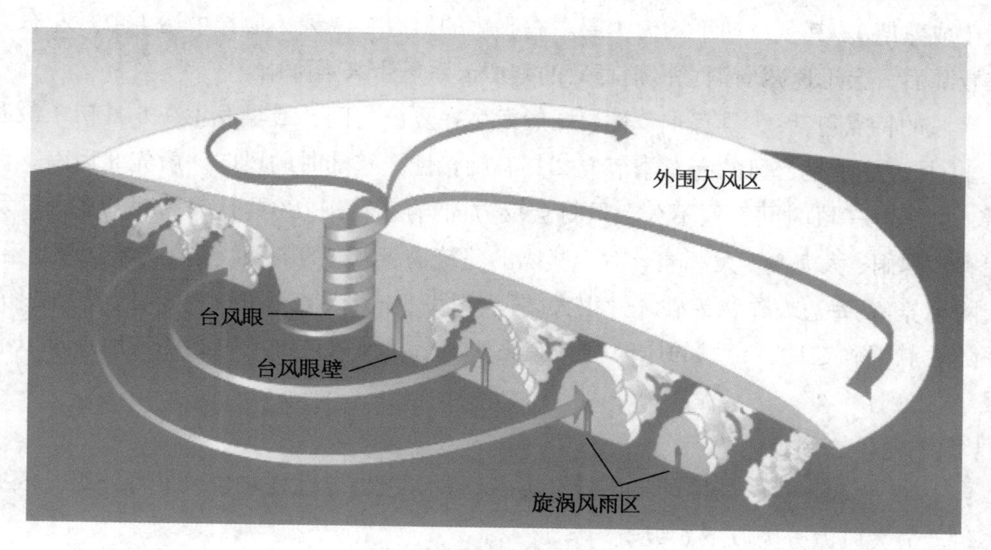

图 6-1　台风结构示意图

（二）台风源地

台风的形成需要一定的条件，只在特定的热带洋面上产生。经常发生台风的海区，称为台风源地。全球主要有 8 个，北半球有北太平洋西部和东部、北大西洋西部、孟加拉湾和阿拉伯海 5 个海区，南半球有南太平洋西部、南印度洋西部和东部 3 个海区。全球每年平均约有 83 个热带气旋发生，大洋西部发生的台风比大洋东部发生的台风多得多。其中以西北太平洋海区为最多（占 36% 以上），而南大西洋和东南太平洋至今尚未发现有台风生成。

西北太平洋台风的源地又分 4 个相对集中区，即南海中北部的海面、菲律宾群岛以东和琉球群岛附近海面、马里亚纳群岛附近海面和马绍尔群岛附近海面。在南海海面形成的台风，对我国华南一带影响重大。

（三）台风的形成

热带气旋的生成和增强需要巨大的能量，因此它形成于高温、高湿和其他气象条件适宜的热带洋面。在热带海洋上，海面因受太阳直射而使海水温度升高，海水蒸发成水汽散布在空中，使空气湿度变大；同时空气在高温作用下膨胀，密度减小，质量减轻，因赤道附近的风力微弱，空气向上膨胀，发生对流作用。此时周围的较冷空气流入补充，使空气进一步上升，如此循环，便形成一个温度较高、重量较轻、密度较小的空气气柱，即低气压中心。空气自高气压流向低气压，随着气压变化和地球自身运动，流入的空气发生旋转，形成一个逆时针旋转的空气旋涡，称为热带气旋。在高温的持续作用下，热带气旋将会越来越强大，最后形成台风。

台风的生命周期按台风的强度变化可分为生成、发展、成熟和消亡4个阶段。台风开始酝酿生成前仅为一微弱的热带低压（发生期）；台风形成后会继续发展，威力渐增（发展期）；随后台风威力减小，并渐趋衰灭（消亡期）；台风发展至最强阶段，中心气压达到最低（成熟期）。其生命期平均为1周左右，短的只有2~3天，最长可达1个月左右。台风在登陆后，会迅速减弱消亡，消亡后的残留云系可带来强降雨。

台风的特点包括：①具有季节性。一般发生在夏秋之间，最早发生在5月初，最迟发生在11月。夏季是台风的高发季节。②具有旋转性。登陆时的风向一般先北后南。台风过后，会平静一段时间，但不久台风将会反方向再度横扫。③具有破坏性。强台风发生常伴有大暴雨、大海潮、大海啸。对不坚固的建筑物、架空的各种线路、树木、海上船只、海上网箱养鱼、海边农作物等破坏性很大。强台风发生时，人力不可抗拒，易造成人员伤亡。④登陆地点不确定性。台风的风向时有变化，常出人预料，台风中心登陆地点难以准确预报。

（四）台风的分级

自1989年起，我国采用国际热带气旋名称和等级划分标准对台风进行分级。依据其中心附近最大风力分为以下6级。

1. 热带低压　最大风速6~7级；可使树枝摇动；影响轻微，为热带气旋强度最弱的级别。

2. 热带风暴　最大风速8~9级；可使大树树枝下弯；虽能造成一定的影响，但所携带的大量雨水对改善淡水供应和生态环境具有十分重要的意义。

3. 强热带风暴　最大风速10~11级；可使小树枝折断、小树被拔起；可造成严重影响。

4. 台风　最大风速12~13级；会有大量树木倒斜；造成严重破坏。

5. 强台风　最大风速14~15级；树木大量倒斜，甚至被连根拔起；常伴有大暴雨、大海潮、大海啸，人力不可抗拒，易造成人员伤亡，属于严重的自然灾害。

6. 超强台风　最大风速≥16级；摧枯拉朽，极具破坏力。陆地少见。在海上，海浪高度可＞14 m。有史以来强度最高、中心附近气压值最低的台风，是超强台风“泰培”，1979年曾对日本造成大范围洪灾。

（五）台风预警信号

加强台风监测和预报，建立城市预警系统，提高应急能力，建立应急响应机制是减轻台风灾害的重要措施。对台风的探测主要是利用气象卫星。在卫星云图上，能清晰地看见台风的存在和大小。利用气象卫星资料，可以确定台风中心的位置、估计台风强度、监测台风移动方向和速度，以及狂风暴雨出现的地区等，对防止和减轻台风灾害起着关键作用。

1. 台风预警信号　2004 年 8 月 16 日，我国气象局发布了《突发气象灾害预警信号发布试行办法》，其中把台风预警信号分为蓝色、黄色、橙色和红色 4 级。2007 年，上海市对气象预警信号进行了修订。

（1）台风蓝色预警信号（一般）：表示 24 小时内可能或者已经受热带气旋影响，沿海或者陆地平均风力达≥ 6 级，或者阵风≥ 8 级并可能持续。

（2）台风黄色预警信号（较重）：表示 24 小时内可能或者已经受热带气旋影响，沿海或者陆地平均风力达≥ 8 级，或者阵风≥ 10 级并可能持续。

（3）台风橙色预警信号（严重）：表示 12 小时内可能或者已经受热带气旋影响，沿海或者陆地平均风力达≥ 10 级，或者阵风≥ 12 级并可能持续。

（4）台风红色预警信号（特别严重）：表示 6 小时内可能或者已经受热带气旋影响，沿海或者陆地平均风力达≥ 12 级，或者阵风达≥ 14 级并可能持续。

2. 台风警报级别　分为 3 级，即消息、警报和紧急警报。

（1）消息：台风远离或沿海尚未开始出现 8 级风或暴雨时，预报责任区根据需要可发布消息，报道台风的情况；警报解除时也可以消息方式发布。

（2）警报：预计未来 48 小时内影响沿海地区或者台风登临时，发布警报。

（3）紧急警报：预计未来 24 小时内影响沿海地区或者台风登临时，发布紧急警报。

（六）台风造成的灾害

伴随热带气旋而来的常常是强烈的天气变化，如狂风、暴雨、巨浪、风暴潮和龙卷风等。台风可引起海面巨浪，严重威胁航海安全；台风登陆后可摧毁庄稼、各种建筑设施等，造成人民生命、财产的巨大损失。台风是一种破坏力很强的自然灾害，可造成风灾和水灾。其危害性主要有 4 个方面。

1. 强风　台风中心附近最大风力可达≥ 12 级，可直接摧毁房屋建筑物、电信及电力线路和农作物等。

2. 暴雨　台风经过的地区，可能产生 150~300 mm 降雨，少数产生＞ 1 000 mm 的特大暴雨。如 1975 年第 3 号台风登陆后，在河南南部（间接）产生特大暴雨，打破了该地区的降雨记录，河南林庄 24 小时和 3 天的降雨分别为 1 060 mm 和 1 605 mm（河南 75.8 事件）。

3. 风暴潮　台风可使沿岸海水产生增水，江苏省沿海最大增水可达 3 m。“9608”和“9711”号台风增水，使江苏省沿江、沿海出现超历史的高潮位。

4. 传染病　台风过后易发生各种传染病，如痢疾、霍乱等。

凡事都有两重性，台风在危害人类的同时，也在保护人类。台风给人类带来了丰沛的淡水资源，显著缓解了全球水荒。一次直径不算太大的台风，登陆时可带来 30 亿吨降水。另外，台风还使世界各地的冷热保持相对均衡。赤道地区气候炎热，若不是台风驱散这些热量，热带会更热，寒带会更冷，温带也会从地球上消失。

三、自救互救

（一）台风防御指南

根据不同的台风预警信号级别，设立了相应的防御指南。

（1）对于蓝色预警信号，应采取以下措施：①政府及相关部门按照职责做好防台风准备工作；②停止露天集体活动和高空等户外危险作业；③相关水域水上作业和过往船舶采取积极的应对措施，如回港避风或者绕道航行等；④加固门窗、围板、棚架、广告牌等易被风吹动的搭建物，切断危险的室外电源。

（2）对于黄色预警信号，应采取以下措施：①政府及相关部门按照职责做好防台风应急准备工作；②停止室内外大型集会和高空等户外危险作业，中小学生及幼儿园托儿所停课；③相关水域水上作业和过往船舶采取积极的应对措施，加固港口设施，防止船舶走锚、搁浅和碰撞；④加固或者拆除易被风吹动的搭建物，人员切勿随意外出，确保老人、孩子留在家中最安全的地方，及时转移危房人员。

（3）对于橙色预警信号，应采取以下措施：①政府及相关部门按照职责做好防台风抢险应急工作；②停止室内外大型集会、停课、停业（除特殊行业外）；③相关应急处置部门和抢险单位加强值班，密切监视灾情，落实应对措施；④相关水域水上作业和过往船舶应当回港避风，加固港口设施，防止船舶走锚、搁浅和碰撞；⑤加固或者拆除易被风吹动的搭建物，人员应当尽可能待在防风安全的地方；当台风中心经过时风力会减小或者静止一段时间，切记强风将会突然吹袭，应当继续留在安全处避风，及时转移危房人员；⑥相关地区应当注意防范强降水可能引发的山洪、地质灾害。

（4）对于红色预警信号，应采取以下措施：①政府及相关部门按照职责做好防台风应急和抢险工作；②停止集会、停课、停业（除特殊行业外）；③回港避风的船舶要视情况采取积极措施，妥善安排人员留守或者转移到安全地带；④加固或者拆除易被风吹动的搭建物，人员应当待在防风安全的地方；当台风中心经过时风力会减小或者静止一段时间，切记强风将会突然吹袭，应当继续留在安全处避风，及时转移危房人员；⑤相关地区应当注意防范强降水可能引发的山洪、地质灾害。

（二）台风避险措施

1. 防御台风的原则　台风来前，防为主；台风到时，避为主；台风过后，及时抢险救灾。

2. 台风来袭之前，市民应采取以下防范措施

（1）留意气象预报：及时收听、收看或上网查阅台风预警信息，调整出行时间。

（2）储备食物和饮用水：台风可能会造成停水，还可能影响农业生产而造成蔬菜、食物供应不及时。

（3）准备应急照明物品：台风可使供电线路中断而造成大面积停电，有必要准备蜡烛、

手电或蓄电节能灯等物品。

（4）整理家庭急救包：特别是家中有高血压、糖尿病、心脏病患者的，应准备好相应药品。

（5）排查高空坠物隐患：台风可使支撑、固定不牢固的物品如广告牌、老旧空调外支架、楼道窗户的碎玻璃、花盆、量衣架等从高空坠落，造成生命危险和财产损失，应及时进行加固、修补、清理。台风来临时，将门窗关严；如遇玻璃松动或有裂缝，可在玻璃上以“米”字形贴上胶带，以免吹碎后碎片四散。

（6）疏通下水管道：大暴雨可造成严重的积水，来不及疏泄的积水倒灌入室，会造成财产损失。地势低洼的社区，在暴雨来临之前，应进行排查疏通。

（7）检查电路、炉火、煤气等设施是否安全。

（8）撤离危旧建筑物：危旧房屋或抗风能力较差的建筑物如简易工棚、临时建筑、脚手架、广告牌、铁塔、电线杆等可能发生倾倒、塌陷，威胁人身安全，应暂时到亲友家躲避，或听从当地政府部门的安排，及时撤离。处于可能受淹的低洼地区的人也要及时转移。

（9）关照家中老人和孩子：老人、孩子尽量不要出门；单独在家时，不要随便打开紧闭的门窗；嘱咐其关闭家用电器电源，防止雷击。

（10）远离危险堤塘：台风会引发风暴潮，沿海渔船应该回港避风。台风还会冲毁江塘堤防、涵闸、码头、护岸等设施，甚至可能直接冲走附近人员，造成人员伤亡。因此，台风来临前，沿海地区从事塘外养殖的群众和处于危险堤塘内的群众要及时转移到安全地带。

3. 台风来袭之时，常发生外伤、骨折、触电等意外情况，市民应注意避险。

（1）尽量不要外出。必须出行时，应穿着轻便防水的鞋子和颜色鲜艳、紧身合体的衣裤，收紧衣服以减少受风面积；穿雨衣，不打雨伞；弯腰慢行。切勿在玻璃门窗、危棚简屋、临时工棚附近及广告牌、霓虹灯等高空建筑物下面逗留，行人常被刮落的树枝或高空坠落物如花盆、瓦片等击伤。尽量避免在靠河、湖、海的路堤和桥上行走，以免被风吹倒或吹落水中。驾车外出要保持车况良好、低速慢行，避免在强风影响区域行驶；在易积水路段，应注意警示标志。

（2）被刮断的电线可能造成电击伤。出行时不要打赤脚，最好穿雨靴，防水的同时还起到绝缘作用，可预防触电。若看到有掉落的电线，务必远离。

（3）受伤后应及时呼叫120急救电话。自救互救时，切忌盲目搬动伤员，以免加重损伤。

4. 台风过后要注意环境卫生与食物、水的消毒工作　注意事项包括：①不饮用生水，不食生食，要彻底煮熟、煮透。生熟食要分开。②进食前，用肥皂洗手。③不食用浸水或接触过污水的食物。④发生断电时，尽量不打开冰箱，不食用解冻过久的食物。易腐食物如肉、禽、海产品、牛奶和蛋类等，如果冷藏或冷冻不当，即使完全煮熟，在食用后也可能引起疾病。⑤倒灌进水的房屋，应进行全面的消毒处理。

四、重点提示

（1）未雨绸缪：主动排除危险隐患，清除可能发生坠落的物品、关紧门窗，备足应急物品。

（2）主动避险：避开容易发生坠落危险的场所，撤离危房、低洼地带。

（3）谨防触电：远离掉落在地的电线，及时报警维修。

（4）及时呼救：科学自救互救，及时拨打120急救电话。

（5）灾后防疫：消毒杀菌不容忽视，防止发生传染病疫情。

五、自救案例

上海迎战强台风“海葵”

2012年8月5日17时，第11号台风“海葵”加强为强热带风暴，8月6日17时加强为台风，8月7日14时发展为强台风，近中心最大风速14级（每秒42 m）。上海市首度发布台风红色预警。

（一）积极应对

及早启动应急预案。8月6日15时，“海葵”中心位于上海东南约580 km的海面上，中心附近最大风力11级（每秒30 m）。市政府召开防御台风“海葵”紧急会议，对全市抗击台风的工作做出全面部署，要求全力以赴做好各项防范工作，及时预报预警；让公众知情，做好自我保护，确保人民生命财产安全和城市正常运行。

（二）转移安置

防御台风的原则：台风来前，防为主；台风到时，避为主；台风过后，及时抢险救灾。

避为主，就是“把人的生命安全放在第一位”。在可撤可不撤的情况下，宁愿撤退避让。台风离上海尚有近600 km的时候，就已对人员撤离进行了部署。组织各类建设工地临房、危房简屋、一线海塘外人员有序撤离，临时安置到学校、体育馆、敬老院甚至幼儿园；临时安置点提供的水、食物供应充足，甚至还有凉席、文体用品。很多人心存侥幸心理、担心家中的财产安全，不愿意暂时离家，工作人员耐心解释，说明利害，并加强对转出地区的治安巡逻，防止偷盗事件的发生。全上海共转移安置37.4万人。

上海浦东国际机场取消进出港航班116架次，上海虹桥国际机场取消进出港航班43架次。另有6 327艘船只进港避风。

（三）防风防涝

防高空坠物。消防部门积极消除“高空坠物”隐患，尤其是濒临脱落的空调外机。

防积水。在低洼地区安置排水泵；为防止居民家中进水，工作人员24小时驻守；重点检查地下停车库，配备车库档水板，避免发生积水。

防交通拥堵。梳理下立交、隧道和易积水路段，按照“一点一预案”，制订交通疏导和分流改道措施。民警到街面、进社区开展工作，疏导交通，帮助路人。

“海葵”使全市普降大到特大暴雨，近 400 条（段）马路积水，1 000 余户民居家进水，3 万余棵树木倒伏……但上海市经受住了考验，以科学有序、毫不松懈的精神，全力以赴抵御台风，保护了民众的生命安全，使城市运行有条不紊。

第二节 龙 卷 风

一、案例资料

2016 年 6 月 23 日 14 点 30 分左右，江苏盐城阜宁、射阳部分地区出现龙卷风，造成房屋倒塌、人员伤亡、道路受阻、设施农业受损等灾害。专家判定龙卷风等级为 EF4 级，风力超过 17 级，估算风速达惊人的每秒 73 m。至少造成 99 人遇难，800 人受伤。其中，阜宁县死亡 96 人，受伤 682 人，9 499 户房屋倒塌，24 007 间房屋受损。伤员受伤部位主要集中在颅脑损伤、胸外伤与骨折，伤员多为老人。

2016 年 6 月 23 日 13 点 42 分发布雷暴黄色预警信号，预计未来 6 小时内响水、滨海、阜宁、建湖、盐城、射阳将发生雷电活动，并可能伴有雷雨大风，短时强降水等强对流天气，提醒人们注意防范。然而，村民以为这不过和近几天常见的强烈阵雨一样，并不知道预警背后潜藏的危险，有人甚至不知道已经发布了雷暴预警。面对突如其来的灾难，村民们鲜有方法与应对知识，只好依靠本能求生。风停后，村民开始自救，他们用手扒开砖块，把埋在下面的人拉出来。

江苏省委省政府迅速启动应急救援，全力抢救伤员，妥善处理死亡人员善后工作，最大限度减少人员伤亡。盐城市启动自然灾害救助应急Ⅱ级响应机制和抢险救灾预案，迅速组织抢险救灾队伍进行救助，盐城市 55 辆救护车被全部调动。共设置 14 个安置点，安置 1 591 人。

国家减灾委、民政部紧急启动国家三级救灾应急响应，民政部向江苏省调拨 1 000 顶帐篷、2 000 张折叠床、10 套场地照明灯等救灾储备物资，帮助做好受灾群众临时安置工作。

二、基本知识

龙卷风是一种相当猛烈的天气现象，是一种与强对流云团相伴出现的小范围强烈旋风，由快速旋转并造成直立中空管状的气流形成。龙卷风大小不一，但形状一般都呈上大下小的漏斗状。“漏斗”上接积雨云（极少数情况下为积云云底），下部一般与地面接触，并且时常被一团尘土或碎片残骸等包围。与台风相比，龙卷风影响的范围非常狭窄，持续时间很短。着地龙卷风的水平尺度一般小的只有数米，大的数百米，最大也只有1 km左右。持续时间一般15~30分钟。

尽管龙卷风范围小、持续时间不长，但龙卷风超声速风能的破坏力却不容小觑，而且相当惊人。龙卷风经过之处，常会发生拔起大树、掀翻车辆、摧毁建筑物等现象。据估算，龙卷风储存的能量平均为每小时1万千瓦，相当于一个装机容量很大的发电厂。龙卷风中心附近风速可达每秒100~200 m，比产生于海上的台风近中心最大风速还要大好几倍！龙卷风一般伴有雷雨，有时也伴有冰雹。

（一）龙卷风的形成

龙卷风的发生有一定的地域和季节特征。在我国，一般多发生在长江中下游平原地区，平原多于山区，华南地区比较多一些。由于下垫面的关系，大城市里发生龙卷风的情况几乎很少看到。龙卷风多发生在春末和夏季的雷雨天气时，尤以下午至傍晚最为多见，湿度增大也容易造成龙卷风。

龙卷风多发生在高温高湿的不稳定气团中，因为空气扰动得非常厉害，上下温度差相当悬殊。当地面上的温度约为30℃时，到8 000 m的高空时温度已降至-30℃。这种温度差使冷空气急剧下降，热空气迅速上升，上下层空气对流速度过快，从而形成许多小旋涡。当这些小旋涡逐渐扩大，再加上激烈的震荡，就容易形成大旋涡，成为袭击地面或海洋的龙卷风。

龙卷风是云层中雷暴的产物，是雷暴巨大能量中的一小部分在很小的区域内集中释放能量的一种形式。龙卷风的形成可以分为4个阶段：①大气的不稳定性产生强烈的上升气流，由于急流中的最大过境气流的影响，它被进一步加强。②由于与在垂直方向上速度和方向均有切变的风相互作用，上升气流在对流层的中部开始旋转，形成中尺度气旋。③随着中尺度气旋向地面发展和向上伸展，其本身变细并增强。同时，一个小面积的增强辅合，即初生的龙卷在气旋内部形成，产生气旋的同时形成龙卷核心。④龙卷核心中的旋转强度足以使龙卷一直伸展到地面。当发展的涡旋到达地面高度时，地面气压急剧下降，地面风速急剧上升，形成龙卷。

（二）龙卷风的分级

1971年，美国芝加哥大学的藤田哲也博士按龙卷风的破坏程度提出“藤田级数”，简称EF分级。于2004年进行修正，形成改进版藤田级数，于2007年启用，目前在国际上通行。该分级法将龙卷风分为以下6级。

EF0级：最大风速每秒29~38 m，即11~13级；受害程度轻微。表现为烟囱、树枝折断，根系浅的树木倾斜，路标损坏等。

EF1级：最大风速每秒39~49 m，即13~15级；受害程度中等。表现为房顶被掀走，可移动式车房被掀翻，行驶中的汽车刮出路面等。

EF2 级：最大风速每秒 50~60 m，即 15~17 级；受害程度较大。表现为木板房的房顶墙壁被吹跑，可移动式车房被破坏，货车脱轨或掀翻，大树拦腰折断或整棵吹倒，轻的物体刮起来后像导弹一般，汽车翻滚。

EF3 级：最大风速每秒 61~73 m，即 ≥ 17 级；受害程度严重。表现为较结实的房屋的房顶墙壁刮跑，列车脱轨或掀翻，森林中大半的树木连根拔起，重型汽车刮离地面或刮跑。

EF4 级：最大风速每秒 73~89 m，即 > 17 级；造成破坏性灾害。表现为结实的房屋如果地基不是十分坚固将刮出一定距离，汽车像导弹一般刮飞。

EF5 级：最大风速每秒 ≥ 90 m，远远超过 17 级。造成毁灭性灾难。表现为坚固的建筑物也能刮起，大型汽车如导弹喷射般掀出超过百米，树木刮飞，是让人难以想象的大灾难。

（三）龙卷风的预报

风无常势，水无常形。由于龙卷风发生至消散的时间很短，影响面积也很小，现有的探测仪器没有足够的灵敏度来对它进行准确的观测。目前世界上有确切的龙卷预警的国家极少，只有美国和加拿大。对龙卷风监测最有效的手段是多普勒天气雷达。包括我国在内的大多数国家，通过预报强对流天气的方式，在一定程度上对龙卷风作出预警预报。对于我国现有的雷达网而言，只有龙卷风发生地点离雷达半径在 30 km 以内时，才有可能看到较为明显的龙卷风特征。

美国龙卷风预警只能提前数分钟至十几分钟发布，并且空报率很高。美国曾发生过成功预警龙卷的情况下仍然造成数百人伤亡的惨痛事件。在国外，还有通过目击者的报告来预报龙卷风的途径，许多有经验或经过有关培训的人员会对已经或可能出现的龙卷风情况进行报告，以便政府和群众能够更充分地进行应对。

（四）上海龙卷风基本情况

上海不属于龙卷风高发地区。根据历史资料显示，通常发生在上海的龙卷风强度一般较低，都在 EF0~EF1 级。自 1954~2015 年上海共出现龙卷风日 111 天，年均龙卷风日数为 1.8 天，最多年达 8 天（1969 年），也有全年无龙卷风日。近 10 年（2006~2015），仅 2007 年 9 月 18 日在原南汇区滨海镇发生过一次较弱龙卷风灾害。

上海龙卷风灾害主要出现在春夏两季和初秋，以 7~8 月较多，10 月偶见，11 月至次年 2 月基本不出现。上海龙卷风具有明显的日变化，出现时间主要在午后至傍晚，占总数的 71.6%。因为这一时段更能获得局地热动力条件的加强，利于龙卷的发生和发展。在夜间出现约占 24.4%，上午 6~12 时最少，仅占 4%，是相对宁静时段。

三、自救互救

龙卷风在上海生成的概率很低，但一旦生成，会有很强的破坏力。龙卷风的发生和影响难以预测，在龙卷风中没有方法绝对保证安全，但采取相应的措施，可提高生存机会，市民应了解一些有关龙卷风的基本常识和科学的防御措施。

（1）制订龙卷风应对预案，有备无患。个人应了解附近的避难场所，准备必要的遮蔽物如厚毯子等，以应对龙卷风中碎片的威胁。学校、社区等机构应设置避难场所，清晰标示指引人们前往避难所，还应定期组织演练。

（2）注意收听天气预报，关注龙卷风预警。龙卷风预兆可能包括：云层强烈并持续旋转、云层下地面的灰尘开始旋转、平静之后突降大雨、打响雷，还有晚上雷雨中靠近地面的蓝绿色或白色闪光说明可能有龙卷风。

（3）主动避险。遇有强对流天气，尽量减少出行。加固户外装置，如空调支架、晒衣架、户外天线等。龙卷风到来之时，应迅速撤离移动房、简易工棚、危房、铁皮屋等建筑物，及时转移至安全牢固的建筑物内避险。躲避龙卷风最安全的地方是地下室或半地下室。

（4）室内避险。在有地下室的建筑中，应到地下室躲避，但要避免处在建筑中重物的正下方，因为重物可能被吹倒并砸破地板伤人。在没有地下室的建筑中，要避开窗户，躲在小房间如浴室或衣帽间中，尽量趴下，保护好头部，浴缸可能会提供一些保护。在办公大楼、医院等处，尽量去往较低的楼层，避免使用电梯，大楼内部的楼道可作为躲藏地点。

（5）户外避险。尽量寻找并进入坚固的建筑内避难。如果找不到，则应寻找一个低洼地带平躺，脸向下并用胳膊护住头部。远离大树、广告牌、电线杆、车辆等，以免被砸、被压或触电。遇有电线杆、房屋倒塌时，应及时切断电源，防止触电或造成火灾。

（6）行车避险。车辆在龙卷风中非常危险，应迅速沿龙卷风行进的垂直方向驰离龙卷风路径范围，或立即离开汽车，到低洼处躲避。如果来不及离开车辆和驶离龙卷风区域，则应迅速寻找较为安全的地方停车，避免停在公路上和桥下，并系好安全带，将头低到车窗位置之下，采用衣物、垫子等保护头部。

（7）龙卷风过后，注意防止意外伤害。远离电线及有电线落入的水坑。注意避开碎玻璃、钉子等尖锐物品，远离随时可能发生坍塌的受损建筑。避免使用火柴和打火机，因为附近可能会有燃气泄漏。保持镇定，听从救援人员或当地官员的指挥。

（8）若被埋压时需保持信心和勇气，尽快清理身体上方的埋压物，脱离险境。若无法及时脱困，则应设法扩大安全空间，防止重物坠落造成新的创伤。保持呼吸道通畅，保持体力，可通过敲击与外界取得联系。

（9）救助被埋压人员时，注意周围环境是否安全，是否有燃气泄漏，是否有漏电。注意倾听呼救信号，判明被埋压人员的位置。扒挖时不可盲目，以防意外伤害。按照先易后难，先抢救强壮人员、医务人员，以增加救援力量。首先使伤员的头部暴露，清理口鼻，防止窒息；由外向里、边支撑边掏挖救出伤员。尽量使用小型轻便工具，避免重物利器伤人。对于重物，可借助千斤顶等工具将其挪移，禁止使用重锤等砸打。不可用蛮力将伤员强硬拖出，以防加重损伤。对有出血、骨折的伤员，待将其转移至安全地带后再进行止血、包扎、固定。

四、重点提示

（1）龙卷风准确预测较为困难，在龙卷风高发地区和季节，当有雷暴预警时，应提高防范意识。

（2）遭遇龙卷风发生时，保持镇静。尽快逃离龙卷风路径范围，或躲入坚固的建筑物内，或伏于低洼处。

（3）避险时注意保护头部，脸朝下，闭上嘴巴和眼睛，用双手、双臂保护头部。在室内可用厚实的毯子罩在身上，以防被砸伤或被飞来的碎片击伤。

（4）躲避龙卷风最安全的地方是地下室或半地下室。呆在汽车里并不安全。千万不要待在楼顶上。

五、自救案例

新京报记者曾在美国宾夕法尼亚州亲身经历一次龙卷风预警和应急“实战”。

2010 年 7 月，在美国宾州著名的长木公园，下午 2:00 左右，整个公园拉响了警报，广播里通知“龙卷风预警”。无论是室外的花园里，还是玻璃房和花棚里，都响起了撤离通知。公园里的管理人员分头沿着既定路线敦促和带领民众集中到一座看起来很坚固的大楼里，并进入到楼底深处的大堂中。2 个小时后，预警解除。人们回到室外的时候已经是风和日丽。很远的小路上偶然看到数根折断的树枝掉落在路中央。

长木公园的管理人员告诉记者：这看来只是很小的龙卷风。但是因为宾州龙卷风很多，为了以防万一，所以只要有风灾发生的可能，都应做好安全防护的万全之策。在美国，龙卷风预警比较常见，疏散和应急避险已经形成习惯和规范，他们并不会嫌麻烦。

第三节 高 温

一、案例资料

2013 年，上海的高温天数达 43 天，为有气象记录以来最多的一年。7 月有 24 个高温日，打破了 1934 年 23 个高温日的纪录，成为上海 140 年气象史上“最热 7 月”。7 月 26 日，出现 40.6℃的史上最高温，超过 1934 年 8 月 25 日 40.2℃的纪录。连续的高温让上海市民经历了极度的“烤”验，城市居民用电量和用水量达到极高峰值。连日“高烧”不退，催高了各大医院的急诊量，出现不少热射病病例，非职业性中暑死亡患者至少 10 人，其中室内中暑患者＞ 30%。

一名 58 岁工人在没有空调、只有电扇的室内工作时，出现了呕吐、抽搐症状，送达医院时患者处于昏迷状态。另一名 21 岁患者因中暑晕倒送往医院，接诊后仅 8 分钟因各脏器衰竭而不治身亡。

上海市气象局启动气象灾害高温Ⅱ级应急响应，这是高温应急响应的最高级别，以应对高温天气。

二、基本知识

夏季高温天气的不断加剧，特别是极端高温酷暑天气的加剧已成为一种气象灾害，异常的高温可使经济发展遭受损失、市民生活受到影响，主要表现在供水、供电、发病率、交通事故发生率和生活垃圾量出现高峰，工业产值出现低值。

（一）高温天气的基本概念

气象学上，一般把日最高气温≥ 35℃时称为“高温天气”。最高气温连续数天都＞ 35℃时，即可称为“高温热浪”。世界气象组织建议的高温热浪的标准为：日最高气温＞ 32℃，且持续 3 天以上。

世界气象组织的一项统计资料显示，从 1873~2007 徐家汇的年平均气温变化趋势来看，上海年平均气温的升温率为 1.43℃ /100 年，显著高于全球平均气温升温率的 0.74℃ /100 年。自 20 世纪 70 年代以来，上海夏季 1977 年以前最高温度无高于 37℃，1978 年后逐渐出现高于 37℃和 38℃的高温天气。1998 年 8 月 11 日首次出现 39℃高温天气。近几年，高温天气急剧增加，2010 年后至今已累计出现 17 天的 39℃高温天气。

夏季高温的天数、高温持续的天数，以及极端高温的强度除与北半球副热带高压的面积、强度指数有关外，还与降水的多寡、城市热岛效应、二氧化碳等温室气体导致的气候变暖造成大气水汽含量增加有关，也与大气污染、大气透明度降低造成的太阳直接辐射显著减少、散射辐射增加、总辐射趋于减弱，以及城市化进程、汽车保有量增加等相关。近年来，上海城市化进程加速，城市人口数量急速增长，气温平均增加 0.87℃ /10 年，是全国水平的 3 倍。

（二）高温预警分级

目前，对连续高温一般都能及时准确地预报高温的起始日，但对于准确预报连续高温期间＞ 39℃的极端高温还有一定的难度。高温预警信号分为 3 级，分别以黄色、橙色、红色表示。

（1）高温黄色预警信号：天气闷热，一般指连续 3 天日最高气温将在 35℃以上。

（2）高温橙色预警信号：天气炎热，一般指 24 小时内最高气温将要升至 37℃以上。

（3）高温红色预警信号：天气酷热，一般指 24 小时内最高气温将升至 40℃以上。

（三）高温的危害

高温是一种灾害性天气，会对人们的身体、生活和工作产生不良的影响，如容易使人疲劳、烦躁和发怒，各类事故相对增多，甚至犯罪率也会上升。研究发现，人体耐寒能力超过耐热能力。人体内部温度下降20℃仍能继续存活。如果高温环境导致人体多汗，则易引起脱水。大脑中的水分占55%~60%，一旦大脑出现脱水，就会影响脑功能的正常发挥。体温从37℃上升到42℃时，大脑开始出现“混乱”。

高温，特别是持续性高温，对人的健康危害很大。高温天气对人体健康的主要影响是产生晒伤、中暑，心脑血管和呼吸系统等疾病多发，死亡率相应增高，特别是老年人的死亡率增高更为明显。人体在过高环境温度作用下，体温调节机制暂时发生障碍，体内热蓄积导致中暑。对于患有高血压、心脑血管疾病的患者，在高温潮湿无风低气压的环境里，人体排汗受到抑制，体内蓄热量不断增加，心肌耗氧量增加，使心血管处于紧张状态，闷热还可导致人体血管扩张，血液黏稠度增加，易发生脑出血、脑卒中、心肌梗死等，严重的可导致死亡。

高温高湿天气还易引起腹痛、腹泻等症状。另外，高温高湿的环境适宜细菌生长繁殖，各种食物容易变质、霉变，或被细菌病毒污染，易引起食物中毒事件。

（四）体温的调节

人的体温是指身体内部的温度。由于身体内部的温度不容易测量，常以口腔、腋窝和直肠的温度来代表体温。正常人的口腔温度为36.7~37.7℃（平均为37.2℃），腋窝温度为36.0~37.4℃（平均为36.8℃），直肠温度为36.9~37.9℃（平均为37.5℃）。其中直肠温度最接近人体内部的温度，但测量不方便，因此大多采用腋下和口腔测量。正常情况下，体温可因年龄、性别等的不同而在狭小的范围内变动。新生儿和儿童的体温稍高于成年人，成年人的体温稍高于老年人，女性的体温平均比男性高0.3℃。同一个人的体温，一般清晨2~4时最低，14~20时最高，但体温的昼夜差别不超过1℃。

人类的体温是恒定的。体温过高或过低，都会影响新陈代谢的正常运行，使各种细胞、组织和器官的功能发生紊乱，严重时还会导致死亡。体温高于正常称为发热，37.3~38℃为低热，38.1~39℃为中度发热，39.1~41℃为高热，41℃以上为超高热（图6–2）。

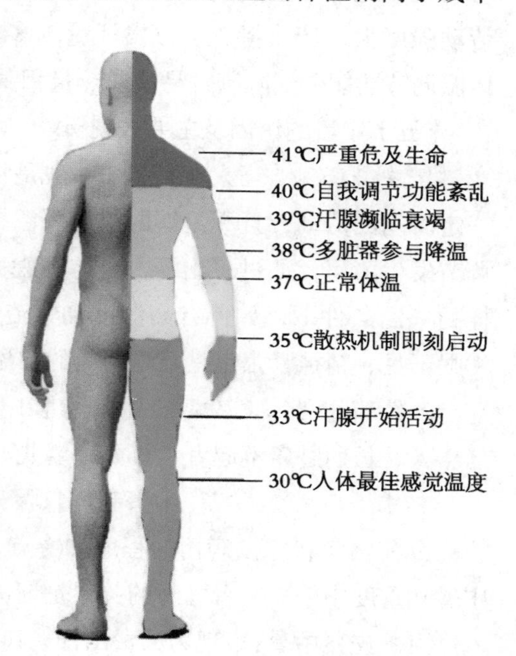

图6–2　**人体发热**

体温的相对恒定，是机体产热量和散热量保持动态平衡的结果，而这种动态平衡，依靠完善的体温调节机制和功能来实现。人体有自动调节体温的能力，使产热和散热经常保持平衡状态。不过，人体调节体温的能力是有限的。

人体的主要散热部位是皮肤。当人处于寒冷环境中时，寒冷刺激皮肤的冷觉感受器，冷觉感受器产生兴奋并将兴奋传入下丘脑的体温调节中枢，通过体温调节中枢的分析、综合，再使有关神经兴奋，进而引起皮肤血管收缩，减少皮肤的血流量，使皮肤的散热量减少。如果在寒冷环境中停留过久，机体产生的热量不足以补偿散失的热量，就会引起体温降低，使机体生命活动发生障碍。

当环境温度升高时，皮肤血管扩张，血流量增加，体热从机体内部被带到体表层，皮肤温度升高，散热作用增强。体热可通过皮肤的辐射、传导和对流散热，也可通过皮肤汗液蒸发来散热，呼吸、排尿和排粪也可散失小部分热量。在炎热环境中，皮肤和环境之间的温度差变小，辐射、传导和对流的散热量减小，而蒸发的散热作用则增强；当环境温度等于或高于皮肤温度时，辐射、传导和对流的散热方式就不起作用，此时蒸发成为机体唯一的散热方式。

机体蒸发有两种形式：即不感蒸发和发汗。人体即使处在低温中，没有汗液分泌时，皮肤和呼吸道也会不断有水分渗出而被蒸发掉，称为不感蒸发。人在安静状态下，当环境温度达30℃左右时便开始发汗。汗液的水分占99%，其他成分大部分为氯化钠，也有少量氯化钾、尿素等。进行高温作业等大量出汗者，汗液中可丧失较多的氯化钠，因此应注意补充氯化钠。

发汗是反射活动。人体汗腺接受副交感神经支配，发汗中枢分布在脊髓和大脑皮质。发汗速度受环境温度和湿度的影响。环境温度越高，发汗速度越快。如果在高温环境中时间太长，发汗速度会因汗腺疲劳而明显减慢。湿度大，汗液不易被蒸发，体热因而不易散失。此外，空气流动较快时，汗液易蒸发，散热较快。劳动强度也影响发汗速度。劳动强度大，产热量越多，发汗量越多。如果在高温环境中停留过久，人体散热困难，体温调节功能受到限制，易造成热量积蓄，导致体温升高而引发中暑。

（五）中暑的诱因及主要表现

1. 中暑诱因　当人在高温（一般是指室温＞35℃）环境中，或炎夏烈日曝晒下从事一定时间的劳动，且无足够的防暑降温措施，体内积蓄的热量不能向外散发，以致体温调节发生障碍，如过多出汗，身体失去大量水分和盐分，这时就很容易引起中暑。在同样的气温条件下，如伴有高湿度和气流静止，更容易引起中暑。带病工作、过度疲劳、睡眠不足、精神紧张也是高温中暑的常见诱因。

2. 高温中暑易发人群　高温作业工人、夏天露天作业工人、夏季旅游者、家庭中的老年人、长期卧床不起者、产妇和婴儿。

3. 中暑的主要表现　中暑起病急骤，大多数患者有头晕、眼花、头痛、恶心、胸闷、烦躁等前驱症状。按病情的程度和特点，中暑一般可分为3种类型，即先兆中暑、轻度中暑和重度中暑。三者之间的关系是渐进的，可按顺序发展，也可交叉重叠。

（1）先兆中暑：表现为大量出汗、口渴、头晕、耳鸣、胸闷、心悸、恶心、四肢无力等症状。体温正常或略有升高，一般＜37.5℃。如能及时离开高热环境，经短时间休息后症状即可消失。

（2）轻度中暑：除有先兆中暑症状，同时表现为体温＞38.5℃，伴有面色潮红、胸闷、皮肤灼热、面色苍白、恶心、呕吐、大量出汗、皮肤湿冷、血压下降和脉搏细弱而快等。

（3）重度中暑：大多数患者是在高温环境中突然昏迷。按发病症状与程度，可分为热痉挛、热衰竭和热射病。

1）热痉挛：表现为肌肉疼痛或抽搐。在进行剧烈运动且大量出汗时，身体中的盐分和水分随汗液流失，肌肉中的含盐量降低是造成热痉挛的原因。通常发生在腹部、手臂或腿部，常呈对称性，时而发作，时而缓解。

2）热衰竭：起病迅速，其症状包括眩晕、头痛、恶心或呕吐、大量出汗、脸色苍白、极度虚弱或疲倦、肌肉痉挛、昏厥（通常片刻后立即清醒）。热衰竭患者的皮肤可能冰凉且潮湿，血压下降，脉搏快且虚弱，呼吸急促且浅，体温稍高或正常。高温暴露下，身体可因大量出汗而过度流失水分和盐分，导致水、电解质失衡。若液体补给不足，则可出现热衰竭。老年人、高血压患者、在高温环境中进行重体力劳动或长跑等剧烈体育运动的易发生热衰竭。

3）热射病：其表现多样，包括头晕、搏动性头疼、恶心，极高的体温（口腔体温＞39.5℃），皮肤红热，且干燥无汗、怕冷，快速、沉重的脉搏，意识模糊，口齿不清，不省人事。高温导致体温调节中枢功能障碍，使体温迅速升高，在10~15分钟内，体温可达40℃以上。若救治不及时，可导致死亡或残疾。

（六）空调病的表现及预防措施

长时间在空调环境下工作学习的人，因空间相对密闭，空气不流通，且室内外温差较大，加之机体适应不良，则会出现鼻塞、头昏、打喷嚏、耳鸣、乏力、记忆力减退、四肢肌肉关节酸痛等症状，还常出现一些皮肤过敏的症状，如皮肤发紧干燥、易过敏等。这类现象称为“空调病”或“空调综合征”。

通常，老人、儿童和妇女易患空调病，老人、儿童常因身体抵抗力低下，妇女多因衣着单薄。空调病的发生是因为房间密闭性强、空气流动性差、风量小、阳光不足，使房间的湿度和温度条件易导致霉菌、细菌、病毒等各种微生物大量繁衍寄生在寝具、地毯、窗帘、家具上，导致人体患病。

为防止空调病，应注意：不要长时间吹空调，晚上可将空调调至睡眠状态；空调温度不宜过低，室内外温差避免＞5℃；经常开窗通风，保持室内清洁卫生。

（七）晒伤

暴晒后因皮肤温度异常升高，可出现皮肤变红、疼痛，所引起的不适通常很轻微，一般1周以内可自行缓解。可将晒伤部位浸泡在凉水中或冷敷，可减轻症状。

（八）热疹

热疹又称痱子，是一种在炎热、潮湿的天气里大量出汗而引起的局部皮肤疾病。热疹看起来像红色的丘疹或小水疱群，常出现在脖子、上胸部、腹股沟、乳房下和肘折处。

热疹最好的处理方法是提供一个凉爽、湿度小的环境，保持患处干燥。一般可自行消失，通常不需要去医院。

三、自救互救

（一）防御指南

高温预警信号分为3级，分别以黄色、橙色、红色表示。

1. 高温黄色预警防御指南　①有关部门和单位按照职责，做好防暑降温准备工作；②午后尽量减少户外活动；③对老、弱、病、幼人群提供防暑降温指导；④对高温条件下作业和白天需要长时间进行户外露天作业的人员采取必要的防护措施。

2. 高温橙色预警防御指南　①有关部门和单位按照职责，落实防暑降温保障措施；②尽量避免在高温时段进行户外活动，高温条件下作业人员缩短连续工作时间；③对老、弱、病、幼人群提供防暑降温指导，并采取必要的防护措施；④有关部门和单位注意防范因用电量过高，以及电线、变压器等电力负载过大而引发的火灾。

3. 高温红色预警防御指南　①有关部门和单位按照职责，采取防暑降温应急措施；②停止户外露天作业（除特殊行业外）；③对老、弱、病、幼人群采取保护措施；④有关部门和单位应特别注意防火。

（二）应对高温天气的具体措施

对于市民而言，应对高温天气，可采取如下措施。

（1）注意收听、收看高温预警最新信息。

（2）减少户外活动。尽量避开在上午10时至下午4时这段高温时段出行。出行时应做好防护措施，如打遮阳伞、戴遮阳帽、戴太阳镜，涂抹防晒霜，备足水和饮料，预备防暑降温药品等。

（3）户外或高温条件下的作业人员必须采取必要的防护措施，切忌在太阳下长时间暴晒，同时特别注意防火。

（4）老、弱、病、幼人群应采取防暑降温措施，准备一些防暑降温药品如人丹、风油精。

（5）合理使用空调、电风扇，改善室内闷热环境。室内空调温度设定为25~27℃为宜，室内外的温差不宜过大，以＜5℃为好；避免长时间呆在空调房间内，当在室内感觉凉意时，一定要站起来活动四肢和躯体，以加速血液循环，以防产生头疼、头昏等“空调病”；房间早晚通风1小时，保持室内空气清新；患有冠心病、高血压、动脉硬化等慢性疾病的患者，尤其是老年人和关节痛患者，不要长期呆在冷气环境里；入睡后最好关闭空调。电风扇不能直接对着头部或身体某一部位长时间吹，以防身体局部受寒。

（6）从外面回到室内，切勿立即开空调直吹；浑身大汗时，不宜立即用冷水洗澡，可先擦干汗水，稍事休息后再用温水洗澡。

（7）保证充足的睡眠。特别是汽车驾驶员要趁夜间气温低时休息好，以防因疲劳驾车引发交通事故。

（8）饮食宜清淡，多补充蛋白质与矿物质。人体大量出汗易造成钾的流失，人体缺钾易导致中暑，应注意补充钾等矿物质，如多吃含钾丰富的豆类、水果蔬菜和含钾镁丰富的鸡蛋、虾皮、牛奶等。富含维生素 C 的水果、绿豆汤与苦瓜等有清热解毒的作用。注意饮食卫生，防止胃肠感冒。

（9）多饮水。应在口渴之前就补充水分，口渴时表明人体水分已失去平衡，细胞开始脱水。不宜只饮淡开水，可补充含盐饮料、直接喝淡盐水或盐茶水。茶叶中的鞣酸能促进唾液分泌，解渴效果较好。但盐茶水不宜过浓。饮水宜少量多次，每次饮水量最好在 150~200 ml，水温以 15~20℃为宜。饮水量过大或快饮暴饮，可能增加心脏、胃肠道和肾脏负担。饮用过冷的饮料，容易引起胃部痉挛。

（三）中暑急救措施

1. 热痉挛　患者应停止一切活动，静坐在凉爽的地方休息，饮用稀释、清爽的果汁或运动饮料。即使痉挛得到缓解之后的数小时内也应避免进行重体力劳动或剧烈运动，减少透支能量，防止发生热衰竭，甚至热射病。如果患者有心脏病史、低盐饮食，或 1 小时后热痉挛的状况还没有消退，则应及时呼叫 120 或自行就医。

2. 热衰竭　患者应立刻休息，饮用凉爽且不含酒精的饮料，条件允许的情况下洗个凉水澡或用凉水擦拭身体，同时打开空调并换上轻便的衣服。可服用人丹或藿香正气水。

3. 热射症　患者生命安全存在威胁，应立即采取如下措施。

（1）不应犹豫，应立即拨打 120，同时开始进行救治。

（2）将患者移到通风、阴凉、干燥的地方，如走廊、树阴下。

（3）让患者仰卧，解开衣扣，脱去或松开衣服。如衣服被汗水湿透，应更换干衣服，同时开电扇或开空调，以尽快散热。

（4）不论使用何种方法，尽快冷却体温，降至 38℃以下。如将患者浸泡在浴缸的凉水里，用凉水淋浴患者，用凉水擦拭患者的身体，用凉湿毛巾或冰袋冷敷颈部、腋下及大腿根部（图 6–3）。

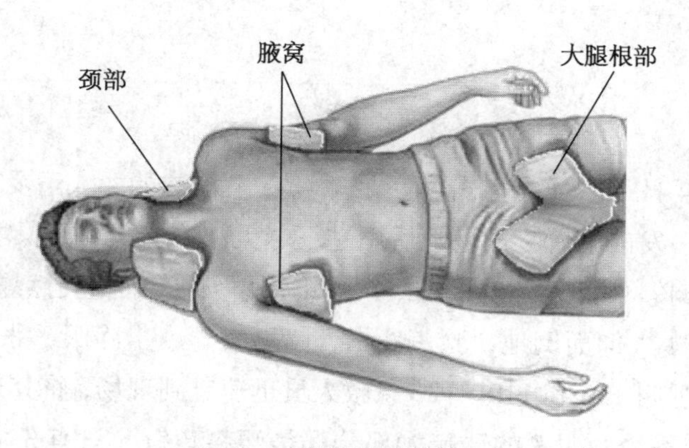

图 6–3　物理降温的部位

（5）若患者肌肉发生不自主的抽搐，注意避免患者伤害到自己。不要在患者嘴里放任何东西，不要试图给患者饮用液体。如果发生呕吐，可使患者侧卧，确保其呼吸道通畅。

（6）若出现心跳、呼吸骤停，则立即开始心肺复苏。

四、重点提示

（1）中暑后，应立即远离高温环境，但不宜迅速转移到温度过低的空调房内，适宜的温度为22~25℃。

（2）用冷水擦身时，注意开始时不宜过冷，过冷的水可使皮肤神经末梢因突然受到冷刺激后，造成血管收缩而不易于散热，且过于寒冷的刺激还可能导致患者虚脱。

（3）中暑后体温可能会升高，由于体温调节功能出现障碍，一般退热药物对此无效，不建议自行服用退热药物。

（4）中暑症状消退后，饮食宜清淡，忌辛辣刺激。

五、自救案例

世园会志愿者救助中暑游客

2011年7月19日下午15:00点，一名女孩在参观园区时中暑晕倒在地，被志愿者服务队一名成员及时发现。在医务人员到来之前，志愿者采取紧急降温措施，如用冷水毛巾给中暑女孩敷额头、擦洗胳膊。数分钟后，医务人员赶到现场，给予了紧急救治，而后由120救护车转送医院进行检查和治疗。

第四节　雷　击

一、案例资料

2012年7月14日下午4点左右，在足球场冒雨踢球的4人遭受雷击，其中1人身亡，3人受轻伤。事发前下着小雨，随后雨越下越大，不少人离开操场到观阅台下躲雨，而仍有几人继续踢球。突然“闻及天空一声炸雷，就像炮在耳边突然炸响一样”。雷响后，有4人倒地，其中1人仰面倒地，脸色煞白，嘴唇发青，半睁眼，张着嘴。有人对其进行了胸外按压，并呼叫120和110。120急救人员迅速赶到现场，将其送往医院进行抢救，但送医途中已宣告不治。死者的球鞋大部分都是塑料鞋钉，只有3个很小的金属鞋钉。鞋子上没有发现烧焦的痕迹，但球袜的袜口及脚后跟有明显焦痕，除有烧穿的破洞，还散发着一股烧焦的气味。被雷电击中的另外3名男子发生了30~120秒不同程度的短暂性昏迷。

二、基本知识

雷电灾害是“联合国国际减灾十年”公布的最严重的10种自然灾害之一。据统计学资料表明，雷电造成的损失已经上升到自然灾害的第3位。全球每年因雷击造成人员伤亡、财产损失不计其数。据不完全统计，我国每年因雷击以及雷击负效应造成的人员伤亡达3 000~4 000人，财产损失在50亿元~100亿元人民币。

（一）雷电的基本概念

雷电是伴有闪电和雷鸣的一种放电现象。雷电一般产生于对流发展旺盛的雷雨云中，雷雨云上部以正电荷为主，下部以负电荷为主，云的上、下部之间形成一个电位差。当电位差达到一定程度后就会产生放电，即闪电现象。带电云层与另一带异种电荷的云层，或带电云层对大地迅猛放电过程中可产生强烈的闪电并伴随巨大的雷鸣（图6-8）。通常情况下，一半以上的闪电放电过程发生在雷雨云内的正、负电荷区之间，称为云内放电过程或云闪；云体与地面之间的对地放电，称为地闪。云层之间的放电主要对飞行器造成危害，而云层对大地的放电则对建筑物、电子电气设备和人畜危害甚大。巨大的电流通过人、畜、树木、建筑物等而造成杀伤或破坏称为雷击。

（二）雷电的危害

据统计，每年地球上空会出现31亿多次闪电，平均每秒钟100次。每次放电，其电能高达10万千瓦时。雷电电流强度平均约为2万安培（甚至更大），雷电电压大约是10^{10}伏（人体安全电压为36伏），一次雷电的持续时间大约为1/1 000秒，一次雷电的功率可达200亿千瓦。我国三峡水电站装机总容量为1 820万千瓦，只有一次雷电功率的1/1 000。

1. 雷电的危害

（1）雷电电流的冲击波：雷电电流很大，瞬间可产生大量的热来不及散发，雷电通道的温度高达几千到几万度，空气受热急剧膨胀，并以超声速度向四周扩散，产生强大的冲击波，使附近的建筑物、人、畜受到破坏和伤害。

（2）雷电电流的电效应：雷电电流通过导体时，其周围空间将产生强大的电磁场及电动力，造成各类导线或管道折断，对电气设备具有极强的破坏力。

（3）雷电电流的热效应：强大的雷电电流通过被雷击的物体时会发热，雷电通道的温度高达6 000~10 000℃，甚至更高，极易造成火灾和爆炸。

2. 易遭受雷击的地点　雷电电流总是选取最易导电的途径，易遭受雷击的地点包括：①水面和水陆交界地区及特别潮湿的地带，如河床、盐场、苇塘、湖沼、低洼地和地下水位高的地方；②土壤电阻率较小的地方，如有金属矿床的地区、河岸、地下水出口处和金属管线集中的交叉地点、铁路集中的枢纽、铁路终端和高架输电线路的拐角处；③土壤中电阻率不连续的地点，如岩石和土壤的交界处、岩石断层处、较大的岩体裂缝、露出地面的岩层、河沿，以及埋藏管道的地面出口处等；④地势较高和旷野地区。

3. *高耸突出的建筑物极易遭受雷击* 易遭受雷击的建筑物和物体包括：①高耸突出的建筑物，如水塔、电视塔、高耸的广告牌等；②排出导电尘埃、废气热气柱的厂房、管道等；③内部有大量金属设备的厂房；④孤立、突出在旷野的建筑物以及自然界中的树木；⑤电视机天线和屋顶上的各种金属突出物，如旗杆等；⑥建筑物屋面的突出部位和物体，如烟囱、管道、太阳能热水器，还有屋脊和檐角等。

（三）避雷针的基本概念

避雷针由美国科学家富兰克林发明，他认为闪电是一种放电现象。为了证明这一点，他在 1752 年 7 月的一个雷雨天，冒着被雷击的危险，将一个系着长长金属导线的风筝放飞进入雷雨云中，在金属线末端拴了一串银钥匙。当雷电发生时，富兰克林手接近钥匙，钥匙上迸出一串电火花，手上还有麻木感。幸亏这次传下来的闪电比较弱，富兰克林尚未受伤。1753 年，俄国著名电学家利赫曼为了验证富兰克林的实验，不幸被雷电击死。

富兰克林在成功地进行了捕捉雷电的风筝实验后，设想若能在高物上安置一种尖端装置，就有可能把雷电引入地下。于是他把一根数米长的细铁棒固定在高大建筑物的顶端，在铁棒与建筑物之间用绝缘体隔开，然后用一根导线与铁棒底端连接，再将导线引入地下。富兰克林把这种避雷装置称为避雷针。经过试用，果然能起避雷的作用。

避雷针，现称接闪杆。接闪杆与接闪带、接闪线、接闪网、用以接闪的金属屋面、金属构件等，统称为接闪器；接闪器和引下线、接地装置共同组成了建筑物或构筑物的外部防雷装置，用以避免或减少闪电击中建筑物上，或其附近造成的物理损害和人身伤亡。避雷针保护建筑物的方式并不是避免房屋遭受雷击，而是引雷上身，然后通过其引线和接地装置，将雷电电流引入地下，从而起到保护建筑物的作用。

安装了避雷针，并不能确保建筑物内的人和设备不会遭到雷击。避雷针有一定的保护范围，当建筑物超出避雷针保护范围时，便不受避雷针的保护。单根避雷针的保护范围为一个圆锥体，这个圆锥体的高为避雷针的高度，在地面的半径一般为避雷针高度的 1~1.5 倍（图 6–4）。为保护大型建筑物免遭雷击，往往采用多根避雷针，使保护范围增大，或在重要建筑物的周围加上金属网，并使金属网接地。避雷针的性能须符合技术要求，若因年久失修失去作用，不但起不到防雷效果，反而会增加雷击概率。避雷针只能保护建筑物不受雷击，而不能保护建筑物内部的人和设备免遭雷击。避雷针只能将 50% 的雷电能量泄放入地，其余 50% 的能量会通过感应作用和能量耦合，通过各种管线和设备泄放入地。

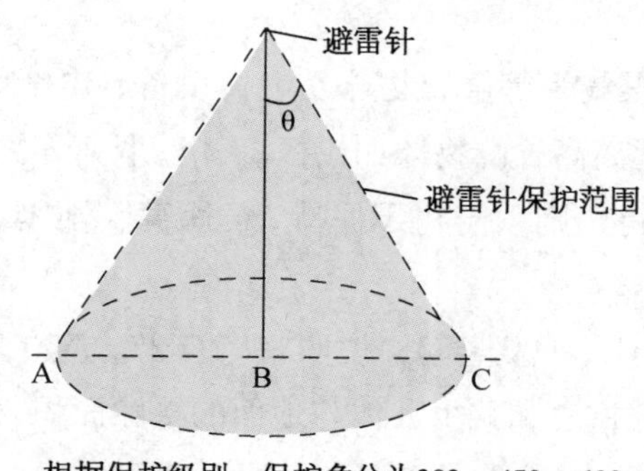

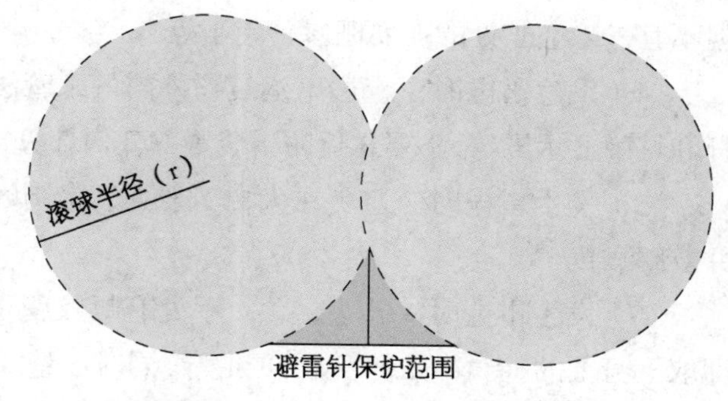

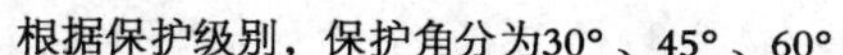

根据保护级别，滚球半径分为30m、45m、60m

图 6–4 单根避雷针的保护范围

三、自救互救

夏季雷暴多发，雷电除伴随风雨一起发生外，在雷雨前后同样也应注意雷电的发生。

（一）预防措施

1. 单位预防雷电

（1）防雷设施的设计和建设应安全可靠、技术先进。

（2）应定期检测、评估防雷设施是否符合国家规范要求。

（3）制定并落实防雷减灾管理制度，专人负责，雷雨后及时进行检查和维护。

（4）发生雷击事故后应及时处理，避免再次雷击。

2. 家庭预防雷电

（1）不私拉架空或随意外接电线，电表、水表等不要私自改装，防止其失去防雷电效能。

（2）晒衣服、被褥等采用的铁丝不要拉到房屋的窗户、门口，以防铁丝引雷入室。

3. 室内预防雷电

（1）发生雷电时应留在室内，关好门窗并远离阳台和外墙壁，防止球形雷窜入室内。

（2）发生雷电时关闭计算机、电视、音响等电器，拔掉电源插头；不使用太阳能热水器，尽可能不洗澡，不靠近潮湿的墙壁。

（3）发生雷电时远离电线等带电设备或其他类似金属装置，不靠近或触摸水管、暖气管等金属管线。

（4）发生雷电时尽量不打电话，不使用手机。

4. 室外预防雷电

（1）雷雨天气应立即停止游泳或其他水上运动，远离河道、湖边。

（2）雷雨天气外出时最好穿胶鞋，这样可以起到绝缘作用。

（3）发生雷电时应立即离开空旷场地，不在高楼平台上停留。人群撤离空旷地带时应散开，避免扎堆。室外工作人员应尽快躲入装有避雷针、钢架或钢筋混凝土的建筑物内，但不宜进入空旷处的孤立棚屋、岗亭等。

（4）发生雷电时，应远离建筑物外露的水管、煤气管等金属物体及电力设备、电线杆和灯牌显示屏等，不要靠近防雷装置的任何部分，远离高耸的物体如旗杆、尖塔、烟囱等。

（5）发生雷电时应避免在大树下躲避，若万不得已则须与树干保持3 m距离，下蹲并双腿靠拢。

（6）发生雷电时，若头、颈、手处有蚂蚁爬走感，头发竖起，说明将有雷击，应立即取下身上的金属饰品和发卡、项链等，同时尽量降低重心和减少人体与地面的接触面积，可双手抱膝蹲下，胸口紧贴膝盖，尽量低下头，因为头部较之身体其他部位最易遭到雷击。注意不要用手撑地或趴在地上。

（7）发生雷电时避免携带金属物体露天行走，如打伞，把羽毛球拍、高尔夫球棍等扛在肩上。

（8）发生雷电时不宜在雨中狂奔，或进行其他户外激烈运动如足球比赛。剧烈的移动会产生跨步电压，特别容易招致雷击。

（9）如果有高压线遭雷击断裂落地，高压线触地点附近存在跨步电压，则应双脚并拢，跳离现场。

5. 行车预防雷电

（1）不宜开摩托车、骑自行车在雷雨中狂奔。

（2）雷雨天气，车辆要关好车门窗，收起外置天线，关闭音响系统。如果车门窗有缝隙，一旦遇到球形雷，雷击所形成的火球将通过缝隙进入车内，导致车内起火燃烧。在车顶部位的外置天线在雷电发生时极易充当避雷针，会对车内的人员造成伤害，应及时拆下或收起来。被雷击中时，雷电的强大电流有可能侵入电器设备致其损坏，严重时会发生火灾，应关闭音响系统。在雷雨天驾车行驶时尽量少打或不打手机。

（3）汽车外壳是金属制作的，在雷雨天行驶时不幸被雷电击中时，由于法拉第笼效应，汽车内部的电磁环境基本不受影响，车内的人相对安全。同时，雷电电流会借助雨水通过车体表面达到车轮的位置，通过潮湿的轮胎很快将电流传递到地面。所以，在室外车内是较为理想的避雷场所。

（4）为了确保安全，行车过程遭遇电闪雷鸣时，最好及时把车停到路边安全的地方，远离大树、广告牌等易遭雷击的区域，关掉引擎、音响系统、收音机等，并关闭所有车窗，使车辆形成一个完全封闭的空间。不要去触摸车窗把手、换挡杆、方向盘等，把双手放在大腿上，等待雷电远离。如果在行车途中车辆被雷击中，一定不要贸然下车检查车况，应等到雷暴完全过去后再下车。

（二）雷电击伤的急救措施

被雷电击中后，伤者可能出现心脏骤停、呼吸肌麻痹、烧伤、严重休克、鼓膜或内脏被震裂等危及生命的症状和表现。雷击后的死亡原因主要是心脏骤停，闪电作为瞬间的强大直流电可使心脏停止活动。多数伤者的心脏可自主恢复有序的跳动，但胸肌痉挛和呼吸中枢抑制所导致的呼吸骤停可持续存在。若不及时给予人工呼吸，则可因窒息而死亡。

雷击损伤的差异性很大，即使是同一时间受到雷击的人群，有些伤者症状轻微，而另一些则为致命性损伤。对于雷击后即刻出现呼吸或心脏骤停的伤者，若不及时处理，则极有可能死于雷击。因此对于心脏骤停伤者应及早、积极且持续地进行心肺复苏抢救。对于呼吸骤停伤者给予人工呼吸，可以避免继发性缺氧性心脏骤停。现场人员应立即实施如下急救措施。

（1）将伤员转移至安全地带，并呼叫 120 急救电话。如附近配置有体外自动除颤器（AED），尽快派人获取。

（2）轻微雷电击伤的伤者，神志清醒、有自主心跳和呼吸，可使其平卧，严密观察，注意检查有无其他损伤，特别注意保护颈椎。暂时不要让其站立或走动，防止继发性休克或心力衰竭。

（3）呼吸停止、心跳存在的伤者，应立即通畅气道，进行人工呼吸。

（4）心跳停止、呼吸存在的伤者，应立即开始胸外按压，并连接 AED。

（5）心跳、呼吸均停止的伤者，应立即开始胸外按压和人工呼吸，并连接 AED。

（6）现场抢救时不要随意移动伤者。若因环境不安全而进行移动时，尽量减少抢救中断的时间。

四、重点提示

（1）安装避雷针并不能完全避免雷击。避雷针主要防直击雷，不能防感应雷。

（2）雷雨时在大树下避雨，不碰触树干也会遭受雷击。

（3）汽车是室外避雷的较佳场所，但要注意关好车窗、收回汽车天线、关闭音响设备。

（4）雷雨时要拔掉所有家电插头，以防万一。影响家用电器安全的主要是感应雷的侵入，与家用电器有直接的外部线路连接有关，电器设备未打开也有可能受到雷击。

（5）雷雨时，绝对不能打手机。尤其是在周围没有防雷设施的户外活动时建议及时关闭手机。

五、自救案例

美兰湖高尔夫球场姐弟俩突遭雷击

2015 年 8 月 5 日下午 3 点左右，上海北部地区出现短暂雷雨天气，天空突然乌云密布，打了两个炸雷，接着暴雨如注，不到 1 个小时就风雨平息，晴空万里。风雨平息 10 分钟后，美兰湖高尔夫球场 2 名工作人员（为一对亲姐弟）和一名主管人员在收拾被风雨吹倒的球架和桌子等球场用具时，身处空旷地带的姐弟两人遭遇意外雷击，一人没有了呼吸，另一人还有微弱心跳，距离 30 m 外的主管人员躲过了雷击。

雷击事故发生后，现场工作人员当即采取了心肺复苏等急救措施，并拨打了 120 和 110 电话。2 名伤员被 120 急救车送往医院抢救，恢复了生命体征。伤情检查显示，姐弟俩当时都穿着胶底运动鞋，鞋子没有明显过电痕迹。弟弟受伤位置从左肩贯穿至右髂部，姐姐是从左腋下贯穿右肋下，提示遭雷击时他们正在弯腰捡拾物品。弟弟的消化道有出血症状，肝、心脏、肺、胃和肠道等器官都遭受了雷电损伤。姐姐的伤情虽然相对较轻，但心、肺、胃和肝也遭受了雷电损伤。虽经全力抢救，但姐弟俩因伤势过重、多器官功能衰竭而死亡。

美兰湖高尔夫球场设置有避雷装置，但发生雷击时，姐弟俩恰巧在避雷针的防雷范围外。雷电来得突然，高尔夫球场比较空旷，来不及到室内躲避。

第五节 地 震

一、案例资料

2008 年 5 月 12 日 14 时 28 分 04 秒，四川省阿坝藏族羌族自治州汶川县发生大地震，地震强度为 8.0 级，地震烈度达 11°，严重破坏地区超过 10 万 km^2。截至 2008 年 9 月 18 日 12 时，汶川大地震共造成 69 227 人死亡，374 643 人受伤，17 923 人失踪。因地震受伤住院治疗累计 96 544 人，共救治伤病员 4 273 551 人次。直接经济损失达 8 451 亿元。

汶川大地震是中华人民共和国成立以来破坏性最强、波及范围最大的一次地震，地震的强度、烈度都超过了 1976 年的唐山大地震。汶川大地震错动时间为 22.2 秒，错动时间越长，人们感受到强震的时间越长。汶川大地震诱发的地质灾害、次生灾害较大。

二、基本知识

地球的最外层为地壳，地壳以下为地幔，地球最中心为地核。地震是一种自然现象，属于自然灾害，大多数破坏性地震发生在地壳内，是地壳运动的一种特殊表现形式。

（一）地震相关基本概念

1. 地震的发生　大地振动是地震最直观、最普遍的表现。岩层断裂和错动的地方，称为震源。垂直于震源的地面上的一点称为震中，是发生振动最早的地区。震中到震源的距离称为震源深度。震源深度不同，对地面造成的破坏程度也不一样。震源越浅，破坏越大，但波及范围也越小，反之亦然。破坏性地震一般是浅源地震（震源深度

＜ 60 km）。震源瞬间释放的巨大能量呈弹性波形向外扩散，称为地震波。

发生较大的地震时，在一段时间内往往会发生一系列的地震，其中最大的一个地震称为主震，主震前发生的地震称为前震，主震后发生的地震称为余震。

2. 地震的分类　一般分为构造地震、火山地震、陷落地震和人为诱发地震。某些特殊情况下如大陨石冲击地面也会产生地震（陨石冲击地震）。

3. 地震的震级　地震释放的能量决定地震的震级，一次地震释放的能量越大，则震级越大。目前国际上一般采用 1935 年提出的里氏震级，共分 9 个等级，根据地震仪记录的地震波振幅来测定。里氏震级每增强 1 级，释放的能量约增加 32 倍。＜里氏 3 级的地震，一般不易感觉到，称为弱震或者微震；里氏 3~4.5 级的地震，震中附近会有不同程度的感觉，称为有感地震；＞里氏 4.5 级的地震，会造成建筑物不同程度的损坏，称为破坏性地震。＞ 4.5 级、＜ 6 级为中强震；≥ 6 级为强震，可造成严重破坏；≥ 8 级为巨大地震。

4. 地震的烈度　地震会在不同地区造成不同程度的破坏，地震烈度是衡量地震所造成破坏程度的量化指标。为了在实际工作中评定烈度的高低，2008 年重新编订了《中国地震烈度表》。根据宏观的地震影响和破坏现象（如人的感觉、物体的反应、房屋建筑物的破坏、地表改观等），划分为 12 个烈度等级。＜ 3 度，一般情况下人无感觉；3 度，少数静止的人有感觉；4~5 度，睡觉的人会惊醒，门窗作响，吊灯摇晃；6 度，人们仓皇出逃，房屋损坏；7~8 度，房屋受到破坏，地面出现裂缝；9~10 度，房屋破坏或倒塌，地面破坏严重；11~12 度，毁灭性的破坏。

5. 地震带　地震的地理分布受一定地质条件的控制，具有一定的规律。地震集中发生及分布的地域，称为地震带。地震带皆位于板块交界处或者板块内部的断裂带上。地球上主要的地震带有环太平洋地震带、亚欧地震带、大洋中脊（海岭）地震带和大陆断裂谷地震带。我国处于环太平洋板块、亚欧板块、印度洋板块等几个板块相接的地方，至少有 495 个地震断裂带。我国地震主要分布在 5 个区域，即台湾地区、西南地区、西北地区、华北地区、东南沿海地区。

6. 地震的预报　地震预报是根据地震地质、地震活动性、地震前兆异常和环境因素等，对未来破坏性地震发生的时间、地点和震级及地震影响所进行的预测。地震预报是世界性科学难题，目前仍处于探索阶段。对某些类型的地震已经可以作出一定程度的预报，但地震是在地下发生的，不能直接观察，更由于影响因素十分复杂，还不能对所有的地震作出准确的预报。

预报地震的方法大体有 3 种，即地震地质法、地震统计法、地震前兆法。三者必须相互结合、相互补充。地震预报分为 4 种类型，对未来 10 年内可能发生破坏性地震的地域预报为长期预报，对未来 1~2 年内可能发生破坏性地震的地域和强度预报为周期预报，对 3 个月内将要发生地震的时间、地点、震级的预报为短期预报，对 10 日内将要发生地震的时间、地点、震级的预报为临震预报。

7. 地震灾害　地震时因断层错动而导致大范围地面倾斜、升降和变形，以及地震波引起的地面震动等所造成的直接后果包括：建筑物和构筑物的破坏或倒塌；地面破坏，如地裂缝、地基沉陷、喷水冒砂等；山体等自然物的破坏，如山崩、滑坡、泥石流等；水体的振荡，如海啸、湖震等；其他如地光烧伤人畜等。这些破坏是造成震后人员伤亡、生命线工程毁坏、社会经济受损等灾害后果最直接最重要的原因，属于地震直接灾害。地震时因打破自然界原有的平衡状态或社会正常秩序而导致的灾害，称为地震次生灾害，如地震引起的火灾、水灾，有毒容器破坏后毒气、毒液或放射性物质泄漏所造成的灾害等。地震后还可能引发种种社会性灾害，如瘟疫与饥荒。社会经济技术的发展还带来新的继发性灾害，如通信事故、计算机事故等。

（二）震灾的预防

地震首先是破坏房屋和建筑物，为了防止建筑物和容易发生次生灾害的城市设施在地震时遭受破坏，人类充分发挥自身的主观能动性，在建筑场地选择、地基处理、结构布局、抗震结构设计、建筑材料等方面采取了很多预防地震的措施，进行工程性防御。

我国颁布的《建筑抗震设计规范》要求建筑物要做到："小震不坏，中震可修，大震不倒"，所谓小震、中震和大震是根据对地震造成的影响程度即地震烈度来区分的。我国的建筑抗震设防烈度一般为6~9度，根据各个地区的地震危险性大小，按照不同的烈度进行设防。目前上海市的抗震设防烈度为7度，某地发生地震对上海的影响达到烈度比设防烈度低1度半时为小震，烈度达7度时为中震，烈度超过基本设防烈度1度时为大震。一些房地产开发商在宣传时说某楼盘可以抵抗7级地震其实是一种误导。

近年人们对居住条件的要求越来越高，对居室装修的热情不减，但与此同时也产生了一些忽视防震的现象。例如，有人为了房屋格局好看，将承重墙大面积拆除，将会导致整栋楼的抗震性能减弱。此时若发生较大地震，该楼层很可能成为薄弱层，发生整层坍塌，十分危险！还有人喜欢使用超重的大理石地砖铺地面，为此增加楼板的负荷，降低了楼房抗震功能。因此在装修房屋时，请务必记住不要随意破坏房屋结构。

三、自救互救

我国于1998年3月开始实施《防震减灾法》，《地震预报管理条例》、《地震安全性评价管理条例》等配套法规也陆续出台。《防震减灾法》中规定：各级人民政府应当组织有关部门开展防震减灾知识的宣传教育，增强公民的防震减灾意识，提高公民在地震灾害中自救、互救的能力；加强对有关专业人员的培训，提高抢险救灾能力。坚持"以防为主，防御与救助相结合"的防震减灾工作方针，本着"因地制宜、因时制宜、经常持久、科学求实"的宣传原则，积极、慎重、科学、有效地开展地震法规及科普宣传，定期不定期地进行防震演习，是提高公民在地震灾害中自救、互救的能力，减轻震害伤亡的重要途径。同时，还要搞好中等以上城市的防震减灾规划的制定工作，加大防震减灾工作的投入力度，动员社会公众积极参加震害保险补充经济损失。

作为家庭和个人，为保证震时和震后有条不紊地进行自救互救，应学习了解地震知识，学会并掌握基本的医疗急救技能，如人工呼吸、止血、包扎、搬运伤员和护理方法等。还应制定防震应急措施，适时进行家庭应急演习，以发现弥补避震措施中的不足之处和正确识别地震。

（一）防震准备

地震是一种自然灾害，虽然目前还不能准确地预报地震的发生，但在平时应做到未雨绸缪，做好应急防灾准备工作，也可减少或减轻地震所带来的破坏程度。

1. 明确疏散路线和避难地点　城市人口密集，人员避震和疏散比较困难。为确保地震时人员安全，地震前要按街、区分布，就近划定群众避震疏散路线和场所。地震前应把易燃、易爆和有毒物质及时转运到城外存放。房舍被震坏，需要有安身之处；余震不断发生，要有一个躲藏处，可临时搭建防震棚作为安身之所。

2. 备好避难和应急物品　地震发生之后，食品、医药等日常生活用品的生产和供应都会受到影响。水塔、水管往往被震坏，造成供水中断。为能度过震后初期的生活难关，临震前社会和家庭都应准备一定数量的食品、水和日用品，以解燃眉之急。家庭应急包通常需准备好够3天使用的食物和饮用水，以及药品、手电筒、收音机、小型工具等。

3. 做好家庭防震准备　检查并及时消除家里不利防震的隐患，如加固室内家具，特别是睡觉的地方，把放在高处的小物件、镜框等物件转移归拢，清空桌、床下杂物，留出紧急避震空间。明确一旦地震时各人的应急任务，特别是防火。离家时，应关好燃气灶，熄灭炉火，切断电源。要注意保护老人小孩。

4. 暂停公共活动　得到正式临震预报通知后，各种公共场所应暂停活动，观众或顾客有秩序地撤离；中、小学校可临时在室外上课；车站、码头可在露天候车。

5. 防止次生灾害的发生　城市发生地震可能出现严重的次生灾害，特别是化工厂、煤气厂等易发生地震次生灾害的单位，要加强监测和管理，设专人昼夜站岗和值班。

（二）地震时的避险措施

1. 地震时个人避险的原则　①保持镇静。②果断地作出正确的瞬间抉择，抓住地震发生时“转瞬即逝”的逃生机会，采取最有效的应急避险自救措施。③“震时就近躲避，震后迅速撤离”。能撤离时，迅速有序地疏散到选定的安全地带，不要拥挤在楼梯和过道上。来不及撤离时，应就近避震，震后再迅速撤离到安全地方。④无论什么时候、什么地方，都要注意保护头部。如用枕头顶在头上，用脸盆顶在头上，用书包顶在头上，用双手护住头部。

2. 室内避震　室内较安全的避震地点包括牢固的桌下或床下；低矮、牢固的家具边；开间小、有支撑物的房间，如卫生间；内承重墙墙角；震前准备的避震空间。

（1）地震时在楼房内要注意：应选择厨房、卫生间等开间小、承重墙多、管道支撑点多、不易塌落的空间躲避。禁忌滞留在床上、阳台上、外墙边及窗边；另外不要去乘电梯、在楼道到处乱跑，更不能跳楼。

发生地震时将门打开，确保逃生出口。因地震时可造成房屋的门窗错位而不能打开，影响震后借助逃生绳等脱离险境。

地震发生后，碎玻璃、屋顶上的砖瓦、广告牌等掉下来砸在身上慌张地向外跑非常危险。水泥预制板墙、货柜等也有倒塌的危险，不要靠近这些物体。

感知有地震时，应立即关闭煤气灶等火源。为迅速灭火，灭火器应放置在靠近火源的地方，方便取用。一旦火势失控，应压低身体，减少烟雾吸入；可用湿衣物捂住口鼻，减少煤气等有毒气体的吸入。

（2）地震时在电梯里：可将操作盘上各楼层的按钮全部按下，一旦停下，应尽快离开电梯；采用新技术的电梯，都装有震动感应装置，地震发生时会自动停在最近的楼层。若电梯门打不开，应抱头蹲下，抓牢扶手。

（3）地震时在平房内要注意：如果屋外场地开阔，发现预警现象早，有条件时可尽快跑出室外避震。来不及立即冲出屋外时，应迅速躲到坚固的床、桌下和墙角等安全三角区（活命三角区），采取下蹲或卧倒姿势，降低身体重心，并尽量紧缩自己身体（图 6–5）。抓住桌腿、床腿等牢固物体，伏而待定。切不可滞留在床（炕）上，躲在房梁下，躲在窗户边，破窗而逃（以免被玻璃扎伤或摔伤）。

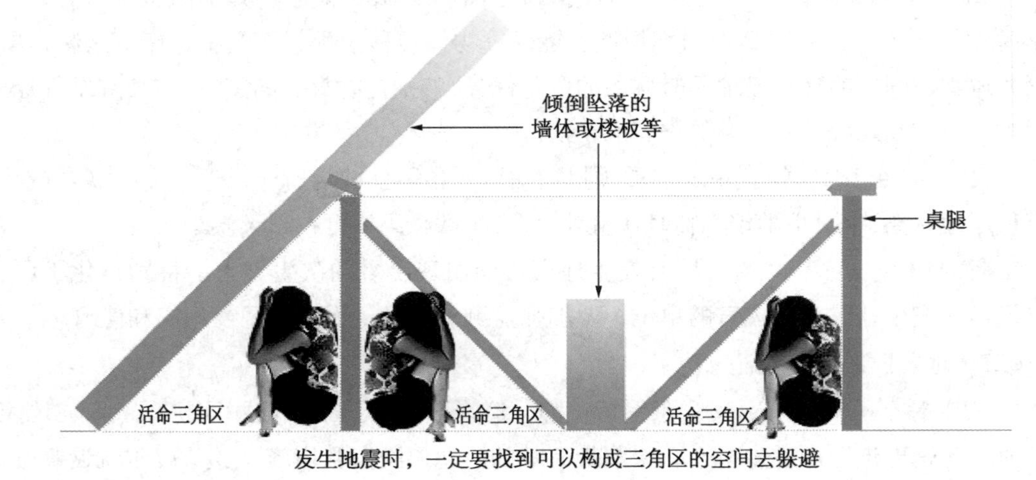

图 6–5　**活命三角区**

（4）地震时在工作场所要注意：迅速关掉火源和电源，就近在坚固的机器设备或办公家具旁躲避。

（5）地震时在公共场所要注意：保持镇静，切忌慌乱。应听从现场工作人员的指挥，可就地选择安全处躲藏，然后有序撤离。不要拥向出口，应避开人流。如不得已被挤入人流，要防止摔倒；把双手交叉在胸前保护自己，用肩和背承受外部压力；随人流而动，避免被挤到墙壁或栅栏处；解开领扣，保持呼吸畅通。

若在影剧院、体育馆等处遇到地震，可就地蹲或趴在排椅旁；注意避开吊灯、电扇等悬挂物;用书包等保护头部;等地震过去后，有组织地撤离。

若在商场、书店、展览馆、地铁等处遇到地震,可选择结实的柜台、商品(如低矮家具等)或柱子边，以及内墙角等处就地蹲下，用手或其他东西护头。注意避开玻璃门窗、橱窗和柜台，避开高大不稳和摆放重物、易碎品的货架，避开广告牌、吊灯等高耸或悬挂物。

若在行驶的公共交通工具内遇到地震,应抓牢扶手,低头,以免摔倒或碰伤;降低重心,躲在座位附近，以防发生事故时受伤;地震过去后再下车。自驾车辆时应当紧急停车，就地选择开阔地带避震。发生大地震时，汽车会像轮胎泄了气似的，无法把握方向盘，难以驾驶，必须避开十字路口，将车子靠路边停下。为了不妨碍避难疏散的人群和救援车辆的通行，要让出道路的中间部分。注意收听汽车收音机的广播，附近有警察的话，要依照其指示行事。有必要避难时，把车窗关好，车钥匙插在车上，不要锁车门。

(6)地震时在学校要注意:一切行动听从老师的指挥;同学之间要互相照顾，大同学要照顾年小体弱的同学;要关心、照顾残疾同学。若正在上课，无论教室是楼房还是平房，同学们都要在老师的指挥下，迅速躲在各自的课桌下。千万不要慌乱拥挤外逃，待地震过去后，在老师带领下有组织地疏散。

3. 室外避震

(1)若地震时身处室外:则应迅速离开各种高大的危险物。当大地剧烈摇晃、站立不稳的时候，人们都会有扶靠、抓住什么的心理。身边的门柱、墙壁大多会成为扶靠的对象。但是，这些看上去挺结实牢固的东西，实际上却是危险的。应就地选择开阔地避震，蹲下或趴下，以免摔倒;不要乱跑，避开人多的地方。不要随意返回室内。

(2)注意避开危险物:避开高大建筑物或构筑物，特别是有玻璃幕墙的建筑，以及过街桥、立交桥上下、高烟囱、水塔等。避开危险物、高耸或悬挂物，如变压器、电线杆、路灯、广告牌、吊车等。避开其他危险场所，如狭窄的街道、危旧房屋、危墙、女儿墙、高门脸、雨棚下，以及砖瓦、木料等堆放处。

4. 野外避震　若地震时正在野外郊游或家住农村，应注意避开危险环境，选择开阔、稳定的地方就地避震，蹲下或趴下，以防摔倒;如果附近有化工厂等，应注意避风，背朝风向，以免吸进有毒气体。震后不要独自在野外停留。避开水边(河边、湖边、海边)的危险环境，以防河岸坍塌而落水，或出现海啸;远离水坝、堤坝，以防垮坝或发生洪水;远离桥面或桥下,以防桥梁坍塌时受伤。避开山边的危险环境,以防山崩、滚石、泥石流等;远离陡峭的山坡、山崖，以防地裂、滑坡等。

(三)震后自救

震区群众尤其是家庭、邻里之间的自救互救,是减少地震时人员伤亡的有效手段之一。

1. 自救措施　大地震过后,余震还会不断发生,被埋压者所处的环境可能进一步恶化;等待救援需要一定时间。因此,被埋压人员要尽可能改善自己的处境,稳定情绪,设法脱险。

(1)避免遭受新的伤害

1)设法把双手从埋压物中抽出来。

2）设法保持呼吸畅通：尽量挪开脸前、胸前的杂物；清除口、鼻附近的灰土；闻到煤气及有毒异味或灰尘太大时，设法用湿衣物捂住口、鼻。

3）设法消除周围的危险因素：避开身体上方不结实的倒塌物、悬挂物或其他危险物；搬开身边可搬动的碎砖瓦等杂物，扩大活动空间；注意搬不动时千万不要勉强，防止周围杂物进一步倒塌；设法用砖石、木棍等支撑残垣断壁，以防余震时造成新的危害；不要随便动用室内设施，包括电源、水源等，也不要使用明火。

（2）设法脱离险境

1）设法与外界联系：仔细倾听周围有无其他人；听到人声时，可用石块敲击铁管、墙壁，以发出呼救信号。

2）尝试寻找脱离通道：观察四周有没有通道或光亮，分析自己所处的位置，判断从哪个方向有可能脱险；试着排开障碍，开辟通道；若开辟通道费时过长、费力过大或不安全时，应立即停止，以保存体力。

（3）耐心等待救援：如果暂时不能脱险，要尽力保护自己、保存体力，耐心等待救援。

1）保存体力：不要大声哭喊，尽量闭目休息；不要勉强行动，待外面有人营救时，再按营救人员的要求行动。

2）维持生命：寻找身边的食物和水，节约使用食物和水；无饮用水时，可用尿液解渴。

3）如果受伤：设法进行包扎、止血，防止伤口感染，尽量减少活动。

（4）自救成功后：若自救成功，应尽快撤离险境，到外面开阔的地方去。临走前灭掉明火，关闭煤气开关，切断电源、水源。在能力允许范围内，积极对他人展开抢救。若长时间处在黑暗中，应注意保护眼睛，避免强光刺激。若长时间未进水进食，应避免过快过猛过量进食饮水，以免肠胃受到伤害。

2. 互救措施

（1）互救原则　震后救人，首先要做到快捷，使救人的队伍迅速壮大，让更多的人获救。因此，在救人时应遵循以下原则。

（1）先救近处的人：不论是家人、邻居，还是萍水相逢的路人，只要近处有人被埋压，就要优先施救。若舍近求远，往往会错过救人良机，造成不应有的损失。

（2）先救容易救的人：这样可尽快扩大救人队伍，加快救人速度。

（3）先救青壮年和医务人员：这样可使他们迅速在救灾中发挥作用。

（4）先救“生”，后救“人”：在一次大地震中，曾有一个农村妇女，她为了使更多的人获救，采取了这样的做法：每救一个人，先将其头部露出，使之可以呼吸，然后马上去救另外的人。结果她一个人在很短的时间内抢救了几十个人。

3. 震后救人的具体办法

（1）定位：首先寻找被埋压人员，并判定其位置。先仔细倾听有无呼救信号，也可用喊话、敲击等方法询问埋压物中是否有待救者；如果听不到声音，可请其家属或邻居提供情况；根据现场情况分析被埋压人员可能的位置。

（2）扒挖：使用工具扒挖埋压物时一定要注意安全，当接近被埋压者时，不可使用利器刨挖；扒挖时要特别注意分清哪些是支撑物，哪些是一般的埋压物，不可破坏原有的支撑条件，避免对人员造成新的伤害；扒挖过程中应尽早使封闭空间与外界沟通，以便使新鲜空气流入；扒挖过程中灰尘太大时，可喷水降尘，以免被救者和救人者窒息；扒挖过程中可先将水、食品或药物等递给被埋压者使用，以增强其生命力。

（3）施救：先将被埋压者头部暴露出来，清除口、鼻内的尘土，再使其胸腹部和身体其他部分露出；对于不能自行脱困者，应使其尽量充分暴露全身再抬救出来，不可强拉硬拽。

（4）救出：对于在黑暗、窒息、饥渴状态下埋压过久的伤病员，救出后应给予必要的护理，如蒙上眼睛，减少强光的刺激；避免突然过多进食、进水，以及被救人情绪过于冲动；对于受伤者，应就地作相应的急救处理。

（5）运送：对救出的重伤员，应送往医疗点救治；对骨折伤员、危重伤病员，运送中应有相应的护理措施，如腰椎受伤者，应让他躺在硬质平板上抬送。

4. 应对次生伤害　地震时可能会引发多种次生伤害，应注意防护。

（1）发生火灾时，应趴在地上，用湿毛巾捂住口、鼻；地震停止后向安全地方转移，必要时要匍匐前行；设法隔断火源。

（2）发生毒气泄漏时，若在室内应用湿毛巾捂住口、鼻；千万不要使用明火；不要慌乱拥挤；待地震停止后再设法转移。遇到化工厂等着火并有毒气泄漏时，不要朝顺风的方向跑，要尽量绕到上风方向。

（3）如果江河湖海涨水，要向高处跑；迅速离开桥面。

（4）遭遇山崩、滑坡、泥石流等，要向垂直于滚石前进的方向跑，切不可顺着滚石方向往山下跑；也可躲在结实的障碍物下或蹲在沟坎下，要特别注意保护好头部。

四、重点提示

（1）要因地制宜，不要一定之规。地震时，每个人所处的状况千差万别，避震方式不可能千篇一律。

（2）要行动果断，不要犹豫不决。

（3）在公共场所要听从指挥，不要擅自行动。要避开人流，不要乱挤乱拥。

（4）地震时就近躲避，震后迅速撤离到安全地方。

（5）室内避震，应躲在结实、不易倾倒、能掩护身体的物体下或物体旁，或开间小、有支撑的地方；室外避震，应远离建筑物，到开阔、安全的地方。

（6）避震时，应趴下、蹲下或坐下，尽量蜷曲身体，使身体重心降到最低，脸朝下，不要压住口鼻，以利呼吸；抓住身边牢固的物体，以防摔倒或因身体移位，暴露在坚实物体外而受伤。

（7）避震时，注意保护身体重要部位。低头，用手护住头部和后颈;有可能时，用身边的物品如枕头、被褥等顶在头上。闭眼，以防异物伤害。用湿毛巾捂住口、鼻，以防灰尘、毒气。

（8）不要随便使用明火，以免引燃空气中可能充溢的易燃易爆气体。

（9）避难时要徒步，携带物品应在最少限度，切不可“舍命不舍财”。

（10）不听信谣言，不轻举妄动。

五、自救案例

夫妻齐心协力，免遭厄运

地震发生前的头天晚上，天气炎热，过了午夜才慢慢地睡着。忽然传来异样响声，我醒来睁眼看时，一道弧光射来，随着咔嚓一声，就觉着大地上下颠动，然后轰轰隆隆地悠晃起来。是地震！我们夫妇抱在一起，还未来得及躲避，房顶就塌了下来;同时砖头、瓦块遮头盖脸地砸下来，我们被埋在废墟里。忽然听见一声喊叫，是西邻曹家二女儿在喊她爸爸。我们顿觉清醒，一股求生的欲望把我们带回了现实。本能地我也呼救了两声，无人答话;我爱人挣扎了几下，也无济于事。这时，我告诉爱人不要再挣扎了，并开始寻觅自救脱险的门路。

经过仔细搜寻，我的头上好像东西不多，左胳膊压在我爱人身下，右胳膊虽露在外面，手却包在被子里。当时我想如果手能活动，就可以想办法出去。我问爱人“你能不能拱拱身子，好把我的手抽出来？”她憋足了劲，身子狠命往上一挺，我的手终于抽了出来。我用另一手试着一点一点地清理砖头杂物，慢慢地能活动了。

同时开始清理妻子上半身的埋压物，由于下半身埋压物很重还很难清理。但已经没有危险了，我就去看看孩子们。结果发现大儿子埋压得很严重。我先找到了他的头部，清理了他头部的埋压物，呼吸没有问题以后，我又去扒救我的女儿和另一个儿子。救出他们后，又将我的老伴和大儿子全部救出来，如果不采取这些办法，我的女儿和另一个儿子也许就会被这场大地震夺去生命。

第六节 雾　霾

一、案例资料

2013年1月1日，北京市政府正式公开空气质量监测数据，通过测量PM2.5浓度，评定空气质量的好坏。1月14日数据显示，PM 2.5最高达993，外媒将这一天形容为“北京最黑暗的一天”，污染的恐怖程度达到“无法想象的水平”。2013年12月，上海遭遇史上最严重的空气污染，空气质量指数超过400，甚至一度接近上限值500。入沪航班被取消，道路被封闭，交通受到严重影响。一些工厂被限产或停产，建筑物及道路建设工程被叫停，近1/3的公用车停驶。

二、基本知识

（一）雾的基本概念

1. 什么是雾　雾是自然天气现象。在水蒸汽充足（空气相对湿度达100%或接近100%）、微风及大气层稳定的情况下，大量悬浮在近地面空气中的微小水滴或冰晶冷却凝结而形成的气溶胶系统，光线发生散射使地面水平能见度＜1 000 m时，便称为雾。雾和云都是由于温度下降而造成的，雾也可以说是靠近地面的云。除使能见度恶化之外，总体上无毒无害。雾多出现于秋冬季节，早晚较常见或较浓，白天相对减轻，甚至消失。

2. 大雾预警信号　分为3级，分别以黄色、橙色、红色表示。

（1）大雾黄色预警信号：12小时内可能出现能见度＜500 m的浓雾，或者已经出现能见度＜500 m、≥200 m的浓雾且可能持续。

（2）大雾橙色预警信号：6小时内可能出现能见度＜200 m的浓雾，或者已经出现能见度＜200 m、≥50 m的浓雾且可能持续。

（3）大雾红色预警信号：2小时内可能出现能见度＜50 m的强浓雾，或者已经出现能见度＜50 m的强浓雾且可能持续。

（二）霾的基本概念

1. 什么是霾　霾，也称灰霾，是指悬浮在空气中的气溶胶颗粒，使大气混浊、视野模糊。当地面水平能见度＜10 km时，便称为霾。

2. 霾的构成成分　相当复杂，包括数百种大气化学颗粒物质，其中对健康造成威胁的主要是直径＜10 μm的气溶胶微粒子，如矿物粉尘、海盐、硫酸盐、硝酸盐、有机气溶胶粒子、燃料和汽车废气等（图6-6）。

3. 霾颗粒的来源　霾颗粒物本身既是一种污染物，又是重金属、多环芳烃等有毒物质的载体。主要来源包括以下几个方面。

（1）生产性污染：是主要来源，包括煤和石油燃烧过程中排放的大量烟尘、二氧化硫和一氧化碳等，其中火力发电厂、钢铁厂、石油化工厂、水泥厂等的排放最为严重；道路和建筑施工扬尘；秸秆、垃圾焚烧产生的烟尘。

（2）生活性污染：包括冬季取暖煤炭燃烧时低空排放的烟尘、二氧化硫等。

（3）交通运输性污染：汽车排出氮氧化物、碳氢化合物、一氧化碳和铅尘等。

4. 什么是PM2.5　颗粒物的英文缩写为PM。PM 2.5是指直径≤2.5 μm的颗粒物，也称细颗粒物，由直接排入空气中的微粒和空气中的气态污染物通过化学转化生成的二

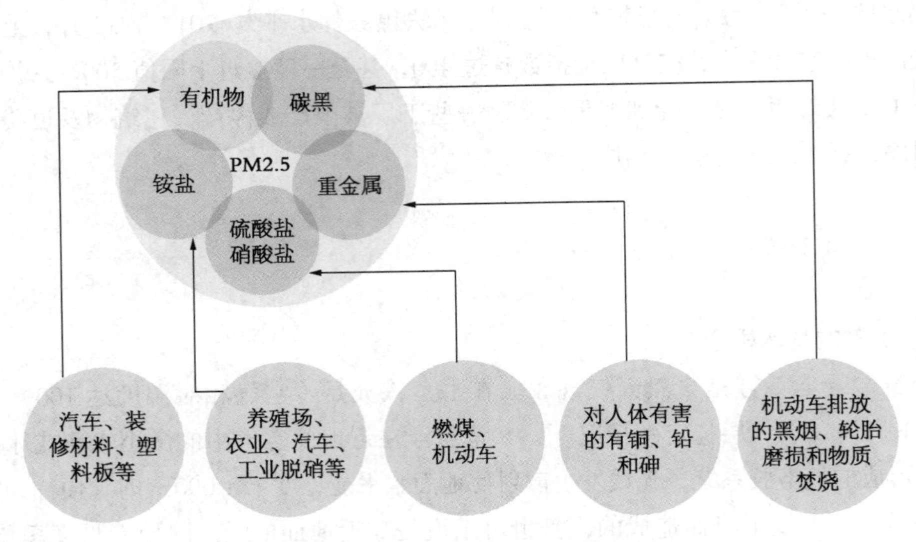

图 6-6　霾颗粒物的成分及来源

次微粒组成。与 PM 10 相比，PM 2.5 易于滞留在终末细支气管和肺泡，且某些组分还可穿透肺泡进入血液。因此，同一来源的 PM 2.5 比 PM 10 对健康影响更大。

5. 霾预警信号　分为 3 级，以黄色、橙色和红色表示，分别对应于预报等级用语的中度霾、重度霾和严重霾。

（1）霾黄色预警信号，预计未来 24 小时内可能出现下列条件之一并将持续，或实况已达到下列条件之一并可能持续：①能见度＜ 3 000 m 且相对湿度＜ 80% 的霾；②能见度＜ 3 000 m 且相对湿度 ≥ 80%，PM 2.5 浓度＞ 115 μg/m^3 且 ≤ 150 μg/m^3；③能见度＜ 5 000 m，PM 2.5 浓度＞ 150 μg/m^3 且 ≤ 250 μg/m^3。

（2）霾橙色预警信号：预计未来 24 小时内可能出现下列条件之一并将持续或实况已达到下列条件之一并可能持续：①能见度＜ 2 000 m 且相对湿度＜ 80% 的霾。②能见度＜ 2 000 m 且相对湿度 ≥ 80%，PM 2.5 浓度＞ 150 μg/m^3 且 ≤ 250 μg/m^3。③能见度＜ 5 000 m，PM 2.5 浓度＞ 250 μg/m^3 且 ≤ 500 μg/m^3。

（3）霾红色预警信号：预计未来 24 小时内可能出现下列条件之一并将持续，或实况已达到下列条件之一并可能持续：①能见度＜ 1 000 m 且相对湿度＜ 80% 的霾；②能见度＜ 1 000 m 且相对湿度 ≥ 80%，PM 2.5 浓度＞ 250 μg/m^3 且 ≤ 500 μg/m^3；③能见度＜ 5 000 m，PM 2.5 浓度＞ 500 μg/m^3。

（三）雾霾的基本概念

1. 什么是雾霾　雾霾是雾和霾的混合物，一般相对湿度＜ 80% 的能见度恶化是霾造成的，相对湿度＞ 90% 的能见度恶化是雾造成的，相对湿度介于 80%~90% 的能见度恶化是雾和霾的混合物共同造成的，但主要成分是霾，霾的厚度比较大，可达 1~3 km 左右。早晚湿度大时，雾的成分多；白天湿度小时，霾占据主位。

2. 雾霾的主要成分　二氧化硫、氮氧化物以及可吸入颗粒物是构成雾霾的主要成分，前两者为气态污染物，可吸入颗粒物是加重雾霾天气污染的罪魁祸首。上海的主要污染源是工业和交通，工业包括工业工艺过程的排放（15.4%）、工业锅炉和炉窑的排放（10.2%）、电厂的排放（7.3%）。交通主要是机动车和船舶飞机（25.8%）；其他包括扬尘（10.4%）、民用涂料和餐饮（5.4%）、农业和生物（3%）、海盐和植被（1%）；上海以外区域的排放（21.5%）。

3. 空气质量指数　2014年1月4日，国家首次将雾霾天气纳入灾害性天气进行预警预报。空气质量指数（AQI）是2012年3月国家发布的新空气质量评价标准，用于描述空气清洁或者污染的程度，以及对人健康的影响。通过监测6项污染物计算AQI：二氧化硫、二氧化氮、PM 10、PM 2.5、一氧化碳和臭氧。AQI表征污染程度，并非具体污染物的浓度值。臭氧和空气中的颗粒物对人类健康的威胁最大。

（四）雾霾的危害

雾霾天气对健康的影响主要以急性效应为主，主要表现为上呼吸道感染、哮喘、结膜炎、支气管炎、眼和喉部刺激、咳嗽、呼吸困难、鼻塞流鼻涕、皮疹、心血管系统疾病等。老年人、儿童和患有呼吸系统疾病和心血管疾病的人群是雾霾空气污染的易感人群，容易诱发心脑血管疾病的急性发作。长期处于雾霾环境还会诱发肺癌。中国工程院院士钟南山指出，近30年来，我国公众吸烟率不断下降，但肺癌患病率却上升了4倍多。这可能与雾霾天气增加有一定的关系。

雾霾天气还对人体健康产生一些间接影响。雾霾天气会减弱紫外线的辐射，使空气中传染性病菌的活性增强；还会影响人的心理健康，使人产生压抑、悲观等不良情绪，会刺激或加剧心理抑郁状态。

三、自救互救

在无处不在、无时不在的空气污染得到根本性控制之前，各种雾霾防护措施或策略的功效都是有限的，只能在一定程度上降低危害水平。在日常生活中，可借助防护口罩、室内空气净化器或车载空气净化器等，采取减少出行、戒烟、提高自身免疫力等被动措施，控制空气污染对个人健康所带来的伤害。

（一）雾霾防御指南

1. 雾霾黄色预警　①空气质量明显降低，需适当防护；②一般人群适量减少户外活动，儿童、老人及易感人群应尽量减少外出。

2. 雾霾橙色预警　①空气质量差，需适当防护；②一般人群减少户外活动，儿童、老人及易感人群应尽量避免外出。

3. 雾霾红色预警　①政府及相关部门按照职责采取相应措施，控制污染物排放；②空气质量很差，需加强防护；③一般人群避免户外活动，儿童、老人及易感人群应当留在室内；④机场、高速公路、轮渡码头等单位加强交通管理，保障安全；⑤驾驶人员谨慎驾驶。

（二）室内防护

1. 保持室内清洁　定期清扫除尘，室内环境保持一定的湿度和温度，尽量减少室内吸烟，室内种植绿色大叶片植物。

2. 安装空气净化器　空气净化器可去除室内空气中固态污染物（如粉尘、花粉、带菌颗粒等）、气态污染物（如异味、甲醛等）。空气净化技术主要有机械过滤、静电集尘、负离子和等离子体及静电驻极过滤等。传统的标准过滤介质能有效地去除＞10μm的颗粒物。但要注意，空气净化器并不能保证空气的完全净化，净化器只能对那些流经它的空气进行过滤或处理。空气净化效果与处理风量、房间大小、房间内空气流动状态（门窗开启及其密闭性）、空气净化器在室内放置的位置、净化器实际使用时间和实际过滤效果等有关。空气净化器需定期维护，更换过滤网、滤芯等来维持其净化效果。

3. 尽量不开窗　开窗透气时，尽量避开早晚雾霾高峰时段，可将窗户打开一条缝通风，不让风直接吹进来，通风时间以＜1小时为宜。

（三）室外防护

1. 关注预报　关注城市的空气质量监测数据预报，警惕高污染天气和时段。

2. 减少外出　雾霾天气避免在户外长时间停留，减少户外活动。外出时，尽量减少皮肤外露。晨练不是最佳的锻炼方式，对于心脑血管、呼吸系统疾病和年老体弱者，更应限制晨练。外出时尽量搭乘公交车，减少汽车尾气的吸入。避开人群密集的场所如超市、商场和医院，因其空气流通差，易造成呼吸系统疾病的交叉感染。

3. 佩戴口罩　口罩对进入肺部的空气有一定的过滤作用。一次性医用口罩可阻挡说话、咳嗽等产生的飞沫进入环境，对细菌、PM 2.5这样的细小颗粒不具有呼吸防护作用。纱布口罩本身空隙较大，阻挡作用微乎其微。一次性医用口罩和纱布口罩的结构设计无法和人脸达到有效密合，颗粒物很容易从口罩边缘未被密合的地方泄漏进去。专业用防护口罩主要用于工作场所的职业呼吸防护，如切割、打磨、焊接、制药、医用防护等。

戴口罩时要注意密合性，在鼻梁处扣紧，使口罩边缘与脸型匹配，若不能做到密合，PM 2.5颗粒就会从不密合处泄漏，起不到防护效果（图6-7）。防颗粒物口罩防护效果较好，但口罩和面部越密合，过滤效率越好，呼吸阻力有可能较高，对于儿童、老人、心血管疾病和呼吸系统疾病患者特别是呼吸功能受损的人谨慎使用。

4. 清洗口鼻　自室外进入室内后，可用温水洗脸、漱口、清理鼻腔，将附着的雾霾颗粒物清洗干净。清洗鼻腔时，吸水应轻柔，避免呛咳。在给儿童清理鼻腔时，可用干净棉签蘸水，反复清洗。

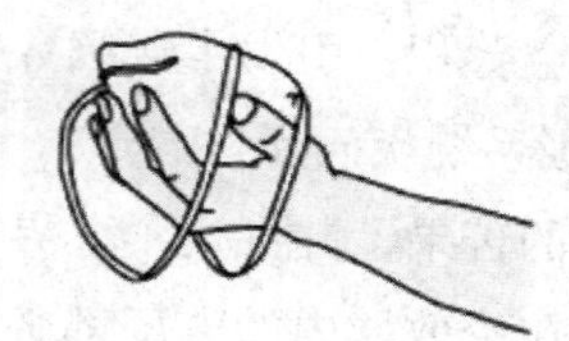

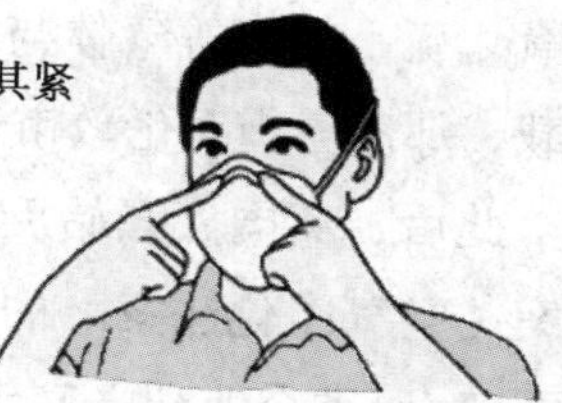

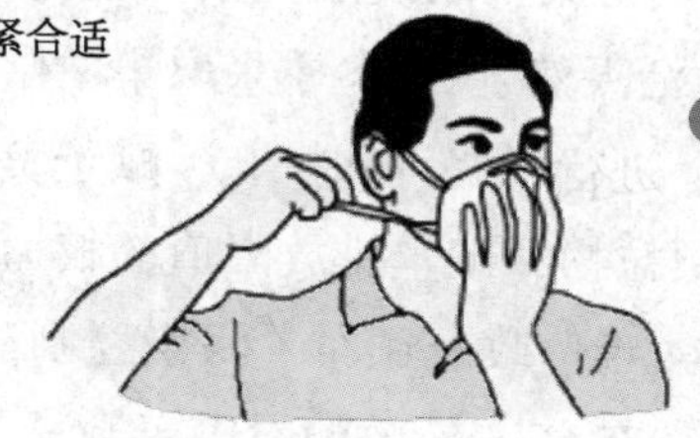

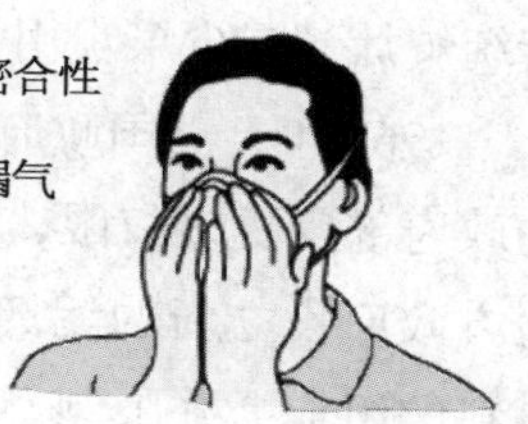

图 6-7 **正确佩戴口罩**

四、重点提示

（1）围巾不能当作口罩。围巾和普通棉布口罩一样，对 PM 2.5 有害颗粒物没什么过滤效果。

（2）PM 2.5 口罩不一定能防护 PM 2.5。只有经权威性标准认证的防颗粒物口罩，才能防护 PM 2.5。

（3）正确佩戴口罩很重要。防护口罩的效果不仅取决于过滤效率，更取决于口罩和脸部的良好密合。密合不好，吸气时未经过滤的空气可直接从口罩周围漏进去，密合良好才能将呼吸区与外界空气隔离。

（4）防护口罩不可以清洗。防护口罩若没有失效（如变形、破损，或呼吸阻力过大），就可以重复使用。而一旦口罩脏污、损坏、变形或呼吸阻力明显变大，则应及时更换。

（5）不佩戴美瞳。颗粒物质进入眼睛，会导致眼睛干痒、异物感等不适。空气中颗粒物越多，对眼睛的影响就更大，可引起角膜炎或结膜炎。出现眼睛不适时，可用清水清洁眼睛，闭目休息。外出时可佩戴防护镜或太阳镜，减少颗粒物对眼睛的直接伤害。

（6）适当增加营养。多食清肺润肺食物，首选百合。百合具有润肺止咳、养阴消热、清心安神的功效。多食富含 β－胡萝卜素的蔬菜和水果，增强呼吸道黏膜的防御能力。

五、自救案例

1952 伦敦烟雾事件

1952 年 12 月 5 日开始，伦敦连续数日寂静无风。当时伦敦冬季多使用燃煤采暖，市区内还分布许多以煤为主要能源的火力发电站。煤炭燃烧产生的二氧化碳、一氧化碳、二氧化硫、粉尘等气体与污染物在城市上空蓄积，引发了连续数日的雾霾天气。据史料记载，那次雾霾对伦敦市造成数千人因呼吸系统疾病死亡。

此后，英国人开始反思空气污染造成的苦果，并催生了世界上第一部空气污染防治法案《空气净化法案》的出台。法律规定在伦敦城内的电厂都必须关闭，只能在大伦敦区重建；要求企业建造高大的烟囱，加强大气污染物的疏散；要求大规模改造城市居民的传统炉灶，减少煤炭用量，逐步实现居民生活天然气化；冬季采取集中供暖。

1968 年，英国政府对《空气净化法案》进行了修订和扩充，赋予负责控制大气污染的政府部门更多权限，包括出台新的锅炉颗粒物和烟尘排放限值的权力，可以强制要求地方政府设立新的无烟控制区的权力。1974 年，政府颁布《污染控制法》，规定机动车燃料的组成，并限制燃料中硫的含量。到 1975 年，伦敦的雾霾天数减少到 15 天，1980 年则进一步降至 5 天。

20 世纪 80 年代后，交通污染取代工业污染成为伦敦空气质量的首要威胁。政府出台了一系列措施来抑制交通污染，包括优先发展公共交通网络、抑制私车发展，以及减少汽车尾气排放、整治交通拥堵等。20 世纪 80 年代，伦敦市在城市外围建有大型环形绿地面积达 4 434 km^2。政府在街道使用一种钙基粘合剂治理空气污染，这种粘合剂可吸附空气中的尘埃。

1995 年，英国制订了国家空气质量战略，规定各个城市都要进行空气质量的评价与回顾，对不达标的地区，政府必须划出空气质量管理区域，并强制在规定期限内达标。2003 年，伦敦市政府开始对进入市中心的私家车征收“拥堵费”，并将此笔收入用来改善公共交通的发展。

第七节 禽 流 感

一、案例资料

1997 年 5 月，我国香港地区的一个养鸡场出现首例禽流感病例。在随后的几个月里，禽流感病毒迅速蔓延，大批感染了该病毒的家鸡死亡。经专家认定，导致香港特区家禽大规模死亡的罪魁祸首正是 H5N1 型禽流感病毒。然而，令专家难以置信的是，这种历来只威胁家禽的病毒，出现了新的变异并能够传染给哺乳动物，甚至是人类。1997 年 8 月，香港一名 3 岁的男童因感染禽流感病毒 H5N1 而死亡，这也是全球首宗人类感染 H5N1 的个案。在随后的几个月中，共有 18 个人感染禽流感病毒，其中 6 人死亡。

2013 年 2 月，上海市李姓一家三口因发热、咳嗽先后到医院就诊。2 月 20 日，55 岁的李某小儿子被送到医院急诊，诊断“重症肺炎，呼吸衰竭”，2 月 28 日医治无效死亡；

2 月 25 日，87 岁的李某深夜就诊，因高龄出现多器官功能衰竭，于 3 月 4 日医治无效死亡；69 岁的大儿子同时入院救治，病情稳定。上海市近年来报告人感染 H7N9 禽流感确诊病例，均为散发病例。据统计，该病死亡率超过 30%。

二、基本知识

（一）什么是西班牙流感

西班牙流行性感冒是人类历史上第二致命的传染病，与以往流感总是容易杀死年老人和儿童不同，20~40 岁的青壮年人也成了死神追逐的对象。

1918~1919 年，曾经造成全球约 10 亿人感染，2 500 万 ~4 000 万人死亡（当时世界人口约 17 亿人）；其全球平均致死率为 2.5%~5%，和一般流感的 0.1% 比较起来较为致命，感染率达 5%。其名字的由来并不是因为此流感从西班牙爆发，而是因为当时西班牙约 800 万人感染了此病，甚至连西班牙国王也感染了此病。当时正值第一次世界大战，由于医疗条件落后，人们对这一流感的危险性认识不足。随着战事的发展，部队的大规模调动，更为流感的传播起到了推波助澜的作用。作为战争中立国的西班牙，十分诚实地爆出本国爆发了流感，所以被称为西班牙型流行性感冒。

西班牙流感也波及到我国，自广州直至东北，由上海至四川，蔓延广泛。哈尔滨 40% 人被感染，学校停课，商店歇业。上海也出现过两次流行波。西班牙流感造成大流行和大量人员死亡，有人认为是由于病毒发生变异，人体免疫系统无法对其进行有效识别和抵御，即人体对该种病毒缺乏免疫力；还有人则提出是由于人体免疫系统对病毒“反应过度”，从而损坏人体脏器，造成死亡。

（二）流感病毒的基本概念

流行性感冒病毒简称“流感病毒”，分为甲（A）、乙（B）、丙（C）、丁（D）4 型。流感病毒可引起人、禽、猪、马、蝙蝠等多种动物感染和发病，是人流感、禽流感、猪流感、马流感等人与动物疫病的病原。一般秋冬季节是高发期。动物流感病毒通常不感染人，人流感病毒也不感染动物，但是猪比较例外。猪既可以感染人流感病毒，也可以感染禽流感病毒，但主要感染的还是猪流感病毒。少数动物流感病毒适应人以后，可以引起人流感大流行。

禽流感，全名“鸟禽类流行性感冒”，是由病毒引起的动物传染病，通常只感染鸟类，少见情况会感染猪。禽流感病毒高度针对特定物种，但在罕有情况下会跨越物种障碍感染人。

流感病毒大多来自野生鸟类，特别是海洋候鸟，它们的内脏里包含着病毒，在长途迁徙中，流感病毒就随着它们的排泄物传播开来。最先是传给家禽，然后再传给猪。由于猪既能感染水禽身上的流感病毒，又能感染人类流感病毒，所以猪就成了变异病毒的温床。

流感病毒一般为球形，流感病毒结构自外而内可分为类脂包膜、基质蛋白及核心 3 个部分，病毒表面有密集钉状物或纤突覆盖。流感病毒的抗原结构分为 H 和 N 两大类，分别代表流感病毒两种表面糖蛋白。H 代表血细胞凝集素，有如病毒的钥匙，用来打开及入侵人类或动物的细胞；N 代表神经氨酸酶，是帮助病毒感染其他细菌的酶。

1. 流感病毒的变异　流感病毒在外界环境刺激（药物刺激、射线刺激等）作用下，基因结构可不断发生变异而使其能逃脱宿主产生的特异性抗体的捕获。甲型流感病毒有着极强的变异性，乙型次之，而丙型流感病毒的抗原性非常稳定。甲型流感病毒经常发生抗原变异，可分为 H1N1、H3N2、H5N1、H7N9 等亚型。H7N9 禽流感是由 H7N9 禽流感病毒引起的急性呼吸道传染病，是一种新型禽流感，于 2013 年 3 月底在上海和安徽两地率先发现。

科学家将复原的“西班牙流感”病毒与一些禽流感和人类流感病毒进行比较发现，这种病毒与禽流感病毒非常相似。这种病毒仅通过其内部结构的细微变化实现了从鸟类到人类的跨物种传播，变得易于和人体细胞受体结合。

2. 流感病毒的主要特征　流感病毒对外界抵抗力不强。病毒可在加热、极端 pH、非等渗和干燥的条件下失活。流感病毒普遍对热敏感，对低温抵抗力较强，65℃加热 30 分钟或煮沸 2 分钟以上可灭活。对去污剂等脂溶剂比较敏感，甲醛（福尔马林）、β－丙内酯、氧化剂、稀酸、乙醚、脱氧胆酸钠、羟胺、十二烷基硫酸钠和铵离子能迅速破坏其传染性。流感病毒常从动物鼻腔分泌物和粪便中排出，病毒受到这些有机物的保护极大地增加了抗灭活能力。粪便中病毒的传染性在 4℃条件下可以保持长达 30~50 天，20℃时为 7 天。

3. 流感病毒的传播途径　传染源主要是患者，其次为隐性感染者，被感染的动物也可能是传染源。流感病毒主要通过空气中的飞沫、易感者与感染者之间的接触或与被污染物品的接触而传播。主要传播途径是带有流感病毒的飞沫，经呼吸道进入体内；少数也可经共用手帕、毛巾等间接接触而感染。病毒传入人群后，传染性强并可迅速蔓延，传播速度和广度与人口密度有关，跨区域的人员和车辆往来是传播本病的重要途径。目前尚无确切证据显示人类对 H7N9 禽流感病毒易感。从事禽类养殖、销售、宰杀、加工者，以及在发病前 1 周内接触过禽类者为高危人群。

4. 禽流感的临床表现　人流感主要是由甲型流感病毒和乙型流感病毒所引起。潜伏期在 7 天以内，一般为 1~3 天。病毒感染者多呈急性发病，早期表现类似普通型流感，主要为发热，体温大多持续在＞ 39℃，并伴有流涕、鼻塞、咳嗽、咽痛、头痛、肌肉酸痛和全身不适，部分患者可有恶心、腹痛、腹泻、稀水样便等消化道症状。若体温持续＞ 39℃，需警惕重症倾向。重症患者病情发展迅速，可出现肺炎、急性呼吸窘迫综合征、肺出血、胸腔积液、全血细胞减少、肾衰竭、败血症、休克等多种并发症，严重者可致死亡。病死率很高，通常人感染禽流感死亡率约为 33%。

（三）人体的免疫力

“免疫”一词，最早见于我国明代医书《免疫类方》，指的是“免除疫疠”，也就是免除传染病的意思。数百万年来，人类生活在一个既适合生存又充满危险的环境中，人类得以繁衍存续的同时获得了非凡的免疫力，免疫力是生物进化过程的产物。

免疫力是人体自身的防御机制，是人体识别和消灭外来侵入的任何异物（病毒、细菌等），处理衰老、损伤、死亡、变性的自身细胞，以及识别和处理体内突变细胞和病毒感染细胞的能力，是人体识别和排除“异己”的生理反应。人体内执行这一功能的是免疫系统。

1. 免疫系统　免疫系统是机体执行免疫应答及免疫功能的重要系统。由免疫器官、免疫细胞和免疫分子组成。免疫器官包括骨髓、胸腺、扁桃体、脾、淋巴结、盲肠等；免疫细胞包括淋巴细胞、固有免疫细胞、吞噬细胞等；免疫分子包括免疫球蛋白、补体分子、细胞分子、黏附分子等。另外，机体内还有一些组织屏障如皮肤与黏膜、血－脑屏障和胎盘屏障。

2. 借助免疫系统，人体共筑三道防线

第一道防线：由皮肤和黏膜构成的，不仅能够阻挡病原体侵入人体，而且它们的分泌物（如乳酸、脂肪酸、胃酸和酶等）还有杀菌的作用。呼吸道黏膜上有纤毛，可以清除异物。

第二道防线：是体液中的杀菌物质和吞噬细胞。这两道防线是人类在进化过程中逐渐建立起来的天然防御功能，不针对某一种特定的病原体，对多种病原体都有防御作用，因此叫做非特异性免疫（又称先天性免疫）。多数情况下，上述两道防线可以防止病原体对机体的侵袭。

第三道防线：主要由免疫器官（胸腺、淋巴结和脾等）和免疫细胞（淋巴细胞）组成。第三道防线是人体在出生以后逐渐建立起来的后天防御功能，只针对某一特定的病原体或异物起作用，因而叫做特异性免疫（又称后天性免疫）。

3. 免疫系统的功能　免疫系统具有识别和排除抗原性异物，与机体其他系统相互协调，共同维持机体内环境稳定和生理平衡的功能。免疫系统是防卫病原体入侵最有效的武器，它能发现并清除异物及外来病原微生物等引起内环境波动的因素。但其功能的亢进会对自身器官或组织产生伤害。

（1）识别和清除外来入侵的抗原，如病原微生物等。这种防止外界病原体入侵和清除已入侵病原体及其他有害物质的功能被称为免疫防御。使人体免于病毒、细菌、污染物质及疾病的攻击。

（2）识别和清除体内发生突变的肿瘤细胞、衰老细胞、死亡细胞或其他有害的成分。这种随时发现和清除体内出现的“非己”成分的功能被称为免疫监视。清除新陈代谢后的废物及免疫细胞与病毒打仗时遗留下来的病毒死伤尸体，都必须借由免疫细胞加以清除。

（3）通过自身免疫耐受和免疫调节使免疫系统内环境保持稳定。修补免疫细胞能修补受损的器官和组织，使其恢复原来的功能。健康的免疫系统是无可取代的，但仍可能因为持续摄取不健康的食物而失效。

4. 如何提高免疫力　人体的免疫力大多取决于遗传基因，但是环境的影响也很大，如饮食、睡眠、运动、压力等。其中饮食具有决定性的影响力，因为有些食物的成分能够协助刺激免疫系统，增强免疫能力。如果缺乏这些重要营养素成分，会严重影响身体的免疫系统功能。

（1）保持乐观情绪和态度：尽量保持在一个最佳状态，尤其是在现今社会，人们面临的压力很大，巨大的心理压力会导致对人体免疫系统有抑制作用的荷尔蒙分泌增多，所以容易受到感冒或其他疾病的侵袭。

（2）良好的睡眠：睡眠与人体的免疫力密切相关。研究表明，良好的睡眠可以使体内两种淋巴细胞数明显上升。睡眠时人体会产生一种胞壁酸的睡眠因子，此因子促使白细胞增多，巨噬细胞活跃，肝脏解毒功能增强，从而将入侵的细菌和病毒消灭。

（3）加强体育锻炼：现代人热衷于都市生活忙于事业，身体锻炼的时间越来越少。每天坚持锻炼 30~45 分钟，持之以恒，体内免疫细胞数会增加，所以加强运动可以提高人体对疾病的抵抗能力。

（4）全面均衡适量营养：每天适当补充维生素和矿物质。身体抵抗外来侵害的武器，包括干扰素及各类免疫细胞的数量与活力都和维生素与矿物质有关。维生素 A 能促进糖蛋白的合成，细胞膜表面的蛋白主要是糖蛋白，免疫球蛋白也是糖蛋白。维生素 A 摄入不足，呼吸道上皮细胞缺乏抵抗力，常常容易患病；维生素 C 缺乏时，白细胞内维生素 C 含量减少，白细胞的战斗力减弱，人体易患病；除此之外，微量元素锌、硒、维生素 B1、B_2 等多种元素都与人体非特异性免疫功能有关。所以，除了做到每日三餐全面均衡适量外，还可以额外补充维生素膳食补充剂等。

三、自救互救

冬春季是 H7N9 病毒及其他呼吸道传染病高发季节。由于受气候等多种因素的影响，全球动物禽流感疫情呈高发态势，波及亚洲、欧洲、中东的近 40 个国家和地区。我国 H7N9 疫情出现病例增多、分布地区广、散发程度高等特点，病例多数散发在长三角和珠三角地区。但疫情总体特点未发生改变，接触被感染的禽或暴露于活禽经营市场是人感染的主要危险因素。早发现、早报告、早诊断、早治疗，加强重症病例救治，中西医并重，是有效防控、提高治愈率、降低病死率的关键。

（一）加强疫情监测和信息通报

卫生部门与农业部门合作，同时开展人类与禽类流感疫情的监测，互通情报。一旦发生人禽流感疫情，必须按照动物检疫法有关规定进行处理。早期进行快速诊断，若发现和确诊为高致病性毒株，则应对禽类养殖场、市售禽类摊档、屠宰场及患者所在单位、家庭进行彻底消毒，对死禽及禽类废弃物应销毁或深埋。

到目前为止，人类还没有掌握特异性的预防和治疗方法，仅能以消毒、隔离、大量宰杀禽畜的方法防止其蔓延。目前采取的措施是扑杀疫源地 3 km 范围内所有鸡场的鸡群，并对 5 km 范围内的鸡群进行强制免疫。养殖人员和所有相关人员做好防护工作并加强监测。当这类人员中出现流感样症状时，立即将其隔离并报告疫情，同时进行流行病学调查，防止病情恶化和疫情扩大。在隔离治疗患者的同时，采集患者的鼻、咽部分泌物、漱口液、痰或气管吸出物和血清送至指定实验室，进行病毒分离和抗体检测，尽快明确诊断。

医院收治患者的门诊和病房做好隔离消毒，防止患者排泄物及血液污染院内环境及医疗用品；医护人员要做好个人防护，接触禽流感患者应戴口罩、戴手套、穿隔离衣，接触后应洗手。加强检测标本和实验室禽流感病毒毒株的管理，进行禽流感病毒分离的实验室应达到 P3 级标准。严格执行操作规范，防止医院感染和实验室的感染及传播。

（二）加强检疫，控制传播

携带病毒的禽类是人感染禽流感的主要传染源。所以，减少和控制禽类，尤其是家禽间禽流感病毒的传播尤为重要，切断传播途径是控制和预防禽流感的有效措施。

加强检疫，防止禽流感病毒特别是高致病性禽流感病毒传入我国。特别应注意加强对来自动物疫情流行国家或地区的运输工具的防疫消毒，禁止旅客携带或邮寄相关动物及其产品入境。坚持禽类全进全出的饲养方式，平时加强消毒，做好一般疫病的免疫，提高禽类的抵抗力。

候鸟是禽流感病毒重要的转播者，但将所有已经染病的候鸟屠杀是不可能的，且对候鸟的扑杀将会驱散原本聚集的鸟类，使病毒的扩散更加难以控制。因此，将家禽和候鸟隔离，以免出现交叉感染是控制禽流感传播的有效手段。

除了鸟类迁徙之外，鸟类贸易也是禽流感病毒传播的重要途径。依照相关法规进行严格的动物防疫检查，可减少传播疾病的机会。非法的鸟类贸易，尤其是野生鸟类的走私活动不仅会造成病毒跨地域的传播，由于操作者与野生鸟类密切接触，有可能会造成病毒在鸟与人间的传播。所以，严格监控合法以及非法的鸟类贸易也是防控禽流感传播的重要环节。

（三）做好个人防护

1. *一般措施*　勤洗手、室内勤通风换气、注意营养、保持良好体质，有利于预防流感等呼吸道传染病。要有充足的睡眠和休息，均衡的饮食，注意多摄入一些富含维生素 C 等增强免疫力的食物。经常进行体育锻炼，以增加机体对病毒的抵抗能力。

2. *正确洗手方法*　在流水下进行洗手。首先取下手上的饰物及手表，卷袖至前壁中段。如手有裂口，要用防水胶布盖严。打开水龙头，湿润双手。按照搓手步骤操作，每个步骤至少揉搓 5 次，双手揉搓不少于 10~15 秒钟。双手稍低置，流水由手腕、手掌至指尖冲洗，然后擦干（图 6–8）。

3. *注意饮食卫生*　砧板做到生熟分开；吃禽肉要煮熟、煮透；食用鸡蛋前蛋壳应用流水清洗，鸡蛋烹调加热应充分，不吃生的或半生的鸡蛋。

4. *不要轻视重感冒*　禽流感的病症与其他流行性感冒病症相似，如发热、头痛、咳

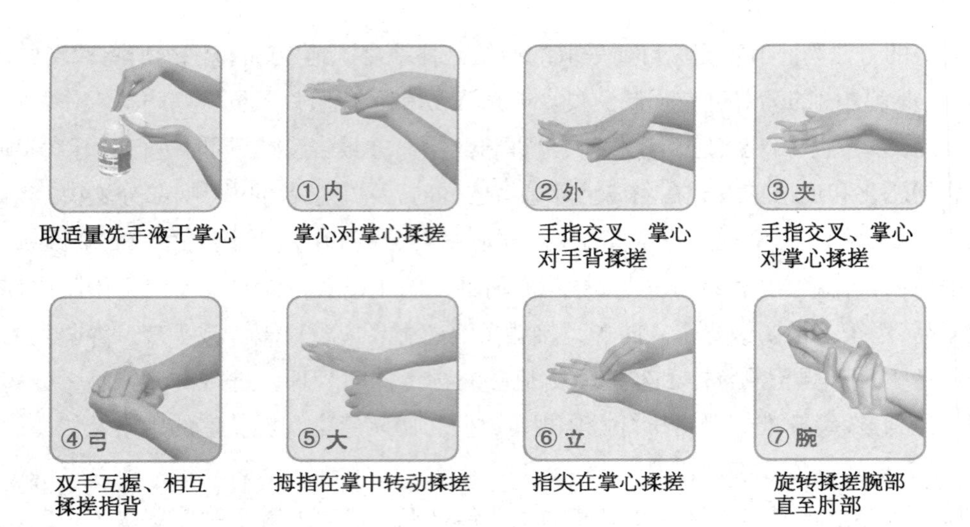

图 6-8 **正确洗手方法**

嗽及喉咙痛等，在某些情况下会引起并发症，导致患者死亡。因此，若出现发热、头痛、鼻塞、咳嗽、全身不适等呼吸道症状时，应戴上口罩，尽快到医院就诊，并务必告诉医生自己发病前是否到过禽流感疫区，是否与病禽类接触等情况，并在医生指导下治疗和用药。

5. 尽可能减少与禽类不必要的接触　特别注意避免直接接触病死禽（畜）。尽量避免去活禽市场或摊档，不购买活禽，不自行宰杀活禽，应购买、食用有检疫证明的鲜、活、冻禽及其产品。如在野外发现生病或死亡的野鸟，不要轻易接触，应及时报告所在地区的野生动物（林业）管理部门。接触禽鸟或其粪便后要及时用肥皂和流水洗手，不要用不干净的手触摸眼睛、口鼻。

6. 医务人员应采取必要的防护措施　在接诊疑似或确诊禽流感病例时，应采取有效的防护措施，即标准预防、飞沫传播预防和接触传播预防等措施。

7. 从事家禽养殖、运输、销售、宰杀等职业人群在接触禽类时要做好个人防护　如戴手套、戴口罩、穿工作服等;接触后注意用消毒液和清水彻底清洁双手;发现病、死禽应及时报告动物卫生管理部门，以及时、妥善处理。

8. 学校及幼儿园应加强教育并采取适当措施　教导儿童不要喂饲野鸽或其他雀鸟;如接触禽鸟或禽鸟粪便后，要立刻彻底清洗双手。外出在旅途中，尽量避免接触禽鸟，例如不要前往观鸟园、农场、街市等。

（四）药物治疗

达菲，通用名为磷酸奥司他韦，是一种非常有效的流感治疗用药，并且可以大大减少并发症（主要是气管与支气管炎、肺炎、咽炎等）的发生和抗生素的使用，因而是目前治疗流感的常用药物之一，也是公认的抗禽流感、甲型 H1N1 病毒最有效的药物之一。金刚烷胺和金刚乙胺类药，不建议单独使用。

四、自救案例

上海黄色预警禽流感

2013年3月初，上海有2人因感染H7N9禽流感死亡，引发人们对这一新型流感病毒的恐慌。3月31日上海对外发布发现H7N9禽流感病毒。4月2日，上海市政府举行新闻发布会，对外通报了H7N9禽流感疫情防控情况;启动流感流行三级应急预案，拉响禽流感黄色预警。上海市卫生计生委、市农委、市食品药品监督局、市工商局、市商务委、市政府新闻办等委办局组成8个工作小组和一个综合办公室，负责流感联防联控、管理工作。同时成立专家组，分析疫情发展趋势，加强对疾病危害程度的研判和风险评估。

上海确定公共卫生临床中心为市级定点医疗机构，并落实医疗救治所需的人员、药品、设备等保障准备工作。全市43个流感监测点和130家开设发热门诊的医疗机构对不明原因肺炎主动搜索频率也迅速提升，由“每周报告”改为“每日报告”。

上海小学及托幼机构因病缺课缺勤网络直报系统亦被高度关注，一旦学校、医院、养老院等集体单位1周内出现5例及以上有流行病学关联的流感样病例，有关方面将即刻采取相关措施。

上海同时还在7个区县的9家禽类养殖场设置了监测点，监测涉禽人员的健康状况。根据农业部要求，对全市家禽高致病性禽流感（主要是H5N1）采取强制免疫，对全市家禽进行全面排查，连夜关闭松江区沪淮农副产品批发市场活禽交易区，扑杀交易区内所有禽鸟，并对扑杀的禽鸟、禽鸟排泄物等进行无害化处理，对市场环境进行彻底消毒。

国家卫生与计划生育委员会密集出台疾病防控措施应对疫情，4月4日连续公布《人感染H7N9禽流感疫情防控方案》《人感染H7N9禽流感医院感染预防与控制技术指南》《人感染H7N9禽流感诊疗方案》。

英国《自然》杂志网站发表社论说，中国应对H7N9禽流感措施迅速得当，其在及时报告和分享相关数据方面表现出的开放性值得称赞。

第八节 病毒性肝炎

一、案例资料

1988年1~3月，上海市发生了一次世界历史上罕见的甲型肝炎（简称“甲肝”）暴发流行事件。1988年1月19日起，在上海市民中突然发生不明原因的发热、呕吐、厌食、乏力和黄疸等症状的病例，数日内成倍增长;2月1日，甲肝日发病量高达19 013例。流行期间的1月30日~2月14日，每天新发患者数＞1万例。至3月份，甲肝疫情基本得到控制，4月以后发病率逐日下降。甲肝流行给市民的身体健康和生产、交通及对外交往等方面都造成很大危害和损失，严重影响了正常的社会秩序。

此次甲型肝炎暴发集中在市区，人群分布以青壮年为主，20~39岁的占83.5%，80%以上的患者有食用毛蚶史。调查发现，曾经运送污物和垃圾的船只，未经彻底消毒又运送毛蚶，致使毛蚶受到甲肝病毒的污染。上海市民素有生食毛蚶的习惯，但缺乏对甲肝的免疫力，最终酿成甲肝暴发。在确定了传染源后，市政府为了治疗疾病、控制甲肝蔓延，投入大量的人力、物力和财力，制订针对性防治措施，如禁捕、购、销毛蚶，教育市民不生食毛蚶，防止污染水源和食品等，使疫情很快得到控制。

二、基本知识

病毒性肝炎是由多种肝炎病毒引起的常见传染病，具有传染性强、传播途径复杂、流行面广泛，发病率较高等特点。

（一）传染病的基本概念

传染病是由各种病原体引起的能在人与人、动物与动物或人与动物之间相互传播的一类疾病。病原体大部分是微生物，少部分为寄生虫，寄生虫引起的传染病又称寄生虫病。我国将发病率较高、流行面较大、危害严重的急性和慢性传染病列为法定管理的传染病，根据其传播方式、速度及其危害程度，分为甲、乙、丙3类，目前共有39种。

甲类传染病（2种）：鼠疫、霍乱。

乙类传染病（26种）：甲型H1N1流感、传染性非典型肺炎、艾滋病、病毒性肝炎、脊髓灰质炎、人感染高致病性禽流感、麻疹、流行性出血热、狂犬病、流行性乙型脑炎、登革热、炭疽、细菌性和阿米巴性痢疾、肺结核、伤寒和副伤寒、流行性脑脊髓膜炎、百日咳、白喉、新生儿破伤风、猩红热、布鲁氏菌病、淋病、梅毒、钩端螺旋体病、血吸虫病、疟疾。

丙类传染病（11种）：手足口病、流行性感冒、流行性腮腺炎、风疹、急性出血性结膜炎、麻风病、流行性和地方性斑疹伤寒、黑热病、包虫病、丝虫病，除霍乱、细菌性和阿米巴性痢疾、伤寒和副伤寒以外的感染性腹泻病。

传染病从一个人或其他物种，借由直接接触已感染的个体、感染者的体液及排泄物、感染者所污染到的物体，通过空气传播、水源传播、食物传播、接触传播、土壤传播、垂直传播等途径，传染给另一个人或物种。传染病的传播和流行离不开3个重要环节（图6-9）：传染源（能排出病原体的人或动物）、传播途径（病原体传染他人的途径）及易感者（对该种传染病缺乏免疫力者）。

若能完全切断其中的一个环节，即可防止该种传染病的发生和流行。各种传染病的薄弱环节有所不同。传染病的预防应采取以切断主要传播环节为主导的综合措施，才能

传染源
能够传播病原体的人或动物：传染患者、隐性感染者、病原体携带者、被感染的动物
传播途径
病原体使健康人感染的途径：呼吸道传播、消化道传播、接触传播、虫媒传播、血液及体液传播
易感人群
对某种传染病缺乏免疫力，易被感染的人群

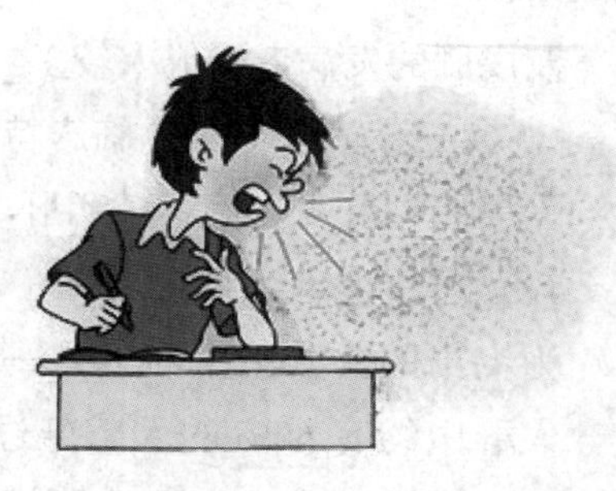

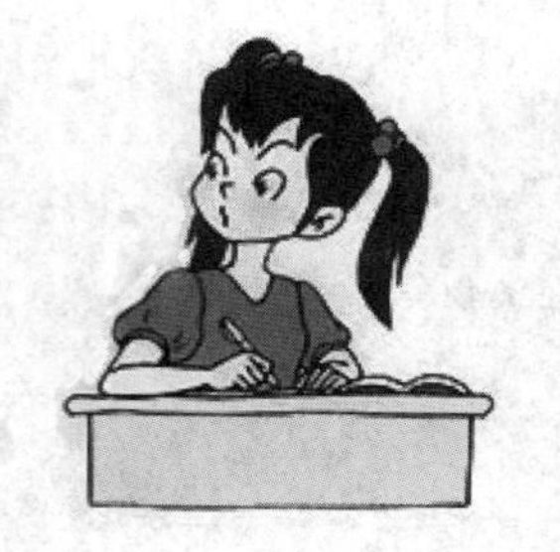

图 6–9　传染病传播及流行的 3 个环节

更好地预防和控制各种传染病。

（二）肝炎病毒的基本概念

肝炎病毒以侵害肝脏为主。目前公认的人类肝炎病毒至少有 5 种类型，包括甲型肝炎病毒（HAV，甲肝病毒）、乙型肝炎病毒（HBV，乙肝病毒）、丙型肝炎病毒（HCV，丙肝病毒）、丁型肝炎病毒（HDV，丁肝病毒）及戊型肝炎病毒（HEV，戊肝病毒）。各型病毒性肝炎的确诊主要借助抗原、抗体测定，肝炎的诊断还必须依据流行病学资料、临床症状和体征、肝功能检查等加以综合分析而确定，必要时可作肝穿刺病理检查。

1. *甲肝病毒*　主要通过粪 – 口途径传播，常因食用或饮用受到污染的食品或饮水而感染（图 6–9，图 6–10），一般以日常生活接触为主要传播方式，多为隐性感染。可引起急性肝炎，不转为慢性肝炎或慢性携带者。

2. *乙肝病毒*　传播较为复杂，主要通过血液、精液、月经和阴道分泌物等传染。传播途径主要有以下 3 种：围产期的母婴传播、经输血和医源性传播以及性传播和密切接触传播（图 6–10）。乙肝除引起急性肝炎外，可致慢性肝炎，并与肝硬化及肝癌相关。

3. *丙肝病毒*　主要是通过血液及血制品传播，其次是注射毒品者及不洁注射，性传播、围产期传播、医源性传播发生的概率较低（图 6–10）。

4. *丁肝病毒*　为一种缺陷病毒，必须在乙肝病毒等辅助下方能传播，故其传播途径与乙肝病毒相同，主要传播途径为输血和应用血制品。日常生活接触也有可能，围产期传播少见。

5. *戊肝病毒*　主要见于发展中国家，绝大多数流行为水型流行，多发生于雨季及洪水季节后，日常生活接触传播是仅次于水型传播的第二危险因素。本病老人及孕妇病死率较高。

甲肝主要发生于儿童及青少年。婴儿可从母体中被动获得免疫力。甲肝在我国人群有普遍易感性，50 岁以上几乎均有甲肝抗体。乙肝较多发生于 20~40 岁的青壮年。丙肝

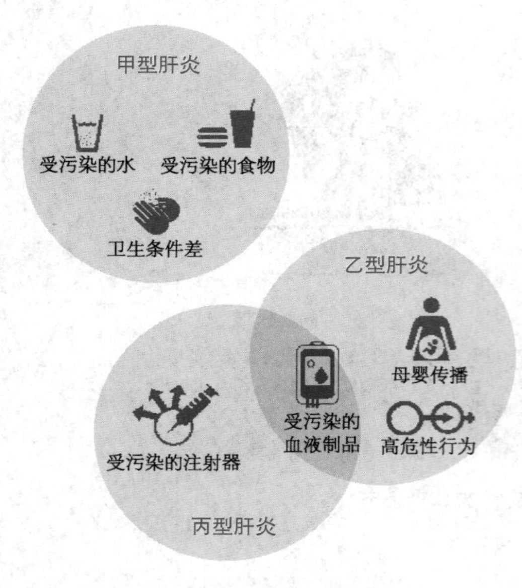

图 6-10　**肝炎病毒的传播途径**

及戊肝的发病者以成人较多。

（三）乙型肝炎的临床特征

乙型肝炎（简称“乙肝”）在我国广泛流行，严重危害人民的健康，是我国现阶段最为突出的公共卫生问题之一。据调查，我国人群中约有 60% 的人感染过乙肝病毒，10% 的人为乙肝病毒表面抗原携带者，每年乙肝新发病例数约 50 万，占全国传染病发病总数的 1/4。目前，我国慢性乙肝患病约 2 000 万例，部分乙肝病毒携带者还可能发展为肝炎、肝硬化，少部分慢性肝炎还会转变为肝癌。乙肝不仅严重影响人体健康，还给家庭、社会造成沉重的经济负担，乙肝成为贫困地区因病致贫的重要因素。乙肝病毒携带者在入托、入学、就业、婚姻等方面也受到很大影响，引起一系列社会问题。

乙肝由乙肝病毒（HBV）引起，以乏力、食欲减退、恶心、呕吐、厌油、肝大及肝功能异常为主要临床表现。部分患者有发热和黄疸；少数患者病程迁延转为慢性，或发展为肝硬化甚至肝癌；严重时病情进展迅猛可发展为重症肝炎，重症肝炎病情凶险，死亡率高，死亡原因主要为肝性脑病、肝衰竭、电解质紊乱及继发性感染。另有部分感染者会成为无症状的病毒携带者。

乙肝病毒在体外抵抗力很强，紫外线照射，加热 60℃持续 4 小时及一般浓度的化学消毒剂（如苯酚、硫柳汞等）均不能使之灭活，在干燥或冰冻环境下能生存数月至数年。加热 60℃持续 10 小时，或煮沸（100℃）20 分钟，或 122℃高压蒸汽 10 分钟或过氧乙酸（0.5%）7.5 分钟以上则可以灭活。

乙肝病毒是一个由外壳和核心成分组成的 DNA 病毒。乙肝病毒的抗原复杂，其外壳中有表面抗原（HBsAg），核心成分中有核心抗原（HBcAg）和 E 抗原（HBeAg），感染机体后可引起免疫反应，产生相应的抗体。

HBsAg 是乙肝病毒的外膜蛋白，感染乙肝病毒的早期可在血液中检测到 HBsAg，至恢复期消失，但感染持续者可长期存在。HBsAg 阳性是乙肝病毒感染的标志。HBsAg 无感染性而有抗原性，能刺激机体产生表面抗体（HBsAb）。HBsAb 的出现标志着机体对乙肝病毒产生了特异性免疫力，可持续存在多年，保护机体免受同型病毒的感染。

HBeAg 是组成乙肝病毒核心的成分，是乙肝病毒复制活跃和传染性较强的标志。急性肝炎患者若 HBeAg 持续阳性 10 周以上，则易转为持续感染。HBeAg 可诱导产生非保护性 E 抗体（HBeAb），血中出现 HbeAb 表明病情稳定好转，病毒复制减少，传染性较低。HBeAb 在临床症状恢复后可持续存在 1~2 年。

血液中一般不能检测到游离的HBcAg，经过技术处理后才能被检测到。核心抗体（HBcAb）是近期发生病毒感染的重要标志，对乙肝病毒感染无保护作用。血清中HBcAb阳性表明体内有乙肝病毒增殖，并造成了肝脏细胞损害。

乙肝病毒脱氧核糖核酸（HBV-DNA）阳性是乙肝病毒存在、复制及有传染性的直接指标，也可作为抗病毒治疗效果的重要指标。

乙肝5项检查指标，俗称乙肝两对半检查，通过抽取患者的静脉血，检测血液中乙肝病毒的血清学免疫标记，包括HBsAg（1）、HBsAb（2）、HBeAg（3）、HBeAb（4）和HBcAb（5）。

“大三阳”是指HBsAg（1）、HBeAg（3）和HBcAb（5）为阳性，说明乙肝病毒在人体内复制活跃，这类患者的血液、唾液、精液、乳汁和阴道分泌液都有传染性。如果同时有转氨酶增高，应注意隔离。要求在家庭内，患者的日常用具应与家人分开，定期消毒，并到医院定期检查。

“小三阳”是指HBsAg（1）、HBeAb（4）和HBcAb（5）为阳性，表明乙肝病毒繁殖减低，传染性弱。如果随访半年内肝功能均为正常，又无什么症状，常称为乙肝病毒表面抗原携带者。

无论是“大三阳”还是“小三阳”，都存在慢性乙肝携带者和慢性活动性乙肝患者。如果是携带者，意味着病情相对稳定，基本没有明显的肝功损害；如果是慢性活动性或肝硬化患者，就必须进行治疗。“大三阳”和“小三阳”只反映机体的乙肝免疫标记状态，并不代表病情轻重或传染性大小（图6-11）。

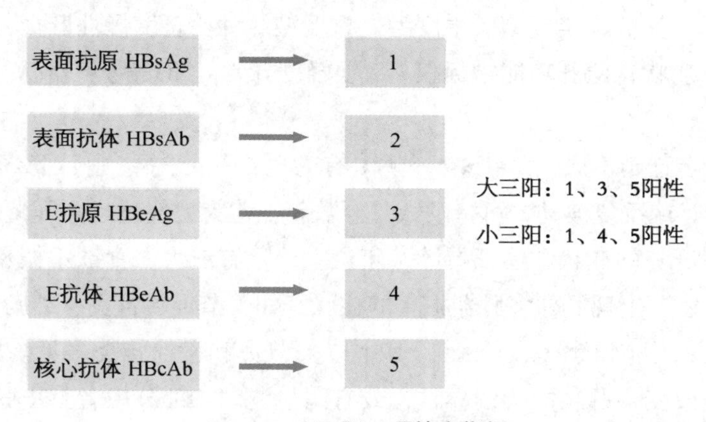

图6-11 **乙肝5项检查指标**

（四）病毒性肝炎的临床表现

病毒性肝炎是以肝脏损害为主的全身性疾病，以疲乏、食欲减退、肝肿大、肝功能异常为主要表现，部分出现黄疸，无症状感染常见。甲肝和戊肝多为急性发病，预后良好；乙肝和丙肝易发生慢性化，危害较大；丁肝病毒只有与乙肝病毒同时或在乙肝病毒感染的基础上才可能感染。根据黄疸的有无、病情的轻重和病程的长短，临床上可分为急性肝炎（黄疸型和无黄疸型）、慢性肝炎（迁延性和活动性）、重症肝炎（急性和亚急性）和淤胆型肝炎。

1. 急性黄疸型肝炎　急性肝炎以甲肝多见，是一种自限性疾病，可分为黄疸前期、黄疸期、恢复期 3 个阶段。自限性是指在自身免疫系统的作用下，在一段时间内可以完全清除病毒，机体功能得以恢复，且不会造成慢性肝损伤。若能早期诊断，采取适当休息、营养和一般支持疗法，多数患者在 3~6 个月内能自愈。

（1）黄疸前期：起病急，多有畏寒发热、全身乏力、食欲不振、厌恶油腻、恶心呕吐、肝区胀痛、腹胀、便秘或腹泻等症状。本期体征不显著，部分有浅表淋巴结肿大。通常持续 5~7 天。

（2）黄疸期：发热减退，巩膜、皮肤出现黄染，尿液颜色加深，部分患者可有大便呈淡灰白色、皮肤瘙痒等表现。肝大，有压痛及叩击疼，部分病例有轻度脾大。肝功能检查有明显异常，通常持续 2~6 周。

（3）恢复期：黄疸逐渐消退，症状减轻以至消失，精神食欲明显好转，肝、脾逐渐回缩，肝功能逐渐恢复正常，大多 1~3 个月后可康复。部分甲肝患者在急性期病情恢复后，可出现病毒复发，少数患者发展为慢性肝炎。

2. 急性无黄疸型肝炎　急性无黄疸型肝炎远较急性黄疸型肝炎多见，起病较缓，除无黄疸外，其他临床表现与急性黄疸型肝炎相似，但一般症状较轻，肝功能损害不如黄疸型显著。部分病例症状不明显，可在健康检查中发现肝大及肝功能异常，病程约 3 个月。部分患者迁延不愈或反复发作，可发展为慢性，见于乙型肝炎和丙型肝炎。

3. 慢性肝炎　又分为轻度型、中度型、重度型 3 种。轻度慢性肝炎，病情较轻，症状不明显或虽有症状，但肝功能指标仅 1~2 项轻度异常。重度慢性肝炎，有较明显的或持续的肝炎症状。

急性肝炎患者迁延不愈，病程＞ 6 个月，有乏力、食欲不振、肝区隐痛、腹胀等症状。肝功能轻度异常，或反复波动，可持续数月至数年，称为慢性迁延性肝炎。

慢性活动性肝炎的症状和体征持续 1 年以上，除有乏力、食欲不振、腹胀、肝区痛等常见症状外，还可出现肝外多脏器损害的症状，如关节炎、肾炎、结肠炎、甲状腺炎、心肌炎、胸膜炎及眼口干燥综合征等。其中以关节炎和慢性肾炎多见。肝、脾多肿大，常有压痛和质地改变。肝功能持续异常，或有明显波动。部分患者有皮肤黝黑、进行性脾肿大、蜘蛛痣、肝掌等表现。丙型肝炎较常见，乙型及丁型肝炎临床表现较典型和严重。

4. 重症肝炎

（1）急性重症肝炎（暴发型肝炎）：通常以急性黄疸型肝炎起病，病情在 10 天内迅速恶化，并出现黄疸迅速加深、明显出血倾向；神经系统症状有烦躁、谵妄、定向力和计算力障碍，嗜睡甚至昏迷，多数患者有脑水肿；肝肾综合征，尿少、尿闭及氮质血症等；肝功能损害严重，常合并消化道出血、脑水肿、急性肾功能衰竭而死亡。

（2）亚急性重症肝炎：临床症状与急性重症肝炎相似，但病程＞ 10 天，主要症状有黄疸进行性加深、出血倾向、腹水、肝缩小、烦躁或嗜睡、高度乏力，以及明显的食欲减退和顽固的恶心呕吐等。可因发生肝性脑病、肝肾综合征而死亡，或发展成坏死后肝硬化。

5. 淤胆型肝炎　肝内胆汁淤积性黄疸持续3周以上，主要表现有乏力、皮肤瘙痒，大便呈灰白色，血胆红素明显升高，且以直接胆红素为主，肝大明显，碱性磷酸酶、转氨酶、胆固醇明显升高，且具黄疸三分离特征，即黄疸明显而消化道症状较轻，谷丙转氨酶轻度升高，凝血酶原时间延长或凝血酶原活性下降不明显，并排除其他肝内外梗阻性黄疸者。大多数患者可恢复，仅少数发展为胆汁性肝硬化。

三、自救互救

病毒性肝炎是严重危害人类健康的重大公共卫生问题，为唤起各国政府和人民对病毒性肝炎防治工作的关注和重视，2010年世界卫生大会通过决议将每年7月28日设立为“世界肝炎日”。

（一）预防措施

病毒性肝炎是可以预防的，关键是加强落实各项预防措施，深入开展健康教育，采取以切断传播途径为重点的综合性防治措施。

1. 甲肝和戊肝的预防　采取切断传播途径为主的措施，做好饮水、食品和环境卫生，加强服务行业、幼托机构及学校的卫生管理，从源头上杜绝潜在的传播来源。

（1）控制传染源：对患者做到“五早”，即早发现、早诊断、早报告、早隔离、早治疗。严格消毒患者居住环境及其排泄物。对密切接触者进行医学观察，及早发现患者。

（2）切断传播途径：开展卫生宣传，注意个人饮食卫生，禁食生海水产品，把好“入口”关。饮用水要按规程消毒，提倡喝开水、不喝生水。养成饭前便后洗手的卫生习惯。提倡分餐制，共用餐具要消毒，不生食贝壳类水产品。

（3）保护易感人群：可接种甲肝减毒疫苗，以获得持久的免疫力。对与急性起病的甲肝患者接触的易感人群，可给予人血丙种球蛋白，一般应在接触后7天内注射，越早越好。目前尚无戊型肝炎疫苗特效预防。

2. 乙肝、丙肝和丁肝的预防　应严格管理血液和血液制品，预防家庭内经密切接触传播。

（1）控制传染源：包括患者、病毒抗原携带者的隔离、治疗和管理，对亲密接触者进行观察，对献血人员进行严格筛选。患者从起病后可隔离3周。

（2）切断传播途径

1）防止血源传播：严格筛选献血人员，保证血液和血制品质量；各种医疗及预防注射（包括皮肤试验，卡介苗接种等）应实行一人一针一管，对带血清的污染物应严格消毒处理，透析病房应加强卫生管理；血液制品应予严格检测，不输入未经严格检验的血液和血制品；不去街头拔牙、耳垂穿孔、纹身等；医务人员接触患者血液及体液时应戴手套；对静脉吸毒者进行心理咨询和安全教育，劝其戒毒。

2）防止性传播：采用适当的防护措施。对有性乱史者应定期检查，加强管理；建议丙肝感染者在性交时使用安全套；对青少年进行正确的性教育。

3）防止生活接触传播：最好在集体聚餐实行分餐制，不与他人共用牙刷、剃须刀、水杯和理发器具。

4）预防母婴传播：避免羊膜腔穿刺，尽量缩短分娩时间，保证胎盘的完整性，减少新生儿暴露于母血的机会。

（3）保护易感人群：接种乙肝疫苗是预防乙肝最有效的措施。凡没有感染过乙肝病毒的人员，尤其是家中或周围密切接触的有乙肝患者或乙肝病毒携带者的均应接种乙肝疫苗。对乙肝易感人员注射免疫球蛋白，免疫力可维持3周。目前尚无有效疫苗预防丙肝。

（二）接种乙肝疫苗

乙肝是一种危害大的严重传染病，威胁着每一个人和每一个家庭，影响着社会的发展和稳定。预防乙肝是全社会的责任，通过接种乙肝疫苗可有效预防乙肝。

（1）新生儿接种乙肝疫苗：是预防乙肝的关键。新生儿出生后要及时并全程接种3针乙肝疫苗，即首针接种后，间隔1个月和6个月分别接种第二针和第三针。新生儿接种乙肝疫苗，第一针应在出生后24小时内，第二针接种时间是在新生儿满1个月时，第三针是在新生儿满6个月时接种。

（2）乙肝疫苗的重点接种对象：①新生儿应当普遍接种，因母婴传播在我国是乙肝病毒传播的最主要途径，我国已经将新生儿乙肝疫苗接种纳入计划免疫；②婴幼儿和学龄前儿童；③医务人员；④青少年；⑤其他高危人群中乙肝病毒易感者。

（3）注射乙肝疫苗后一定要检查有无表面抗体产生：一般而言，体内产生表面抗体后，保护效果至少可持续12年。但并不意味着一劳永逸，需定期检测保护性抗体水平。

（4）乙肝免疫球蛋白：是从健康献血人员中分离出来的，其血浆中含有表面抗体，经过浓缩工艺而制成的，对乙肝有较好的免疫作用。一般在两种情况下使用。

1）阻断母婴传播：新生儿出生后24小时内注射一次免疫球蛋白，并在出生24小时内、1个月和6个月各接种一次乙肝疫苗，对阻断乙肝病毒的母婴传播具有良好作用。

2）医护人员在意外接触乙肝患者的血液和体液后，应立即给受感染人员注射乙肝免疫球蛋白1支，1个月后再重复注射1支，可起到预防感染的效果。免疫球蛋白起效快速，但保护时间间短。

（三）生活起居

发病早期必须卧床休息。甲肝患者最重要的是多休息，静养恢复体力，几个月后就能完全康复。至症状明显减轻、黄疸消退、肝功能明显好转后，可逐渐增加活动量，以不引起疲劳及肝功能相关指标波动为度。在症状消失，肝功能正常后，再经1~3个月的休息观察，可逐步恢复工作，但仍应定期复查1~2年。

（四）饮食调理

饮食安排是否恰当，对肝炎的恢复具有举足轻重的作用。肝脏是人体最大的消化腺，合理的营养是一项积极的治疗措施。

（1）食物要富含优质蛋白质。蛋白质是维持人类生命活动最重要的营养素之一，肝炎患者一旦病情好转，即应逐步增加蛋白质的摄入，以利于肝细胞的再生和修复。

（2）宜多进食新鲜蔬菜水果。新鲜水果含大量维生素，可增加营养，保护肝脏。

（3）不宜多吃甜食。糖类容易发酵，加重胃肠胀气，易转化为脂肪，加速肝脏对脂肪的贮存，促进脂肪肝的发生。

（4）饮食宜清淡。反复煎炸的食物油中会有致癌物质，对防止肝炎发展为肝癌不利。

（5）饮茶适度。乙肝患者饮茶有益于身心健康，但应注意适时、适量，在饭前1小时宜暂停饮茶，以免冲淡胃酸;不要在睡前和空腹时饮茶;茶水不宜过浓。

四、重点提示

（1）乙肝患者要规范治疗、定期检查。

（2）转氨酶升高不一定是病毒性肝炎。转氨酶不仅存在于肝组织中，其他组织和器官如心肌和骨骼肌等也存在丰富的转氨酶。当这些组织和器官发生病变时，亦可出现血清转氨酶升高。酗酒、熬夜、药物、寄生虫引起的肝脏损害，甚至剧烈运动后都会引起转氨酶升高。

（3）乙肝通过血液、母婴和性接触3种途径传播。日常生活和工作接触不会传播乙肝病毒。

（4）乙肝病毒携带者不对周围人群和环境构成威胁，可以正常学习、就业和生活，但应定期接受医学观察和随访。

（5）乙肝病毒携带者，若1年内连续3次以上均显示血清转氨酶在正常范围、肝脏影像学未发现异常、肝组织学检查无明显异常者，暂时不需要治疗，但应戒酒，定期随访。

（6）慢性肝炎患者，尽管肝功能正常，但肝脏影像学异常、肝组织学检查有明显纤维化者，应该及时治疗。

（7）为保护乙肝病毒表面抗原携带者的合法权益，取消了入学和就业体检中乙肝项目的检测。从医学角度讲，为早期发现和早期治疗乙肝，对于有医疗需要或个人常规健康体检，并不限制检查乙肝感染标记。健康体检应遵循自愿和私密的原则。

（8）乙肝病毒表面抗原阳性者可结婚、生育。乙肝病毒表面抗原阳性者的配偶应及时注射乙肝疫苗，是最好的预防方法。

（9）保肝护肝药物服用过多可加重肝脏负担，并非越多越好。

五、自救案例

上海市自20世纪90年代起，逐步形成较为完善的肝炎监测体系，以及“三位一体”的防控网络（即临床医疗机构－疾病预防控制中心－社区卫生服务中心），规范开展传染病报告、患者治疗和访视管理、疫苗接种服务、疾病综合监测和健康教育等工作。自2002年起，上海市将乙肝疫苗纳入免疫规划疫苗，对新生儿实行免费接种。自2011年起，上海市结合居民健康档案管理和家庭医生制度建设，率先开展慢性肝炎患者签约管理工作。以社区卫生服务中心为基础，通过为患者家庭提供免费体检、病程监测、疫苗接种、健康咨询和消毒指导等服务，完善慢性肝炎患者规范化管理模式，提高慢性肝炎患者的治疗依从性，降低其转化成为肝硬化和肝癌的可能，并减少家庭内疾病的传播。

上海急性肝炎报告发病率15年内降九成，从2000年83.41/10万降至2015年的7.62/10万，下降90.86%，处于历史低水平。上海市儿童乙肝疫苗全程接种率已达99%以上；5岁以下儿童乙肝病毒携带率降低至1%以下；学龄前儿童的乙肝发病率一直维持在0.70/10万的较低水平。

参考文献

1. 洪子尧主编 .24 小时保命关键 . 郑州 : 中原农民出版社，2015.

2. 贾大成主编 .120 医生教您学急救·家庭篇 . 北京 : 人民卫生出版社，2015.

3. 祝益民，韩小彤主编 . 第一目击者 . 长沙 : 湖南科学技术出版社，2015.

4. 蔚百彦，郑明娟主编 . 公民意外伤害急救手册 . 西安 : 西安交通大学出版社，2016.

5. 王成钢主编 . 关键时刻，命该怎么救? 南京 : 江苏文艺出版社，2016.

6. 周海斌主编 . 急救那些事儿 . 杭州 : 杭州出版社，2016.

7. 佳文主编 . 家庭急救 100 招 . 南宁 : 广西人民出版社，2013.

8. 顾永传主编 . 家庭急救实用问答 . 南京 : 江苏科学技术出版社，2015.

9. 徐恒，王莉慧主编 . 家庭康复与护理系列 . 北京 : 化学工业出版社，2014.

10. 贾大成主编 . 救护车到来前，你能做什么? 南京 : 江苏文艺出版社，2016.

11. 邹圣强主编 . 实用急救教程 . 北京 : 科学出版社，2016.

12. 王坚刚译 . 基奇［英］著 . 图解家庭安全与急救手册 . 北京 : 北京出版社，2014.

13. 徐惠梁，王家瑜主编 . 实用现场急救手册 . 上海 : 复旦大学出版社，2016.

14. 赵铱民，黎檀实译 . 院前创伤生命支持（第七版）. 西安 : 第四军医大学出版社，2015.

15. 美国心脏协会著译 . 基础生命支持 . 杭州 : 浙江大学出版社，2016.

16. 美国心脏协会著译 .2015 AHA 心肺复苏及心血管急救指南更新（摘要）.2016. www.international.heart.org.

17. 王源昶 . 应用胸外心脏按压术的历史回顾 . 临床麻醉学杂志，1985，1（1）:19-20.

18. 陈晓松 . 古代心肺复苏术应用发展史略 . 中华医史杂志，1997，27（1）:3-6.

19. 张广森 . 论生命伦理学的自主性原则 . 医学与哲学（人文社会医学版），2010，31（7）:18-19.

20. 邵旦兵，杨国斌，孙海晨 . 医学伦理学视角下的急救体系 . 医学与哲学（人文社会医学版），2011，32（7）:31-32.

21. 刘佳，严谨，叶启发，等 .ICU 医务人员在心脏死亡器官捐献中面临的伦理问题及对策 . 医学与哲学（人文社会医学版），2013，34（6A）:24-26.

22. 朱伟 . 论自主性及其在生命伦理学中的意义 . 伦理学研究，2013，4:57–62.

23. 郭继鸿 . 中国心脏性猝死现状与防治 . 中国循环杂志，2013，28（5）:323–326.

24. 王丽，张富强 . 电话指导现场第一目击者实施 CPR 的效果评价 . 中国急救复苏与灾害医学杂志，2015，10（7）:634–637.

25. 刘一琪，张先庚 . 心肺复苏术在我国的普及现状和影响因素的分析 . 中国疗养医学，2014，23（1）:60–61.

26. 秦克秀，赵勇，张泓 . 电除颤术在心肺复苏中应用进展 . 中外医疗，2010，12: 183–184.

27. 耿介立，俞羚，孙亚蒙等 . 急性缺血性卒中患者早期处理指南：美国心脏协会 / 美国卒中协会的健康职业者指南 . 神经病学与神经康复学杂志，2013，10（1）:33–80.

28. 中华预防医学会卒中预防与控制专业委员会介入学组 . 急性缺血性脑卒中血管内治疗中国专家共识 . 中国脑血管病杂志，2014，1（10）:556–560.

29. Glober NK, Sporer KA, Guluma KZ, et al. Acute stroke: current evidence-based recommendations for prehospital care. West J Emerg Med, 2016, 17 (2): 104–128.

30. Jauch EC, Cucchiara B, Adeoye O, et al. Part 11: adult stroke: 2010 American Heart Association Guidelines for cardiopulmonary resuscitation and emergency cardiovascular care. Circulation, 2010, 122 (suppl 3): S818–S828.

31. Kleinman ME, Brennan EE, Goldberger ZD, et al. Part 5: adult basic life support and cardiopulmonary resuscitation quality: 2015 American Heart Association Guidelines update for cardiopulmonary resuscitation and emergency cardiovascular care. Circulation, 2015, 132 (suppl 2): S414–S435.

32. Kronick SL, Kurz MC, Lin S, et al. Part 4: systems of care and continuous quality improvement: 2015 AmericanHeart Association Guidelines update for cardiopulmonary resuscitation and emergency cardiovascular care. Circulation, 2015, 132 (suppl 2): S397–S413.

33. Lavonas EJ, Drennan IR, Gabrielli A, et al. Part 10: special circumstances of resuscitation: 2015 American Heart Association Guidelines update for cardiopulmonary resuscitation and emergency cardiovascular care. Circulation, 2015, 132 (suppl 2): S501–S518.

34. Leslie L D. Determining time of symptom onset in patients with acute coronary syndromes: agreement between medical record and interview data. Dimens Crit Care Nurs, 2015, 34 (4): 222–231.

35. Mancini ME, Diekema DS, Hoadley TA, et al. Part 3: ethical issues: 2015 American Heart Association Guidelines update for cardiopulmonary resuscitation and emergency cardiovascular care. Circulation, 2015, 132 (suppl 2): S383–S396.

36. Neumar RW, Shuster M, Callaway CW, et al. Part 1: executive summary: 2015 American Heart Association Guidelines update for cardiopulmonary resuscitation and emergency

cardiovascular care. Circulation, 2015, 132 (suppl 2): S315–S367.

37. O'Connor RE, Al Ali AS, Brady WJ, et al. Part 9: acute coronary syndromes: 2015 American Heart Association Guidelines update for cardiopulmonary resuscitation and emergency cardiovascular care. Circulation, 2015, 13 2(suppl 2): S483–S500.

38. Savino, PB Sporer KA, Barger JA, et al. Chest pain of suspected cardiac origin: current evidence-based recommendations for prehospital care. West J Emerg Med, 2015, 16 (7): 983–995.

后　记

《“救”在一瞬间:心肺复苏与创伤急救》在大家的共同关心和努力下即将付梓。在编写过程中得到诸多同道的支持和鼎力帮助，在此特别感谢：

上海爱姆森医疗科技发展有限公司

上海全健医疗科技有限公司

上海同欣生物科技有限公司

劳特金（上海）医疗健康科技有限公司

编者

2018 年 10 月